近代名医珍本医书重刊大系

（第二辑）

金匮要略新义

余无言　著

赵锐恒　点校

天津出版传媒集团

天津科学技术出版社

图书在版编目（CIP）数据

　　金匮要略新义 / 余无言著；赵锐恒点校. -- 天津：
天津科学技术出版社，2024.3
　　（近代名医珍本医书重刊大系. 第二辑）
　　ISBN 978 - 7 - 5742 - 1895 - 6

　　Ⅰ.①金… Ⅱ.①余… ②赵… Ⅲ.①《金匮要略方
论》—注释 Ⅳ.①R222.32

　　中国国家版本馆CIP数据核字（2024）第063138号

金匮要略新义

JINGUI YAOLÜE XINYI

策划编辑：王　彤

责任编辑：梁　旭

责任印制：兰　毅

出　　　版：天津出版传媒集团
　　　　　　天津科学技术出版社

地　　　址：天津市西康路35号

邮　　　编：300051

电　　　话：（022）23332392（发行科）23332377（编辑部）

网　　　址：www.tjkjcbs.com.cn

发　　　行：新华书店经销

印　　　刷：河北环京美印刷有限公司

开本 880 × 1230　1/32　印张15.5　字数274 000
2024年3月第1版第1次印刷
定价：98.00元

近代名医珍本医书重刊大系第二辑专家组

读名家经典
悟中医之道

扫描本书二维码，获取以下**正版专属资源**

本书音频 畅享听书乐趣，让阅读更高效

走近名医 学习名家医案，提升中医思维

方剂歌诀 牢记常用歌诀，领悟方剂智慧

- **读书记录册**
  记录学习心得与体会

- **读者交流群**
  与书友探讨中医话题

- **中医参考书**
  一步步精进中医技能

扫码添加智能阅读向导
帮你找到学习中医的好方法！

推荐文

中医药是我国劳动人民在长期防治疾病的实践中创造的独具特色的医学科学，千百年来为中华民族的繁衍昌盛做出了不可磨灭的贡献。作为新时代的中医药人，弘扬中医文化，传承国药精粹，使其更好地造福于民，是我们的神圣职责和义务。

当前，中医药自身正处在能力提升关键期，国际社会对中医药的关注度也日益提升。近年来，党和国家领导人非常重视发挥中医药在对外交流合作中的独特作用，并对新时期中医工作做出重要指示：一是全新、明确地界定了中医药学在中华文化复兴新时期的关键地位，是"打开中华文明宝库的钥匙"；二是指出了深入研究和科学总结中医药学的积极意义，即"丰富世界医学事业、推进生命科学研究"；三是揭示了中医药学在国际文化交流与合作中的重要作用，即"开启一扇了解中国文化新的窗口，为加强各国人民心灵沟通、增进传统友好搭起一座新的桥梁"。

天津科学技术出版社有限公司和北京文峰天下图书有限公司共同打造的"近代名医珍本医书重刊大系"第二辑包含 19 世纪中医名家代表作，如：《伤寒论启秘附仲景学说之分析》《集注新解叶天士温热论》《脏腑药式补正》《伤寒杂病论会通》《金匮要略释义》《研药指南》《伤寒杂病论义疏附医理探源》《金匮要略新义》《内科杂病综古》《女科综要附医案余笺》《金匮要略改正并注》《伤寒论改正并注》《香岩径》《张锡纯屡试屡效方》《张锡纯中药亲试记》《张锡纯中医论说集》《张锡纯医案讲习录》《张锡纯伤寒论讲义》《伤寒论新义》，包含了刘世桢、张山雷、黄竹斋、张锡纯等医家的代表作。

这些医家对中医发展、中医学术研究具有独特见地。时至今日，他们的学术思想和医案对临床及各类医学问题的研究仍具有重要参考和启迪作用。现将他们的经典医案和医论汇集整理重新出版，以为读者提供一份难得的了解、研究、继承中医的宝贵资料。

此系列丛书的出版，不仅具有示范意义，对全国中医药学术传承发展，也将起到积极的推动作用。且该丛书的点校与出版，并非单纯的医史研究，也非单纯的文献整理点校，而是有着很专业的实用价值，在阅读过程中，可以与这些医家的思想碰撞，产生火花。欣慰之余，愿为之推荐。

名老中医药专家学术经验继承工作指导老师

2023年1月16日

序　言

"近代名医珍本医书重刊大系"具有包含医家更多，选取品种更全、更具代表性，梳理更细致，点校者权威等特点。在第一辑的基础上，第二辑继续扩充19世纪中医名家代表作，共计19个品种。具体包括《伤寒论启秘附仲景学说之分析》《集注新解叶天士温热论》《脏腑药式补正》《伤寒杂病论会通》《金匮要略释义》《研药指南》《伤寒杂病论义疏附医理探源》《金匮要略新义》《内科杂病综古》《女科综要附医案余笺》《金匮要略改正并注》《伤寒论改正并注》《香岩径》《张锡纯屡试屡效方》《张锡纯中药亲试记》《张锡纯中医论说集》《张锡纯医案讲习录》《张锡纯伤寒论讲义》《伤寒论新义》，包含了刘世桢、张山雷、黄竹斋、张锡纯等医家的代表作。这次点校着重以中医传统理论结合著者学术经验予以诠解，汇辑各家注解，但不为古人注释所囿，联系所论的因、证、治疗等加以阐论和分析，凭证论治，论证用药。这套书深挖中华医藏，系统梳理19世纪中医名家代表作，可以为中医研究者提供坚实的文献研究基础，承前启后，为复兴中医药文化、提升中医药社会地位提供理论基础。也进一步贯彻了新时期中医工作重要指示精神：全新、明确地界定了中医药学在中华文化复兴新时期的关键地位，是"打开中华文明宝库的钥匙"。

"近代名医珍本医书重刊大系"是目前最系统地甄选19世纪中医名家代表作的系列丛书，特聘国医大师李佃贵指导，并邀请当今的中医名家、青年临床医师加入，进行严谨的点校重刊，旨在为研究中医药知识提供理论基础，传承发展祖国中医药文化。

全景脉学创始人

2023年2月11日

金匮玉函要略方论序

张仲景为伤寒杂病论，合十六卷。今世但传伤寒论十卷，杂病未见其书，或于诸家方中，载其一二矣。翰林学士王洙在馆阁日，于蠹简中得仲景金匮玉函要略方三卷：上则辩伤寒，中则论杂病，下则载其方，并疗妇人。乃录而传之士流，才数家耳。尝以对方对证者，施之于人，其效若神。然而或有证而无方，或有方而无证。救疾治病其有未备。国家诏儒臣校正医书，臣奇先校正《伤寒论》。次校定金匮玉函经，令又校成此书，仍以逐方次于证候之下，使仓促之际，使于检用也。又采散在诸家之方，附于逐篇之末，以广其法。以其伤寒文多节略，故断自杂病以下，终于饮食禁忌，凡二十五篇，除重复合二百六十二方。（程云仲景只二百二十九方余俱附方）勒成上中下三卷，依旧名曰《金匮方论》，臣奇当读魏志华佗传云："出书一卷、曰。此书可以活人"。每观华佗凡所疗病，多尚奇怪，不合圣人之经。臣奇谓活人者，必仲景之书也。大哉炎农圣法，属我盛旦。恭维主上丕承大统，抚育元元，颁行方书，拯济疾苦，使和气盈溢，而万物莫不尽和矣。太子右赞善大夫，臣高保衡尚书都官员外郎、臣孙奇、司封郎中充秘阁校理、臣林亿等、传上。

金匮要略序（出赵本）

　　圣人设医道，以济夭枉，俾天下万世，人尽天年，博施济众，仁不可加矣，其后继圣开学，造极精妙，著于时、名于后者，和缓扁仓之外，亦不多见，信斯道之难明也与，汉长沙太守张仲景，以颖特之资，径造阃奥，于是采摭群书，作伤寒卒病论方，合十六卷，以淑后学，遵而用之，困苏废起，莫不应效若神，迹其功在天下，犹水火谷粟然，是其书可有而不可无者也，惜乎后之传者，止得十卷，而六卷则亡之，宋翰林学王洙，偶得杂病方三卷于蠹简中，名曰金匮方论，即其书也，丰城之剑，不终埋没，何其幸耶，林亿等奉旨校正，并板行于世，今之传者，复失三卷，岂非世无和氏，而至宝妄伦于荆石与，仆幼嗜医书，旁索群隐，乃获于旴之丘氏，遂得与前十卷表里相资，学之者动免掣肘，呜呼，张茂先尝言，神物终当有合，是书也，安知不有所待，而合显于今也，故不敢秘，特勒诸梓，与四方共之，由是张氏之学不遗，轩岐之道昭著，林林总总，寿域同跻，岂曰小补之哉。

后至元庚辰樵川玉佩邓珍敬序

金匮要略新义凡例

（1）仲景伤寒，次序错乱，而金匮之错乱，较之伤寒为尤甚，今特循究义理，一一为之订正，其有不可理解，而且无益于学说之探讨，及治疗者，概从删削。

（2）本书编辑，一贯伤寒之前例、采取诸家学说，以脚踏实地为指归，力避空谈，凡运气阴阳等理论，概所不取，偶有阴阳等字，系属代表某事某物者，即不得已而沿用之，亦特为说明。

（3）每一病证，必在其原有条文下，旁引诸家学说，并参自己经验，详为注释，务使得一明确之理论，合理之治疗。

（4）凡予附列之医治验案，皆予经验之事实，绝非捉风捕影之谈所可比。

（5）引证西医学说，择善而从，是者是之，非者非之，治疗之法，不以中西分是非，而以疗效定优劣，凡引用西药，及病名，译名下附注原文，以免错误以贻害。

（6）原书第一篇，为脏腑经络先后病脉证，计十七条，有为病理，有为病原，有为望闻问切四诊，有为治则，然皆断章取义，破碎支离，不可研诘，且循其辞义，为之曲解，亦无补于实际治疗，故特删之，置而不论。

（7）其他各篇中，有辀钩格磔之文，无裨实用者，亦概行删去，以期去芜存菁。

（8）各篇条文中，有错简者、正之，有不续者、连之，有骈支者，去之、有误谬者，改之、以求可以理解。

（9）原文篇章中，有将数种病合为一篇者，今特分之，以清眉目，其有合并之篇幅太少者，仍从旧贯，然子目中，特为分出。

（10）霍乱一篇，原在伤寒论之末，今移植于本书中，与中暍、疟疾，并列，若霍乱收入伤寒篇末，则本书篇首之痉病、百合病、狐惑病、阴阳毒、风湿病，皆可收之于伤寒论中矣，故特移霍乱于本书之内。

（11）原文五藏风寒积聚篇，所云各藏中风、中寒、死藏、之文，互有详略，互有缺失，其所说症状，亦不足为诊断之征，留之如鸡肋，弃之亦觉可惜，特仍存原文，而不加注释，以示不赞一辞焉，其论证较详之肝着、肾着等，则另立一篇，以注释之，使清眉目。

（12）原书目录，计二十二则，今拓为三十五则，而在每则目录之下，又析出若干子目，以便查考，计子目有一百五十五则。

（13）凡本书中之病证，有附图之必要者，或以己意绘出之，或采他种医籍之图以补成之，务使病状及病理，易于了解。

（14）每篇之末，附以简明之表，将一篇中之诸种汤证，及考订异同，作为一有系统之说明，便于检查及记忆。

（15）伤寒每篇之末，有删文评正，似嫌多此一举，今本书删文，附于篇末，不加评正，以省不必要之笔墨，但仍注明原篇名，与读者以自动取拾之资。

目 录

上卷 / 1

中卷 / 155

下卷 / 279

上　卷

江苏射水余无言编著

曹向平　陈正平

袁正刚　陈小兰

受业　朱佐才　潘纫娴　同校

季雨苍　周秉常

周汉良　郭文忠

第一篇　痉病（脑脊髓膜炎及破伤风）

第一条　病者身热足寒，恶寒，时头热，面赤，目赤，独头动摇，卒口噤，颈项强急，背反张者，痉病也。（痉一作痓，意同，颈项强急句，原在首句之下，今移于此，辞意便顺）

金鉴曰：诸家以刚柔二痉，列为首要，今以此为第一条者，盖刚柔之辨，俱从此条分出，此痉病之最备者，宜冠诸首。

余无言曰：痉病诸条，以本条之证状，为最得其要令，金鉴置诸篇首，甚当，否则以刚柔二痉之文居首，单举寒热及无汗有汗之表证，而即名曰刚痉、柔痉，则其说难通矣，夫中医之所谓痉病，其证状大概如上，实即西医学家所谓脑脊髓膜炎（*Meningitis Cerebrospinlis*）是也，但本文之痉，属于伤寒病、热极生痉，后文又有汗下伤津之痉，伤寒等之热性病，往往有之，西医谓之为继发性脑脊髓膜炎，与一种流行性脑脊髓膜炎，具有特殊之传染力，又各不同，盖流行性脑脊髓膜炎，为原发性证，此为继发性证，故也，其证状最易惹人注意，即患者头向后屈，仰而不俯，项背强直，角弓反张，四肢诸筋，强直拘挛，屈而不伸，腹部陷没如舟状，牙关紧急，两目上窜，小便闭，大便或秘或失禁；甚或发昏譫呓语等重证。（图一及图二）

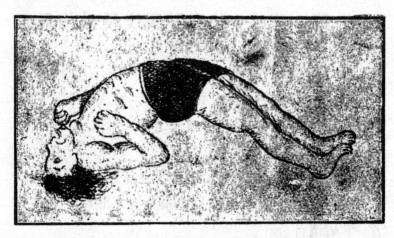

第一图　痉病发作全身拘挛角弓反张之状态

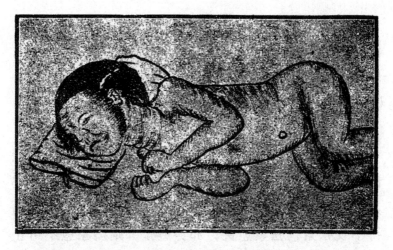

第二图　痉病发作项背强直之卧位

　　本条之证，有身热头热，面赤目赤，此属伤寒表证热极使然，何以知为表证，以有恶寒知之也，有恶寒在，总是表不解，此识证之要法，因表热炽甚，循脊髓神经，而上蒸于脑，脑脊髓一系，为高热所熏灼，津液呈急性之消耗，神经系不得濡养，于是脑膜，及脊髓膜、均发炎矣，又因热聚于上，如火向上炎，下反无根，故反足寒于下也，故西医亦知此证为热极所致，赏用发汗退热之剂，如阿司匹林（*Aspirin*）、斐那摄汀（*Phenacetin*）、水杨酸钠（*Natrium Salicylicum*）等，退其高热，则病状自可减退，而*Lonbery*氏尤推重水杨酸钠之效力，此与中医用葛根汤，及栝蒌桂枝汤之解表，其理正同，不过西医只注意认明痉病之证状，即用发汗退热剂，但不问其有汗无汗也，而在中医，则于有汗、无汗之两证，治各不同，其效颇有可观，近有脑膜炎血清（*Meningococen Serum*）出世，用作肌肉及静脉注射，以及最近之磺胺剂爱司地，（*Sulfadiazine*）及青霉素，（*Penicillin*）内服及注射，其效颇佳。

第二条 夫痉脉，按之紧如弦，直上下行。

余无言曰：首条言证未言脉，此条言脉不言证，庶读者于临床之时，以证参脉，以脉合证，则痉病无所逃其形，夫病既在表，未经误汗误下，高热恶寒，其脉焉得不现弦紧，弦紧愈甚，邪势愈张，则痉象愈不可止矣，故两脉自寸至尺，上下直行，毫无不足之象也，然此为无汗刚痉之脉也，至有汗之柔痉，其脉象必然沉迟，而不弦紧，故后文第六条曰：脉反沉迟，身体强，几几，此为柔痉，可证也。

金鉴曰：痉之为病，其状劲急强直，故其脉亦劲急强直，按之紧，劲急之象也，又如弦，直行之象也。

第三条 太阳病，发热无汗而恶寒者，名曰刚痉。（而恶寒者之而字，原作反字，误矣，今改正）

第四条 太阳病，发热汗出而不恶寒，名曰柔痉。

余无言曰：此两条，在原文居首，大误，盖一则曰、发热无汗恶寒，一则曰、发热汗出不恶寒，统是单言其表证，无一字及于痉病之证状，而一则名曰刚痉，一则名曰柔痉，真不可解矣，宜从金鉴说，降而居次，则承上启下，前后皆衔接矣，至而恶寒者之而字，原作反字，此又大误，表证发热而恶寒，此是应有之象，不当曰、反，故后文刚痉之用葛根汤，即以此故，因葛根汤中有麻黄，正对恶寒无汗，而施其治也，原文作反恶寒者，是言不当恶、而恶之意，岂不谬哉，故特决然改正之。

文中有汗无汗，为分别痉病之着眼处，亦犹伤寒论、太阳篇中，以有汗无汗，分表虚表实，同一意义，无汗者，即是表实，实、便是刚，故表实无汗而痉者，名曰、刚痉，有汗者，即是表虚、虚、即是柔，故表虚有汗而痉者，名曰、柔痉，此刚柔两字，即作表实表虚解，即作无汗有汗解，不得作阴阳论也，若作阴阳论，则无汗之刚痉，当是阳痉，有汗之柔痉，当是阴痉，则与旧说中风为阳邪，伤寒为阴邪之意，又自抵触矣，故决不可牵混也。

第五条 太阳病，无汗而小便反少，气上冲胸，口噤不得语，此为刚痉，葛根汤主之。（此为刚痉之此为两字，原作欲作，误，今改正）

余无言曰：太阳病，无汗、而小便利者，则邪热尚有出路，痉象可以不作，今表既无汗，里又小便不利，乃三焦失其排泄之功也，表里皆无出路，焉得不气上冲胸，先之以口噤不语，继则头摇面赤，项背强直等，必接踵而至，但口噤不语，乃属咀嚼筋痉挛，即为痉病已作证状之一种，原文作欲作刚痉，不可通，特改正之。

5

今用葛根汤治痉病者，此与伤寒论、太阳病，无汗，项背强几几，用葛根汤主之，其意正同，盖项背强几几之证，亦即太阳痉病之前兆，若邪热由背脊交感神经，传入于胃肠，则成为阳明热病，若不直传阳明，则必成痉病矣，但本证总属热极伤津，脑脊髓神经，失于濡养，而致发炎之故，且恶寒无汗俱在，若不用葛根之升津，麻桂之解表，芍药之和血，甘草之通脉，焉克有济乎。

葛根汤方

葛根（四两） 麻黄（三两去节） 桂枝 甘草（炙） 芍药（各二两） 生姜（三两） 大枣（十二枚）

上七味，以水一斗，先煮麻黄葛根，减二升，去沫，内诸药煮，取二升，覆取微似汗，不须啜粥，余如桂枝汤法，将息及禁忌。

柯韵伯曰：葛根味甘气凉，能起阴气，而生津液，滋筋脉而舒其牵引，故以为君，麻黄，生姜，能开玄府腠理之闭塞，祛风而发汗，故以为臣，又少佐桂芍，同甘枣以和里，此于麻桂二汤之间，衡其轻重，而为调和表里之剂也，葛根与桂枝，同为解肌和里之剂，故有汗无汗，下利不下利，皆可用，与麻黄专于治表者不同，按神农本经曰：葛根气味甘辛平，治消渴身大热，起阴气，柯氏以为发表生津之品，全本于本经，而刚痉所主，亦在乎此，实卓见也，徐沈诸家，皆议为解阳明之邪者，非也。

曹颖甫曰：本方于桂枝汤加麻黄，期于肌表双解，太阳经轮在背，邪陷经输，久郁生燥，于是有背反张、卧不着席之变，故于肌表双解外，复加葛根，从经输达邪外出，而刚痉可以立解，所谓上工治未病也，按此方本为太阳标热、下陷经输、而设，故加清热润燥上升之葛根，于背强痛者宜之，推原痉病所由成，以外风陷入太阳为标准，无论刚痉柔痉一也，柔痉起于中风，故用栝蒌桂枝汤，栝蒌蔓生上行，主清经络之热，功用与葛根同，刚痉之成，起于风寒两感，故用葛根汤，盖非风不能生燥，非风窜经轮，必不能成痉，可以识立方之旨矣。

第六条 太阳病，其证备，脉反沉迟，身体强几几，此为柔痉栝蒌桂枝汤主之。（此为柔痉句之柔字，编者补）

余无言曰：太阳病，其证备，则头项强痛，恶风，发热自汗，必具也，何以知为有汗，以用桂枝原方加味，而不用麻黄，知之也，唯脉反沉迟，总属虚寒，何以至此乎，汗而过久，热极津伤，有以致之，故一以无汗脉弦紧，而称刚痉，一以有汗脉沉迟，而称柔痉，至于身体强几几然，亦痉病已作之象，故原文作此为痉，今加一柔字，庶与上条成对文，至栝蒌桂枝汤，实与桂枝加葛极好汤，异曲同工，而此柔痉之证，两方实皆可用，太阳病之汗，而兼项背强几几者，实亦有汗柔痉之先兆，若由交感神经直传阳明，使成阳明证，若不传阳明，即成本证矣，有表证当解表，此是定例，有汗用桂枝，亦是定例，伤寒太阳篇之加葛根，与本条之加栝蒌，一则因项背强几几而加，一则因身体强几几而加也。

栝蒌桂枝汤方

栝蒌根（三两）　桂枝（三两）　芍药（三两）　甘草（二两炙）　生姜（三两）　大枣（十二枚）

上六味，以水九升煮，取三升，分温三服，取微汗，汗不出，食顷啜热粥发之。

余无言曰：太阳表病之发痉，总由热极使然，栝蒌根善治狂热时疾，清热润偶看看到，酸能生津，甘不伤胃，发背大痈，尤须栝蒌根清热解毒，故脑脊髓膜炎之痉病，用之而有大效也，然此为内服方剂，难收效于顷刻之间。

余曾实验一外治法，于一小时以内，挽救一痉病患者，附志如后。

患者刘文谅，年十八岁，于二十八年六月间，患热病，始则发热，自汗太多，继则烦躁不安，第四日下午一时，忽发痉象，全身诸肌，皆起痉挛，四肢抽搐，牵动如风，项背强直，角弓反张，头向后屈，两目上窜，牙关紧闭，气息喘促，胸部饱满，而腹陷如舟，扪之板硬，余认为热极攻脑，津伤无余，抽搐之状，殊为骇人，度服药亦难下咽，西医用玛琲注射，虽能镇痉于一时，终非彻底之方，乃决从增液入手，急用大筒葡萄糖（*Grucose*）五百毫升，施行静脉注射，但手臂屈曲，而抽搐动摇，殊不易注入，乃令助手引伸其右臂，以毛巾轻缚其腕，俾不至碍其血行，盖恐以手捏之，则静脉血不易回流也，注射至三分之一，则痉象减轻一半，注射三分之二，则转瞬之间，皮肤透出白㾦，偏身皆是，粒粒格手，如鸡皮然，痉象渐止，迨一小时后，注射完毕，则自汗已止，热势大减，脉静神安矣，见效之速，从未有如是之神奇者，嗣后并未内服其他方剂，即此一针而痉愈，暇常细思其理，增加血中糖量及水分，即可立解热病自汗多之发痉，其理至为充足，唯西医虽知用此药于久病之人，及血少心弱者，至增液治痉之理，彼尚不足以语此也。

第七条 痉为病，胸满口噤，卧不着席，脚挛急，必齘齿，可与大承气汤。

金鉴曰：此申痉病入里，以明其治也，痉病而更胸满，里气壅也，卧不着席，反张甚也，脚挛急，劲急甚也，必齘齿，牙紧甚也，此皆阳明之热灼筋、筋急而甚之象，故以大承气攻其热，非攻阳明之实也。

9

程林曰：胸满即气上冲胸之互文，卧不着席，亦反张之互词也，庞安常曰：痓病卧不着席者，小儿腰背二指，大人则腰背下可侧掌，均为难治，柯韵伯曰：六气为病，皆能发热，然寒也热相因，暑与湿相从，独燥与湿相反，湿病多得之地气，燥病多得之内因，此病因之殊也，病机十九条，燥症独无，若诸痓项强，皆属于湿，愚窃疑之，今本论有痓湿之分，又曰："太阳病，发汗太多，因致痓，"则痓之属燥无疑也，夫痓以状命名，因血虚而筋急耳，六气为患，皆足以致痓，然不热则不燥，不燥则不成痓矣，又云："治风寒不惜津液，所以发汗太多，因致痓者多矣，"夫痓本有由来，一经妄治，即奇形毕现，项背强几几，是痓之微兆，故用葛根，身体强几几，是痓之已著，故用栝蒌根，无非取多津液之品，以滋养阴血耳，卧不着席，脚挛急，口噤齿齘，是痓之剧甚，故用大黄芒硝。

余无言曰：庞安常谓"痓病属表属虚，未可与承气下也，"尤在泾谓"然曰可与，则尤有斟酌之意，用者慎之，"是庞尤两氏，不知此为邪热传入阳明之痓也，以用大承气观之，则表里必俱为热象，金鉴谓"是攻其阳明之热，非攻其胃家之实，"此旨得之，故伤寒论阳明篇谓"发热汗多者，急下之，宜大承气汤，"与此义同，柯氏谓"不燥不成痓，"其理至当，今用大承气者，盖夺实之下可缓，而存阴之下不可缓也，又胸满，疑为腹满之误，以用大承气知之，否则胸字下漏去一腹字，若只是胸满，大承气岂可用乎。

大承气汤方

大黄（四两酒洗） 厚朴（半斤炙去皮） 枳实（五枚炙） 芒硝（三合）

上四味，以水一斗，先煮枳朴，取五升，去渣，内大黄煮，取二升，去渣，内芒硝，更上微火一二沸，分温，再服得下，余勿服。

曹颖甫曰：风燥入阳明之府，津液受灼，上膈乃有湿痰，痰阻胸膈，则胸满风痰塞会厌，而阳热上灼，牙关之筋躁急，则口噤，背脊经输干燥，则卧不着席，周身筋脉液干而缩，故脚挛于下，齿齘于上，可与大承气汤，此亦急下存阴之义也，盖必泄其燥热，然后膈上之风痰，得以下行，周身筋脉，亦以不受熏灼而舒矣，下后弃其余者，正以所急在筋脉，非燥矢宿食可比，故不曰宜，而曰可与，独怪近世儿科，既不识痓病所由来，而概名为惊风，妄投镇惊祛风之药，杀人无算，为可恨也。

余无言曰：痓狂两证，多属实热，故均可攻之，今秋七月间，余治一狂证，以大承气攻之而愈，特附志之，以证明实热之狂病可攻，而实燥之痓病，亦可攻也，病者胡永年，四十五岁，患温病，热极而狂，四奔

11

走，时或叫嚣，有时如见鬼神，作叩拜顶礼之状，有时逾墙上屋，一跃而登，其家人乞余为之诊治，病者知余医也，乃跪拜如礼佛状，余以温言慰之，书大承气汤加天竺簧胆南星、鲜竹沥、与服，一剂而大减，三剂而痉愈，以此推之，本条痉病之用大承气，实有至理焉。

第八条　太阳病，发汗太多因致痉。

金鉴曰：太阳病当发汗，若发汗太过，腠理大开，表气不固，邪气乘虚而入，因成痉者，乃内虚所召入也，宜以桂枝加附子汤主之，固表温经也，由此推之，凡病出汗过多，新产金疮破伤出血过多，而变生此证者，皆其类也。

钱璜曰：生气通天论云，"阳气者，精则养神，柔则养筋，"阳气衰微，不能嘘养其筋骨，故筋脉劲急而成痉，所以太阳篇云，"太阳病，医发汗，遂漏不止，四肢拘急，难以屈伸者，桂枝加附子汤主之，"痉之见症，虽又甚焉，亦理之相似者也，张氏医通曰：真武汤。

第九条　夫风病，下之则痉，复发汗，必拘急。

程林曰：风伤于卫，若下之虚其阴血，风乘其虚，而陷于营血之中，血不荣筋，因作痉，四肢为诸阳之本，复发汗以虚其阳，必令四肢拘急，张氏医通曰：附子汤。

第十条　疮家，虽身疼痛，不可发汗，汗出则痉。

金鉴曰：疮家初起，毒热未成，法当汗散，已经溃后，血气被伤，虽有身痛表证，亦不可发汗，恐汗出血液愈竭，筋失所养，因而成痉，或邪风乘之，亦令痉也。

徐彬曰：产后多致痉，阴虚液脱之故，产后误汗而致，或亦有之，故仲景不另出方，听人消息，张氏医通云芍药甘草附子汤。

巢源金疮中风痉候云，"夫金疮痉者，此由血脉虚竭，饮食未复，未满月日，营卫伤穿，风气得入，五藏受寒则痉，其状口急背直，摇头马鸣，腰为反折，须臾大发，气息如绝，汗出如雨，不及时救者，皆死，凡金疮卒无汗者，中风也，边自出黄汁者，中水也，并欲作痉，急治之，"又腕折中风痉候云，"夫腕折伤皮肉作疮者，慎不可当风，及自扇，若风入疮内，犯诸经络，再致痉，痉者，脊背强直，口噤不能言也，"案此即后世所谓破伤风也。

余无言曰：以上三条，均属虚痉，因在发汗攻下之后也，经文虽未出方治，然虚实已示人会意也，故金鉴及医通特补出方治，以其属于汗下伤津之虚证，故总以回阳为正法，而前举之栝蒌桂枝，葛根、承气，均不可用矣。

第十一条　太阳病，发热，脉沉而细者，名曰痉，为难治。

余无言曰：前第六条之栝蒌桂枝汤证，脉沉而迟，而不曰难治，本条之脉沉而细，则曰难治，其故何邪，不知第六条之痉病，因属汗出之柔痉，故其脉象，比之无汗之刚痉，脉弦紧者，较为沉迟也，且太阳证备，身体强，几几然，表证大端俱在，不得以脉沉迟，而不用解肌药也，本条之痉病，亦必在汗下之后，即非汗下伤津，亦必由急痉延成慢痉者，津伤血耗，业已无余，故脉沉而细也，又因虚阳外越，而发假热，既不能解肌发汗又不能攻下，故曰难治，夫难治者，犹豫之辞，非不治也，不过治之较难耳，审其证情，惟真武汤为对症，此时收摄浮阳，殆不可一刻缓矣。

第十二条 痉病，有灸疮者，难治。

余无言曰：本条之痉病有灸疮，是痉病、因灸疮而发生，明矣，火灸之疮，皮肤破溃，甚至侵及肌肉，因疮口不洁，染破伤风杆菌，（图三）而发生破伤风证状，角弓反张，项背强直，牙关紧急，手足拘挛，故亦名曰痉也，古代无细菌学说，病原未明，此无足怪，又无特效之方，故曰难治，西医治之，用破伤风血清注射，但用于预防，其效甚佳，用于治疗，则收效亦不尽可恃，自最近之青霉素出世，可与血清相间用之，每四小时注射五万单位，其效较佳，但余于破伤风之发痉，有一奇效之方，百试百验，特附之以备应用焉。

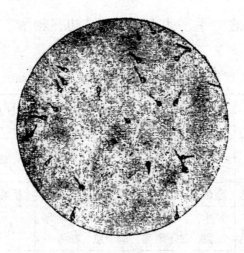

第三图　破伤风菌图

　　方用蝉衣去净头足，为极细末，用黄酒半斤，将蝉衣末五钱，放入，文火多煮数沸，一次服之，无何，周身有汗，由头至足，无处无之，其汗胶黏，其气腥臭，微汗颇久，邪去病乃可愈，殆一汗之后，痉象顿除，若腹不胀满者，则不必通便，否则大便燥结，或胀满按痛者，再以承气下之，于是邪气表里俱清矣，此系傅青主男科中之验方，无人注意，余初试之于一张姓妇，效如桴鼓，嗣常用之于破伤风患者，十治十愈，真神方也，但其理由殊不可解，中医谓久病伤津之痉，禁用汗下之法，蝉衣旧称散风有效，今以酒煮发汗，独不虑其伤津乎，然而一汗竟愈，此不可解者一也，破伤风证，为一种杆菌所传染，西医必用杀菌抗毒之药，试问蝉衣一品，乡间随处可见，此乃湿生小动物之蜕衣，竟能有

15

杀菌抗毒之力乎，此不可解者二也，特附志之，以质高明。

痉病诸证方治表 （第一表）

痉证总纲	身热，足寒，时头热，面目赤，头摇口噤，颈项强，背反张	
无汗刚痉	寒热无汗，口噤，项强背反张，小便少，气冲胸	葛根汤方
有汗柔痉	寒热有汗，口噤，项强背反张几几	栝蒌桂枝汤方
胸腹满实痉	发热，面目赤，胸满，口噤，项背强，卧不着席，脚挛急，齘齿	大承气汤方
汗后虚痉	发汗太多致痉者	补真武汤方
下后虚痉	风病，下之致痉，复发汗，四肢拘急	补附子汤方
脉沉细阴痉	太阳病发热而痉	可与真武汤方
灸疮痉	灸疮致痉，乃破伤风症	补傅氏蝉衣酒方

第二篇　百合病（继发性神经衰弱症）

第十三条　百合病者，百脉一宗，悉致其病也，意欲食，复不能食，常默然，欲卧不能卧，欲行不能行；饮食或有美时，或有不用闻食臭时；如寒无寒，如热无热；口苦，小便赤；诸药不能治，得药则剧吐利，如有神灵者，而身形如和，其脉微数。

余无言曰：诸家于本病解释，扭捏难通，病名百合，尤为费解，谓为百脉一宗，悉致其病，因名百合，总嫌牵强，余意治方均用百合，或即百合汤证之简称耳，如桂枝证、麻黄证、之类、是也，次就病原言之，或谓系独立性病，或谓系伤寒之一种，因名之曰：百合伤寒、者，更属难通，详考千金外台，乃知此为重证伤寒之贻后病，必须长时间调摄，方可渐愈，即西医所谓继发性神经衰弱证是也，与原发于精神刺激，及精神过劳者，有别。

不独伤寒证可有此贻后病，即其他一切热性病，如流行性感冒、发疹伤寒、疟疾、梅毒，亦每有之，其症状千变万化，人各不同，兹就西医之学说证之，百合病之为神经衰弱证，毫无疑义也。

据解剖生理之事实，吾人之神经，系发源于脑，出后头，下延髓，贯背脊，至尾椎，在项背者，分披如马鬃，在四肢者，放散如麈尾，此即中医之所谓百脉一宗者，是也，伤寒重证，病久伤津，大邪虽去，正元难复，全体内外津液，为热邪所消耗，各部组织，失于濡养，故现种种不足之证状，而常默然也，首以胃肠为甚，善饥、与食欲缺乏，交替而至，对于食物，易致不快之感，呈神经性消化不良证，此即所谓意欲食，复不能食，饮食或有美时，或有不欲闻食臭者，是也，睡眠障碍颇甚，就寝后不易熟睡，或持续甚短，常规不安之

17

幻梦，盖胸部之不安，及焦心苦虑，为睡眠障碍之主因，此即所谓欲卧不能卧者，是也，运动机能，亦起障碍，筋肉易兴奋，而又易疲劳，每欲行走，如乳燕试飞，力有不逮，倩人扶持，稍行却又中止，此即所谓欲行不能行是也，（图四）患者于脑脊一系，常有疼痛感，或于荐部有灼热感，颜面则时而潮红，时而苍白，或交替而发，刺激其皮肤，则赤色经时不散，此所谓如寒无寒，如热无热者，是也，胃液分泌过多，常常口苦，尿量亦增加，或发尿意频数，中含磷酸盐多量，呈磷酸尿（*Phophatnrie*）之状，此即所谓口苦、小便赤者，是也，病者有时默然无语，忧郁悲哀，心绪紊乱，健忘易怒，甚者呈强迫观念，及恐怖状态，于闭室则恐，于旷野亦恐，于孤独时则恐，于稠人中亦恐，见河流则恐，见高屋亦恐，闻大风则恐，闻响声亦恐，此等观念，遂使精神兴奋不安，而陷于忧郁，极甚者，每变为神经衰弱性之癫狂，此即所谓如有神灵者，是也，其他尚有种种复杂之证状，笔难尽述，举此为中医学说之反证，可以概其余矣，然此为大病后余邪不清之虚弱证，攻之不能，补之不可，且胃部时呈不安，胃酸过多，故诸药不能治，得药反剧吐利也，末谓身形和，是表里已无疾苦也，其脉微数，是虚热而非实热也。

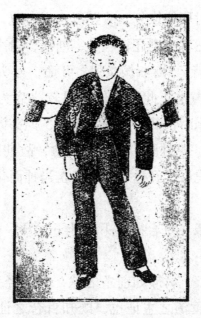

第四图　百合病欲行不能行左扶右掖之虚惫状态

第十四条　每溺时，头痛者，六十日乃愈，若溺时，头不痛，淅淅然者，四十日愈，若溺快然，但头眩者，二十日愈，其证或未病而预见，或病四五日而出，或并二十日，或一月后见者，各随证治之。

余无言曰：首条所言为病状，此条所言为预后，及其愈期长短之原理也，若溺时头痛者，为虚甚之象，盖人体内外津液，既感不足，如一处有液体之排泄，他处必呈反射性之不足的感觉，故久病之人，虚汗太多，则心悸而动，呕吐之甚，常手足发冷，本条之溺时头痛，总属津液下泄，故在上之头部，亦顿觉虚眩而痛，此种情形，非一时所能恢复，故期以六十日也，若溺时头不觉痛，淅淅然者，则证较轻矣，淅淅，风声也，文选谢惠连咏牛女诗，"淅淅振条风"可证，言头眩耳鸣而作响，如闻风声也，此虽虚像，但较头痛为轻，故期以四十日，若溺时快然，而毫无所苦，但头微眩者，其虚像更轻微矣，即时调治，不久当愈，故期以二十日也，至于发生之先后，经过之久暂，自当神而化之，随证治之耳。

第十五条 百合病，不经吐下发汗，病形如初者，百合地黄汤主之。

余无言曰：病形如前条之状，而未经妄汗吐下者，即为百合地黄汤之主证也，既知百合之证，当知百合之效能，试详言之，考百合一品，本经称其"甘平，主邪气，腹胀心痛，利大小便，补中益气，"而后世方书，又称其"润肺宁心，清热止嗽，利二便，止涕泪，治浮肿胪胀，痞满寒热，伤寒百合病"云，曩者、先君子奉仙公，于伤寒温病等，大邪既去，正气未复时，辄令病者常食百合，儿时不知其意，及稍长受医书，始渐知之，盖百合之为物，确有补益之功，且易消化，生者折之，有粘腻之液，而煮熟后则淡，其味苦而微涩，其质滑而微腻，汤熟即烂，稍迟则化为糊状，故服之最易消化也，中含淀粉质甚富，有益胃肠，又略含黏性之胶质，能增加津液，苦能健胃，滑可润肠，涩则固津，腻乃敛气，大病后之体弱者，最为相宜，再佐以地黄养津清热，则一帆一桨，顺流而下，任其所之，而终可缓达彼岸矣。

百合地黄汤方

百合（七枚擘）　生地黄汁（一斤）

上以水洗百合，渍一宿，当白沫出，出其水，更以泉水二升，煎取一升，去滓，内地黄汁，煎取一升五合，分温再服，中病，勿更取，大便当如漆。

张氏医通曰石顽治内翰孟端士尊堂太夫人，因端士职任兰台，久疏定省，兼闻稍有违和，虚火不时上升，自汗不止，心神恍惚，欲食不能食，欲卧不能卧，口苦，小便难，溺则洒淅，头晕，自去岁迄今，历更诸医，每用一药，辄增一病，用白术、则窒塞胀满，用橘皮、则喘息怔忡，用远志、则烦扰哄热，用木香、则腹热咽干，用黄耆、则迷闷不食，用枳壳，则喘欬气乏，用门冬、则小便不禁，用肉桂、则颅胀欬逆，用补骨脂、则后重燥结，用知蘗、则小腹枯瘪，用芩栀、则脐下引急，用香薷、则耳鸣目眩，时时欲人扶掖而走，用大黄、则脐下筑筑，少腹愈觉收引，遂致畏药如蝎，惟日用人参钱许，入粥饮和服，聊藉支撑，交春虚火倍剧火气一升，则周身大汗，神气骏骏欲脱，惟倦极少寐，则汗不出而神思稍宁，觉后少顷，火气复升，汗亦随至，较之盗汗回殊，直至仲春中浣，邀石顽诊之，其脉微数，而左尺与左寸，倍于他部，气口按之，似有似无，诊后，款述从前所患，并用药转剧之由，曾遍询吴下诸名医，无一能识其为何病者，石顽曰：此本平时思虑伤脾，脾阴受困，而厥阴之火，尽归于心，扰其百脉而致病，病名百合，此证、唯仲景金匮要略言之甚详，本文原云，诸药不能治，所以每服一药，辄增一病，惟百合地黄汤，为之崇药，奈病久，中气亏乏殆尽，复经药误而成坏病，姑先用生脉散，加百合、茯神、龙齿，以安其神，稍兼黄连，以折其势，数剂稍安，即令勿药，以养胃气，但令日用鲜百合煮汤服之，交秋天气下降，火气渐伏，可保无虞，迨后仲秋，端士请假归省，欣然勿药而康，后因劳心思虑，其火复有升动之意，或令服佐金丸而安，嗣后稍觉火炎，即服前丸，第苦燥之性，苦先入心，兼之辛燥入肝，久服不无反从火化之虞，平治权衡之要，可不预为顾虑乎。

第十六条 百合病，发汗后者，百合知母汤主之。

余无言曰：百合病确为继发性神经衰弱证，前举之证，乃久病气伤之续发证，本条以后所列之证，乃汗下吐后之变证也，惟未说明汗下吐后，有无其他不同之证，但以仍用百合推之，则仍鲁卫之政也，本证乃误汗重伤津液，故用知母以益气生津，缓缓以图之耳。

百合知母汤方

百合（七枚擘） 知母（三两切）

上先以水洗百合，渍一宿，当白沫出，去其水更以泉水，二升煎，取一升，去滓，别以泉水二升，煎知母，取一升，去滓；后合和煎，取一升五合，分温再服。

第十七条 百合病，下之后者，百合滑石代赭石汤主之。

魏荔彤曰：至下之后，不用知母，而以百合滑石代赭汤主之者，以重坠之品，随下药之势，使邪自下泄也，用赭石之涩，涩大便也，用滑石之滑，利小便也，加之泉水以泻阳，而阴气自调也。

百合滑石代赭汤方

百合（七枚擘） 滑石（三两碎绵裹） 代赭石（如弹丸大一枚碎绵裹）

上先以水洗百合，渍一宿，当白沫出，去其水，更以泉水，二升煎，取一升，去滓，别以泉水二升，煎滑石代赭，取一升，去滓，后合和重煎，取一升五合分，温服。

第十八条 百合病，吐之后者，百合鸡子汤主之。

金鉴曰：百合病，不应吐，而吐之不解者，则虚中，以百合鸡子汤，清而补之也。

尤在泾曰：本章鸡子安五藏，治热疾，吐后藏气伤，而病不去，用之不特安内，亦且攘外也。

余无言曰：仲景于虚弱之证，多用鸡子黄，伤寒论之黄连阿胶汤，内有鸡子黄，用治少阴病之心中烦，不得卧，是鸡子黄有补中益气，安内攘外之功也，明矣，近时西医治虚弱症，用卵磷脂，内服注射，功效甚佳，是中西医理，大体从同，而西说之新奇，已早见于二千年前之汉代医书中矣。

百合鸡子汤方

百合（七枚擘） 鸡子黄（一枚）

上先以水洗百合，渍 宿，当白沫出，去其水，更以泉水，二升煎，取一升，去滓，内鸡子黄，搅匀，煎五分，温服。

第十九条 百合病，一月不解变成渴者，百合洗方主之。

尤在泾曰：病久不解，而变成渴，邪热留聚在肺也，单用百合渍水外洗者，以皮毛为肺之合，其气相通故也，洗已食煮饼，按、外台云，洗身讫，食白汤饼，今博饦也，本草粳米小麦，并除热止渴，勿以咸豉者，恐咸味耗水而增渴也。

百合洗方

上以百合一升，以水一斗，渍之一宿，以洗身，洗已，食煮饼，勿以盐豉也。

总病论曰：煮饼，是切面条，汤煮水淘过，热汤渍食之，活人书注云，煮饼，即淡熟面条也，张师正倦游录云，凡以面为食，煮之、皆谓汤饼。

第二〇条 百合病，渴不差者，栝蒌牡蛎散主之。

尤在泾曰：病变成渴，与百合洗方，而不差者，热盛而津伤也，栝蒌根苦寒，生津止渴，牡蛎咸寒，引热下行，不使上烁也。

栝蒌牡蛎散方

栝蒌根　牡蛎（熬等分）

上为细末，饮服方寸匕，日三服。

第二一条 百合病变发热者，百合滑石汤主之。

金鉴曰：百合病，如寒无寒，如热无热，本不发热，今变发热者，其内热可知也，故以百合滑石散主之，热从小便而除矣。

百合滑石散方

百合（一两炙）　滑石（三两）

石为散饮，服方寸匕，日三服，当微利者，止服，热则除，千金一本云，治百合病小便赤涩，脐下坚急，外台同。

郭白云曰：仲景以药之百合，治百合病，与神农经主治不相当，千古难晓其义，是以孙真人言伤寒杂病，自古有之，前古名贤，多所防御，至于仲景时有神功，寻思旨趣，莫测其致，所以医人不能钻仰万一也，然百合之为物，岂因治百合之病，而后得名哉，或是病须百合可治，因名曰百合乎，少时见先生言，以百合汤治一仆病得愈，余是时未甚留意，不解仔细详看，虽见其似寒似热，似饥似饱，欲行欲卧，如百合之证，又自呼其姓名，有终夕不绝声，至醒问之，皆云不知，岂所谓如有神灵者耶。

第二二条 百合病，见于阴者，以阳法救之，见于阳者，以阴法救之，见阳攻阴，复发其汗，此为逆，见阴攻阳，乃复下之，此亦为逆。

沈明宗曰：此治百合病之要法也，微邪伏于营卫，流行而病表里，当分阴阳，以施救治可也。

金鉴曰：百合一病，难分阴阳表里，故以百合等汤主之，若病见于阴者，以温养阳之法救之，见于阳者，以凉养阴之法救之，即下文易阳攻阴，或攻阴之后，表仍不解，复发其汗者，此为逆，见阴攻阳，或攻阳之后，里仍不解，乃复下之者，此亦为逆也。

余无言曰：中医之于百合病，治法大概如下，于此病之治疗，犹之修葺一风吹摇动之破房然，只求平剂调摄，期其缓效，不欲大剂峻补，转而偾事，其用药平常，而用心至苦，西医于此等病，亦无速效之良法，经许多之研究，内服药之功效，几等于零，只有对症疗法，然无著效，大抵用强壮剂，及镇静剂，例如兴奋状态，及头痛、失眠等，每用臭素剂、缬草剂、麦酒类，及安替派林等，于强壮目的，则用砒剂、铁剂、磷剂规宁剂等，效力均不甚确实，但于失眠，玛琲须绝对禁用，盖此非一时性病，每日注射，则必成习惯故也，据近时学者研究，亦深知前此疗法，难得美满结果，故用动物性强壮剂，即脏器疗法、是也，法以动物睾丸，制成一种注射剂，或丸剂，名曰司配尔明，（Spermin）每日注射或内服，久之效力自见，或使内服犊牛脑髓，及犊牛肝，效力亦甚佳云，最近赏用男性内分泌素，如Testoviron等，每三日注射一次，每次10~25 mg，有时有良效。

百合病证方治表 （第二表）

非汗吐下百合病	久病，欲食不食，欲卧不卧，欲行不行，如寒无寒，如热无热，口苦溺赤，诸药难治，得药吐利如有神灵。	百合地黄汤方
汗后百合病	表病、大发汗后成百合病、证状如前者	百合知母汤方
下后百合病	误下或大下后成百合病、证状如前者	百合滑石代赭石汤方
吐后百合病	误吐或大吐后成百合病、证状如前者	百合鸡子汤方
百合病渴	百合病、月余不解变成渴者	百合洗方 栝蒌牡蛎散方
百合病发热	百合病、如寒无寒、如热无热、本不发热、今变发热者	百合滑石汤方

第三篇　狐惑病（温热毒）

第二三条　狐惑之为病，状如伤寒，默默欲眠，目不得闭，卧起不安，蚀于喉为惑，蚀于阴为狐，不欲饮食，恶闻食臭，其面目乍赤、乍黑、乍白，蚀于上部则声嘎，甘草泻心汤主之，蚀于下部则咽干，苦参汤洗之，蚀于肛者，雄黄熏之。

程林曰：此证因伤寒而变斯疾，故初得犹状如伤寒，病后犹肠胃空虚，而有热，则虫上下作，虫上作则蚀咽喉，为惑，虫下作则蚀二阴，为狐，灵枢经曰：虫动则令人悗心，是以起卧不安，虽默默欲眠，而目不得闭，虫闻食臭则求食，故恶闻食臭，而不欲饮食也，虫动胃虚，则面目之色无定，是以乍赤乍黑乍白也。

尤在泾曰：狐惑虫病，即巢氏所谓䘌病也，默默欲眠，目不得闭，卧起不安，其躁扰之象，有似伤寒少阴热证，而实为之乱其心也，不欲饮食，恶闻食臭，有似伤寒阳明实证，而实为虫之扰其胃也，其面目乍赤乍黑乍白者，虫之上下，聚散无时，故其色变更不一，甚者脉亦大小无定也，盖虽虫病，而能使人惑乱而狐疑，故名曰狐惑，徐氏曰：蚀于喉为惑，谓热淫于上，如惑乱之气，感而生，蚀于阴为狐，谓热淫于下，柔害而幽隐，如狐性之阴也，亦通，蚀于上部，即蚀于喉之谓，故声嘎，蚀于下部，即蚀于阴之谓，阴内属于肝，而咽门为肝胆之候，病自下而冲上，则咽干也，至生虫之由，则赵氏所谓湿热停久，蒸腐气血而成瘀浊，于是风化所腐而成虫者，当矣，甘草泻心，不特使中气运而湿热自化，抑亦苦辛杂用，足胜杀虫之任，其苦参雄黄，则皆清燥杀虫之品，洗之熏之，就其近而治之耳。

金鉴曰：狐惑，牙疳、下疳，等疮之古名也，近时唯以疳呼之，下疳、即狐也，蚀烂肛阴，牙疳、即惑也，蚀咽、腐龈、脱牙、穿腮、破唇，每因伤寒病后余毒，与湿之为害也，或泻心汤，必传写之误也，姑存之。

医说云：古之论疾，多取像取类，使人易晓，以时气声嗄咽干，欲睡复不安眠，为狐惑，以狐多疑惑也。

余无言曰：本条狐惑之病，命名奇特，病源未详，述证如斯，用药如斯，而预后之良否，亦未言及，诚使人堕五里雾矣，历考诸书，自千金外台以下，多谓系伤寒失汗，热不得泄所致，此言得之，盖不论伤寒温病，必当先用汗法，使邪从外解，若当汗不汗，待传至内脏，则变症百出，凡一切热性病，及小儿痧痘等，莫不皆然，此所谓狐，即热毒下注也，此所谓惑，即热毒上攻也，少阴病咽痛生疮，厥阴病之口伤烂赤，余意即惑病之一种，少阴及厥阴病之便脓血，余意即狐病之一种，总由热毒内伏，不得外泄，内而溃及脏腑，外则发为狐惑，此一定之理也，至近人曹颖甫先生引晋平公"疾如蛊"一语，直断狐惑为花柳病，未免离题千里矣，请举其例，以证吾说，而备参考焉。

临床上，常见有走马牙疳一证者，系小儿痧疹少服汤药，热毒未透，内陷胃腑，上冲于咽喉，发为烂喉穿腮等证，将面部鼻旁，干烂成孔，皮色发青，甚至可以直见咽喉，而病儿反若无所苦，此极危之候也，十中难愈一二，治法内服粪金汁，以清内腑热毒，外用红砒裹枣肉中，置瓦上焙炭存性，研细敷之，有时或可收效，伤寒失汗之惑病，余未曾见过，不敢妄断，然以走马牙疳观之，则热毒上攻，发为蚀咽之证，可以类推也。

有顾盛氏者，于冬季常进补品，以桂圆肉及大枣肉，共蒸成膏服之，所服甚多，至次年正月初四，忽发寒热，喉痛大作，求治于西医，医谓白喉也，注射白喉血清，而喉痛顿减，一二日后，又变为腹痛，寒热颇甚，大便多日未解，乃进同孚路某医院求治，医断为伤寒而兼腹膜炎，盖此时腹痛之甚，手不可近，硬固如板，小溲黄赤，思食冷物，但热不寒，热度颇高，以腹痛之故，呼号烦乱，不可终日，医除用退热剂外，兼以冰囊罨于腹部，（按此法不可用）以冀消炎止痛，日复一日，病者愈形疲惫，绝口不食，欲眠而不得一刻安枕，如此一星期，最后手足发冷，时静时躁，唇青齿燥，口有恶臭，阴道有似带之恶液流出，医者辞以不治，病家征得该院之同意，延余诊之，余亦知其不治，只好见证用药，以其补益太过，大便旬余未解，热蒸于里，灼烂内腑，乃至如此，因书增液承气合泻心法，促令与服，作万一之希望，是时索饮冷水，余令购生梨之大者一枚，与之食，无何食尽，呼快不已，一家皆喜，又约二十分钟，又呼胃中难过，格格欲吐，吐出之物，夹有咖啡色之腐败物，此确为胃烂之征，但吐后则又觉舒适矣，进药后、一夜大便未解，腹中有时更痛，直至次日，上午十时左右，大便始通，解下黑色如酱之粪，夹有结硬燥实之粪球甚多，一解之后，病者神恬气静，而安卧矣，腹部亦较为柔和，不似前此之板硬，其夫以妻病大转，乘其熟睡而返家，一则清理积务，再则稍事休养，盖旬日来，病者常常呼号，其夫伴之，亦不得安枕也，后病者恨其夫不告而返，以为寡情，而盼其速死也，乃痛哭流泪，绝药绝食，次日夜间，病又转剧，伴者促其夫来，劝其服药，绝不启齿，终至昏糊，阴道及肛门内，流出恶臭之水，如黑豆汁，如房漏水，此即所谓蚀阴蚀肛之狐病也，不二日而亡，嗣余闻之，甚恨此病之未竟全功，而又悲夫，此妇以补益致病，以气愤而伤生也。

甘草泻心汤方

甘草（四两炙） 黄芩 干姜 人参（各三两） 半夏（半升） 黄连（一两） 大枣（十二枚）

上七味，以水一斗煮，取六升，去滓，再煎，取三升温服一升，日三服。

苦参汤方

苦参一升，以水一斗，煎取七升，去滓，熏洗，日三次。

雄黄熏法

雄黄一味，为末，筒瓦二枚，合之烧，向肛熏之。

余无言曰：狐惑之证，既如上述，则纯为热毒内蕴，而发诸外，故为蚀咽、蚀阴、蚀肛之证，其用药也，只应寒凉，而不宜温热，而仲圣原方，以甘草泻心汤为治，诚不能无疑，盖芩连之泻热，确为对证，而参草之扶正，虽在势理之中，然病邪未去，嫌其太早，而干姜之热，半夏之温，却大非所宜，伤寒论中，用甘草泻心汤者，以辣证而兼雷鸣下利，完谷不化，而用之也，此乃热证，何得妄用，是不可不加以辨正者也，故孙思邈以为当用泻心汤原方，为是，并又出狐惑汤一方，谓治狐惑之病，其效不在泻心之下云，至赤小豆当归散一方，亦系千金之原方，并有解释，不知何人将该方列入金匮本文中，以致后世读者，宾主难分，有谓属于狐惑病者，有谓属于阴阳毒者，故注者皆囫囵吞枣，随文训释，而无一是处，此种事理不明，影响于读者至大，兹特不厌其详，附录之以备参考。

附千金方三方

泻心汽方，此由温毒气所为，蚀于上者，泻心汤主之。

大黄（二两） 黄连 黄芩（各一两）

上三味，㕮咀，以水三升，煮取一升，顿服之。

张璐玉曰：按伤寒论泻心汤五方，方名各别，惟金匮泻心汤只一方，集方者不察，误收半夏泻心汤，方中参半姜枣，浑是温气之品，殊非所宜，因力正之。

狐惑汤方

黄连（四两） 薰草（二两）

上二味，㕮咀，白酢浆一斗，渍一宿，煮取三升，分为三服。

张璐玉曰：狐惑、总是湿热生虫，以致默默欲眠，寝食不安，有似狐之性多惑多疑，故以此类名病，服用黄连薰草，黄连即泻心汤中专主，佐以薰草，专辟恶气，煮用酢浆，专收湿化之虫，味少力专，其功不在泻心之下，赤小豆当归散方， 其人脉数无热，微烦，默默但欲卧，汗出，初得之三四日，目赤如鸠眼，得之七八日，其四眦黄黑，能食者，脓已成也，治之之方。

以赤小豆三升，渍之令生芽足，乃复干之，加当归三两，为末，浆水服方寸匕，日三，即愈。

张璐玉曰：此方、专主热毒郁于血脉，流入大肠，而成狐惑之候，其脉数无热，知热不在表而在血也，默默欲卧，热毒伤阴，主静也，初得之二三日，目赤如鸠眼，七八日，目四眦黄黑，血溢于经不散，凝积而为瘀也，脓成则毒从外化，无关于里，故能食也，方以赤小豆清热利水，且浸令芽出，以发越蓄积之毒，佐当归司统血之权，使不至于散漫也，至于先便后血，亦主此方，以清小肠流入大便热毒之源，见证虽异，而主治则同也。

狐惑病证方治表 （第三表）

蚀喉惑病	欲眠目不得闭，不安，恶闻食臭，面目乍赤乍黑乍白，声嗄蚀喉	甘草泻心汤方
蚀阴狐病	一切证状如前，不蚀喉而蚀阴	苦参汤洗方
蚀肛狐病	一切证状如前，不蚀喉而蚀肛	雄黄熏法

附千金狐惑病证方治表 （第四表）

	温毒气为病蚀于上者	泻心汤方
狐惑附方	狐惑，湿热生虫，默默欲眠，寝食不安	狐惑汤方
	狐惑，脉数，无热，微烦，默默欲卧，汗出，初病目赤如鸠眼，继则四眦黄黑	赤小豆当归散方

第四篇　阴阳毒病（瘢疹伤寒）

第二四条　阳毒之为病，面赤，斑斑如锦纹，咽喉痛，唾脓血，五日可治，七日不可治，升麻鳖甲汤主之。

第二五条 阴毒之为病，面目青，身痛如被杖，咽喉痛，五日可治，七日不可治，升麻鳖甲汤去雄黄蜀椒主之。

巢氏病源伤寒阴阳毒候云，夫欲辨阴阳毒病者，始得病时，可看手足指，冷者是阴，不冷者是阳，若冷至一二三寸者，病微，若至肘膝，为病极，过此难治，阴阳毒病无常也，或初得病便有毒，或服汤药，经五六日以上，或十余日后，不瘥变成毒者，其候身重背强，咽喉痛，糜粥不下，毒气攻心，心腹烦痛，短气，四肢厥逆，呕吐，体如被打发斑，此皆其候，若发赤斑，十生一死，若发黑斑，十死一生，又时气阴阳毒候云，此谓阴阳二气偏虚，则受于毒，若病身重，腰脊痛，面赤斑出，咽喉痛，或下利，狂走，此为阳毒，若身重背强，短气呕逆，唇青面黑，四肢厥冷，此为阴毒，或得病数日变成毒者，或初得病便有毒者，皆宜依证急治，失候则杀人。

脉经曰：阳毒为病，身重腰背痛，烦闷不安，狂言或走，见鬼，或吐血下痢，其脉浮大数，面赤斑斑如锦纹，咽喉痛，唾脓血，五日可治，至七日不可治也，有伤寒一二日便成阳毒，或服药吐下后，变成阳毒，升麻汤主之，阴毒为病，身重背强，腹中绞痛，咽喉不利，毒气攻心，心下坚强，短气不得息，呕逆，唇青面黑，四肢厥冷，其脉沉细紧数，身如被打，五六日可治，至七日不可治也，或伤寒初病一二日便成阴毒，或服药六七日以上至十日，变成阴毒，甘草汤主之，千金方及外台引古今录验，文并同。

叔和脉诀曰：（一）阳毒健乱四肢烦，面赤生花作点斑，狂言妄语如神鬼，下痢频多喉不安，汗出遍身应大瘥，鱼口开张命欲翻，有药不辜但与服，能过七日便相安，（二）阴毒伤寒身体重，背强眼痛不堪任，小腹急痛口青黑，毒气冲心转不禁，四肢厥冷惟思吐，不利咽喉脉细沉，若能速灸脐轮下，六日看过见喜深，尤在泾曰：毒者，邪气蕴蓄不解之谓，阳毒非必极热，阴毒非必极寒，邪在阳者、为阳毒，牙在阴者、为阴毒也，而此所谓阴阳者，亦非藏府气血之谓，但以面赤斑斑如锦纹，咽喉痛，唾脓血，其邪著而在表者，谓之阳，面目青，身痛如被杖，咽喉痛，不唾脓血，其邪隐而在表之里者，谓之阴耳，故皆用得辛温升散之品，以发其蕴蓄不解之邪，而亦并用甘润咸寒之味，以安其邪气经扰之阴，五日邪气尚浅，发之犹易，故可治，七日邪气已深，发之则难，故不可治，其蜀椒雄黄二物，阳毒用之者，以阳从阳，欲其速散也，阴毒去之者，巩阴邪不可劫，而阴气反受损也。

余无言曰：阴阳毒之证状，亦以简约、而难得要领，参考前举诸家学说，较有端倪，盖即今之西医所谓癍疹伤寒欤，日本丹波元简谓为阳毒即是阳癍，阴毒即是阴癍，是也，至后世以俗称之夹阴伤寒，谓即是阴毒，则非也，阳毒阴毒，完全在面目及癍疹之色泽上分之，在唾脓血与否上分之，在痛如被杖与否上分之，乃以病状分阴阳，非以阴阳为病理也，兹举西说证之，所谓癍疹伤寒，（*Jyphus exanthematicus*）具有强剧之传染力，究为何称病原菌，至今尚未明了，尤以军队、监狱、航舶、战争、病院，及贫窟、游民等，为最易发生，故有囚狱伤寒、船舶伤寒、战争伤寒、病院伤寒、饥馑伤寒，及浮浪热之称，初以恶寒战栗，而发高热，头痛、背痛，荐骨痛尤甚，颜面潮红浮肿，此即所谓阳毒，面赤斑斑如锦纹者，是也，结膜、鼻腔，气管枝、咽头，均发炎症，胃胀、呕吐，有时以胃热而吐血，此所谓咽喉痛，吐脓血者，是也，久战之士兵，及饥饿之贫民，感之尤甚，以正气虚弱之故，面色常现青色，手足有时发冷，指甲发青紫瘀血之色，此即所谓阴毒面色青者、是也，腰脊及荐骨，疼痛尤甚，此即所谓身痛如被杖、是也，他如脾脏肿大，尿含蛋白，嗜睡呓语等，约四五日而发癍疹，初自腹部，继则胸干，以达四肢，癍疹发出，热即稍降，旋又升腾，至第二星期，则病势剧甚，时而昏愦，时而发狂，手舞足蹈，舌苔厚腻，二便或闭或失禁，脉搏更数，疹中出血，倘有转机，旬日左右，热即渐降，诸症日轻，否则以昏沉而致死命，此证后世以化癍汤、人参白虎汤、为治，颇可收效，仲圣以升麻鳖甲治之，余未曾试用，究不知其效若何，丹波氏亦颇疑之，以为不能治此病也。

升麻鳖甲汤方

升麻（二两）　当归（二两）　蜀椒（一两炒去汁）　甘草（二两）　鳖甲（手指大一片炙）　雄黄（半两研）

上六味，以水四升煮，取一升，顿服之，老小再服，取汗。

兰台轨范曰：蜀椒辛热之品，阳毒用，而阴毒反去之，疑误，活人书加犀角等四味，颇切当。

董氏医级曰：此汤兼治阳毒阴毒两症，阳毒用此方治疗，阴毒亦以此方去雄黄、倍川椒、为治，以阴毒不吐脓血，故去雄黄，阴甚则阳衰，故倍川椒也，大抵亢阳之岁，多阳毒，流衍之纪，多阴毒也，但每遇此症，按法施治，曾无一验，凡遇此证，多以不治之证视之，百岁老人袁云龙曰：细详此二证，俱有咽喉痛三字，窃谓疡科书有锁喉风、缠喉风、铁蛾缠、三证，其状相似，有面色赤如斑者，有面色赤如斑者，有面色悽惨而青黑者，有吐脓血者，有身痛如杖者，有气喘息促，谵语烦躁者，总以咽喉痹痛为苦，一发之间，三五日不减，即无生理，岂非阳毒阴毒之类乎，再详其脉，缓大者生，细促者死，予见此二症，先用咽喉科利痰方治之，全活甚众。

丹波元简曰：由此观之，阳毒、乃不得不用活人阳毒升麻汤，及化斑汤之属，即后世所谓阳斑也，阴毒、乃不得不用庞氏附子饮、霹雳散、正阳丹之类，即后世所谓阴斑也，而以升麻鳖甲汤一方主之者，可疑，董氏无一验之说，觉不诬矣。

附方

阳毒升麻汤　证治准绳方，治阳毒面赤、狂言、发斑、烦躁、腰背疼、脉浮、喉痛、下利脓血。

升麻（五钱一作三钱）　犀角（一作三钱）　射干　黄芩　人参　甘草（各二钱）

清水煎，温服，温覆手足，汗出则解。

化癍汤　温病条辨方，治温病发癍。

石膏（一两）　知母（四钱）　甘草（三钱）　玄参（三钱）　犀角（二钱）　白粳米（一合）

清水八杯，煮取三杯，日三服，渣再煮一钟，夜一服。

人参白虎汤　即白虎加人参汤，伤寒论方。

石膏（一斤）　知母（六两）　甘草（二两炙）　粳米（六合）　人参（三两）

清水一斗，煮米熟汤成，去滓，温服一升，每日三次。

余无言曰：丹波氏疑升麻鳖甲汤，不能治阴阳毒，见识极其高超，附方化癥汤等方，乃为对证之药，盖热病至此，所谓腐败性热是也，除增液清热毒外，别无良法，若大胆用之，恰如其分，多有生者，至西医并无特效疗法，只对证疗法而已，热甚头痛，则加以冰囊，咽喉疼痛，则缠以冷湿布，或与以少量之腦克妥弗林，（*Lactophenin*）安替派林，（*Antipyrin*）斐那摄汀（*Phenacetin*）等，并谓以上之退热剂，非至万不得已时，不能用之，其他疼痛不眠，则用吗啡（*Morphin*）阿片，（*Opium*）及缬草剂等，平心而论，中医之治法，实得其真理，至退热剂用于热性病初起可耳，若至病毒传里，不但丝毫无益，反耗津液矣，除增液外。

别无良法，此时最好注射大量葡萄糖溶液，以冀增加血中之水分，津液充足，则热自可退，毒自难留，再内服中药，则十中可愈六七也，最近出世之氯霉素，*Chloromycetine*及金霉素，（*Aureomycin*）内服颇为有效。

阴阳毒病证方治表 （第五表）

阳毒	面赤斑斑如锦纹，唾脓血，咽喉痛	升麻鳖甲汤方
阴毒	面目青，身痛如被杖，咽喉痛	升麻鳖甲汤去雄黄蜀椒方

阴阳毒病证方治表 （第六表）

阳毒附方	阳毒面赤，狂言发斑，烦躁，腰背疼，脉浮，喉痛，下利脓血。	准绳阳毒升麻汤方
	温病发癍	条辨化癍汤方
	发热烦躁口渴，自汗发癍	伤寒人参白虎汤方

第五篇　风湿痹病（偻麻质斯）

第二六条　太阳病，关节疼痛而烦，脉沉而细者，此名湿痹（玉函作中湿）湿痹之候，小便不利，大便反快，但当利其小便。

尤在泾曰：湿之感人，亦如风寒之先在太阳，风脉浮，寒脉紧，而湿脉则沉而细，湿性濡滞，而气重着，故名曰痹，痹者、闭也，必先有内湿，而后感外湿，必其人平日脾不健运，而湿动于中，由是气化不速，而湿侵于外，外内合邪，为关节疼烦，为小便不利，大便反快，治之者，必先逐内湿，而后可以除外湿，故因当利其小便，东垣亦云，"治湿不利小便，非其治也，"然此为脉沉、而小便不利者、设耳，若风寒在表，与湿相搏，脉浮恶风，身重疼痛者，则必以麻黄白术、薏苡杏仁、桂枝附子等，发其汗为宜矣。

金鉴曰：太阳病，一身关节烦疼，若脉浮细者，湿在外也，当汗之，小便不利，大便反快，脉沉细者，湿在内也，当利之，今湿气淫于内外，故关节烦疼，著而不行，小便不利，大便反快，此名湿痹，虽有身痛，其脉不浮细，故不可发汗，今脉沉细，故但当利小便，若小便利，濡泻止，痹不愈，身仍疼痛，汗之可也。

活人书曰：若小便不利，大便反快，当利其小便，宜甘草附子汤，及五苓散，至真要大论云，治湿之法，不利小便，非其治也。

第二七条 湿家之为病，一身尽疼，发热，身色如熏黄也。

金鉴曰：湿家谓湿病之人，湿之为病，或因外受湿气，则一身尽痛，或因内生湿病，则发热身黄，若内外同病，则一身尽痛，发热，身色如熏黄也，湿家之身痛发黄，不似伤寒之身痛发黄者，以无六经之形证也。

余无言曰：湿痹之证，而兼发黄，此又一病型也，然与伤寒阳明病之发黄，究有何分别乎，即伤寒阳明病之发黄，无一身尽疼之证，而本条之证有之，故仍作湿痹论也，身疼发热，由湿郁而来，故但当利其湿，使从小便出，则身疼发热自去，伤寒论曰："小便利者，不能发黄，"是小便不利，正发黄之一主因也，钱璜谓本条之熏黄为阴黄，大误，盖本条之证，明有发热，不得以阴黄目之也，至发黄之原理，实为胆汁不下，逆行入血所致，详拙著伤寒新义阳明篇，宜参看之。

第二八条 湿家病，身疼发热，面黄而喘，头痛鼻塞而烦，其脉大，自能饮食，腹中和无病，病在头中寒湿，故鼻塞内药鼻中则愈。

尤在泾曰：寒湿在上，则清阳被郁，身疼头痛鼻塞者，湿上甚也，发热面黄烦喘者，热上郁也，而脉大则非沉细之比，腹和无病，则非小便不利、大便则反快、之比，是其病不在腹中而在头，疗之者、宜但治其头，而毋犯其腹，内药鼻中，如瓜蒂散之属，使黄水出，则寒湿去而愈，不必服药以伤其和也。

魏荔彤曰：瓜蒂散方，用瓜蒂一味，为细末，吹鼻中。

余无言曰：诸家于本条用瓜蒂散，吹入鼻中，各作曲解，尤氏之说近是，不知瓜蒂一物，内服则取吐，入鼻则取嚏，盖取吐取嚏，均有发汗之义寓焉，故取吐之人，身必有汗，而取嚏之人，亦能开泄鼻道及汗窍也，余意此为湿家之重伤风证，故有头痛身痛，鼻塞而烦，面黄而喘之证，病全在表，故腹中和而无病，头部尤重，因发急性鼻黏膜炎，其分泌物独多，故泗涕壅塞鼻道，以致不通，而头昏脑涨，然病势总属轻浅，只需瓜蒂作散，吹入鼻中，时时取嚏，则鼻道通畅，毛窍顿开，迫邪外出，则病自可愈，或者谓此为流行性感冒，失之远矣。

第二九条　湿家，其人但头汗出，背强，欲得被覆向火，若下之早，则哕，胸满，小便不利，舌上如胎者，以丹田有热，胸中有寒，渴欲得水，而不能饮，则口燥心烦也。

金鉴曰：湿家头汗出者，乃上湿下热，蒸发而使然，非阳明内实之热，蒸而上越之汗也，背强者，乃湿家重着之强，非风湿拘急之强也，欲被覆向火者，乃一时湿盛生寒，非伤寒之恶寒也，若误为阳明湿热上越之头汗，而遂下之，则湿从寒化，即乘虚入于上，则肺气逆而胸满，入于中，则胃不和而为哕，入于下，则膀胱气化不行，为小便不利，舌上白滑如胎者，盖以误下热陷，丹田有热也，寒聚于上，胸中有寒也，所以渴欲得水，而不能饮，由下有热而口生烦躁，由上有寒而不化津液，虽口渴舌干，而不能多饮也。

钱璜曰：仲景虽不立治法，然以理推之，下文之桂枝附子汤，即其治也，前人拟小陷胸汤，恐非其治，即五苓散、理中汤，虽近于理，犹未尽善，何也，以但能温中，而不能解外，故必以用桂枝者为妥也。

丹波元简曰：胸上有寒，丹田有热，诸注欠详，第程钱二氏，义似稍通，然犹未清晰，因考此寒热两字互误，伤寒论黄连汤条云，胸中有热，胃中有邪气，邪气、即寒也，方中用干姜桂枝，其义可见耳，他如诸泻心汤乌梅丸之类，悉为上热下冷证，巢源有冷热不调之候云，阳并于上则上热，阴并于下则下冷，而无上冷下热之证，其故何也，盖火性炎上，水性就下，病冷热不调，则热必浮于上，寒必沉于下，是所以无下热上冷之候也，凡误下之证，下焦之阴骤虚，气必上逆，则上焦之阳，反因下而成实，以火气不下行，故为上热下冷之证，此条证亦然，舌上如胎而口燥者，上热之征，渴欲得饮而不能饮者，下冷之验，与厥阴病、心中疼热，饥而不能食，虽有饮食之别，其理则一也，故如此证，亦必非寒热错杂之剂，则难奏效，学者宜致思焉。

余无言曰：诸家于本条，皆在上寒下热、上热下寒、而作辨，然此为不当下而误下之变证，余未曾见过，不欲以无经验之理想，参加意见，惟未下以前首三句之证状，究为何因，应用何药，恐临床遭遇，必较所谓上寒下热，或上热下寒者、为多，是不可以不辨，曰、湿家，其人但头汗出，是湿甚不得外泄，随热上蒸于头，而使然，其人身必无汗，以但头两字知之也，曰背强，此脊髓湿邪顽着而痹之征，同时必小便不利，盖小便苟利，湿邪必不如此之甚也，欲、得被覆向火，是恶寒恶风剧甚之象，必兼风寒之表也，既有表证之无汗恶寒，总得用麻桂之轻剂，以缓解其表，有湿郁之小便不利，总得用白术甘草之振奋脾阳，薏苡附子之温利水湿读者可于诸方中，体会而运用之可耳。

第三〇条 湿家，身烦疼，发热恶寒无汗，可与麻黄加术汤，发其汗为宜，慎不可以火攻之。（发热恶寒无汗句，编者补）

余无言曰：湿家之身体烦疼，恶寒无汗，非用此方不为功，盖身体烦疼恶寒无汗之表证，非麻黄发之不除，素有之湿，非白术健脾不去，慎不可以火攻者，以火灸反又伤津耗液，寒湿愈不得去矣。

麻黄加术汤方

麻黄（三两去节） 桂枝（二两） 甘草（一两炙） 杏仁（七十个去皮尖） 白术（四两）

上五味，以水九升，先煮麻黄，减二升，去上沫，内诸药煮，取二升半，去渣，温服八合，覆取，微似汗。

三因方曰：麻黄白术汤，治寒湿身体烦疼，无汗恶寒发热者。

余无言曰：麻黄本有发汗，利水之两种功效，本方之以麻黄为主，合桂枝则发汗以解表证，合白术则健脾以利水湿。

第三一条 湿家下之额上汗出微喘小便利者死若下利不止者亦死。

金鉴曰：夫误下额汗微喘，若小便不利，是湿家额汗之喘，未可言死也，今小便反利，则知非湿气上溢，乃下脱额汗之喘，故曰死，若下利不止，亦知非湿去之利，乃中脱直下之利，故曰亦死。

曹颖甫曰：湿与水异，水易从小便去，而湿不易去，水清而湿浊也，湿与燥反，燥结者易攻，而湿不易攻，燥易去而湿黏滞也，故下之而湿留上膈，固有胸满小便不利之变，但此犹易为治也，至下后阳气上脱，至于额上汗出如珠，微喘而气咻咻若不续，阴液下脱，而小便反利，或下利不止，疾乃不可为矣，按伤寒阳证，于下法往往慎重者，亦以太阳之传阳明，下燥不胜上湿，恐下后利遂不止也，否则宿食下利脉滑者，犹当用大承气汤，何独于阳明证，而反不轻用乎。

第三二条　病者一身尽疼，发热，日晡所剧者，名风湿，此病伤于汗出当风，或久伤取冷所致也，可与麻黄杏仁薏苡甘草汤。（无汗恶寒者五字，编者补）

金鉴曰：湿家一身尽痛，风湿亦一身尽痛，然湿家痛，则重着不能转侧，风湿痛，则轻掣不可屈伸，此痛之有别者也，湿家潮热，朝暮不分微甚，风湿之热，日晡必然增剧，盖以湿无来去，而风有休作，故名风湿，原其由来，或为汗出当风，或为久伤取冷，相合而致，则麻黄杏仁薏苡甘草汤，发散风湿，可与也、明矣。

尤在泾曰：此亦散寒除湿之法，日晡所剧者，不必泥定肺与阳明，但以湿无来去，而风有休作，故曰、此名风湿，然虽言风，而寒亦在其中，观之下文云，汗出当风，又曰：久伤取冷，意可知矣，盖痉病非风不成，湿痹无寒不作，故以麻黄散寒，薏苡除湿，杏仁利气，助通泄之用，甘草补中，予胜湿之权也。

麻黄杏仁薏苡甘草汤方

麻黄（半两去节）　杏仁（十个）　薏苡仁（半两）　甘草（一两炙）

上锉麻豆大，每服四钱，水盏半，煮八分，去滓，温服，有微汗，避风。

丹波元简曰：此方剂小，而煎法与诸方异，盖后人所改定，外台脚气门所载，却是金匮原方，彼引古今录验云，湿家始得病时，可与薏苡麻黄汤，麻黄四两，去节，甘草二两，炙，薏苡仁半斤，杏仁二两。

上四味，㕮咀，以水五升，煮取二升，分再服，汗出即愈，湿家烦疼，可以甘草麻黄汤，发汗不差，更合，饮家加白术四两，名白术麻黄汤是也，薏苡本经云，治风湿痹，别录云，除筋骨中邪气，本方证、比之于麻黄加术汤证，湿邪滞着较较深，故用此等品。

第三三条　风湿，脉浮，身重汗出，恶寒者，防己黄芪汤主之。

金鉴曰：脉浮，风也，身重、湿也，寒湿则脉沉，风湿则脉浮，若浮而无汗恶风者，为实邪，可与麻黄杏仁薏苡甘草汤汗之，浮而汗出恶风者，为虚邪，故以防己白术以去湿，黄芪甘草以固表，生姜大枣以和营卫也。

防己黄芪汤方

防己（一两） 甘草（半两炙） 白术（七钱半） 黄芪（一两一分）

上剉麻豆大，每抄五一匕生姜四片，大枣一枚，水一盏半，煎八分，去滓温服，良久再服。

加减法 喘者加麻黄半两，胃中不和者加芍药三分，气上冲者加桂枝三分；下有陈寒者加细辛三分，服后当如虫行皮中，从腰下如冰，后坐被上，又以一被绕腰下，温令微汗，差。

丹波元简曰：此方分量煮服法，亦经后人改纂，千金痹门所载，当是金匮原方，千金云，汉防己四两，甘草二两，黄芪五两，生姜白术各三两，大枣十二枚。

上六味，㕮咀，以水六升，煮取三升，分三服，服后生被中欲解，如虫行皮中卧取汗案方后加减法，亦系后人窜入。

第三四条 伤寒八九日，风湿相搏，身体疼烦，不能自转侧，不呕不渴，脉浮虚而涩者，桂枝附子汤主之；若其人大便硬，小便自利者，去桂加白术汤主之。

周扬俊曰：伤寒至八九日，亦云久矣，既不传经，复不入府者，因风湿持之也，所现外症烦痛者，风也，不能转侧者，湿也，不呕不渴者，无里证也，其脉浮虚而涩，正与相应，然后知风湿之邪在肌肉，而不在筋节，故以桂枝解表，附子逐湿，两相缩合，自不能留矣。

桂枝附子汤方

桂枝（四两去皮） 生姜（三两切） 附子（三枚炮去皮破八片） 甘草（二两炙） 大枣（十二枚擘）

上五味，以水六升煮，取二升，去滓，分温三服。

溯源集云，风邪非桂枝不能汗解，寒邪非附子不足以温经，非生姜亦不能宣发，甘草大枣，缓姜附之性，助桂枝而行津液也，此方乃太阳上篇误下之后，脉促胸满微恶寒之桂枝去芍药汤，而加附子，非汗后遂漏不止之桂枝加附子汤也，桂枝附子汤，乃去芍药者，故另立一名，而无加字，桂枝加附子汤，乃不去芍药者，即于桂枝全汤中加入，故多一加字，观仲影立法处方，无不各有深意。

白术附子汤方

白术（二两） 附子（二枚半炮去皮） 甘草（一两炙） 生姜（一两半切） 大枣（六枚）

上五味，以水三升煮，取一升，去滓，分温三服，一服觉身痹，半日许再服，三服都尽，其人如冒状，勿怪，即是术附并走皮中，遂水气，未得除故耳。

溯源集云，即术附汤也，因承上文桂枝附子汤加减，故或作去桂枝加白术汤也，古方术上无白字，故称术附汤，方中用附子二枚，古之附子，乃山野所生，或小于今之种莳者，亦未可为定法，恐是后人传写之误，以愚意度之，当以应用之分两为度，桂枝四两，即宋之一两八分，元则较重于宋，今更重矣，生姜三两，即宋之八钱，附子若用一枚，约重一两二三钱，炮过可得干者三钱半，若分三次服，亦不为过，前人有古方不可治今病之说，皆不知古今斤两不同故也。

第三五条　风湿相搏，骨节疼烦，掣痛不得屈伸，近之则痛剧，汗出，短气，小便不利，恶风不欲去衣，或身微肿者，甘草附子汤主之。

金鉴曰：风湿相搏，身体烦疼，重着不能转侧者，湿胜风也，今掣痛不可屈伸，风胜湿也，掣痛不可屈伸，近之则痛剧，汗出短气，恶风不欲去衣，皆风邪壅盛也，小便不利，湿内蓄也，身微肿者，湿外搏也，以甘草附子汤微汗之，祛风为主，除湿次之也，此上二条皆详风湿之义，以明风湿之治也。

甘草附子汤方

甘草（二两炙）　附子（二枚炮去皮）　白术（二两）　桂枝（四两去皮）

上四味，以水六升，煮取三升，去滓，温服一升，日三服，初服得微汗则解，能食，汗止复烦者，服五合，恐一升多者，宜服六、七合为妙。

金鉴曰：甘草附子汤，即桂枝附子汤去姜枣白术也，去姜枣者，畏过散也，加白术者，燥中湿也，日三服，初服一升不得汗，则能再服一升，若得微汗则解，解则能食，解已彻也，可止再服，若汗出而复烦者，是解未彻，仍当服也，但不可服一升，恐已经汗出而过汗也，服五合可也，如不解，再服六七合为妙，似此服法，总是示人不可尽剂之意，学者宜详求之。

余无言曰：此上两条，亦载伤寒论中，因属风湿合病，故两收之，所谓骨节烦疼，不得屈伸，或身微肿，认证最易，本章采集诸家学说，而拙著伤寒论新义中，则为余自注，宜参看该书第一五四，及一五五条。

第三六条　风湿相搏，一身尽疼痛，法当汗出而解，值天阴雨不止，医云此可发汗，汗之病不愈者，何也？盖发其汗，汗大出者，但风气去，湿气在，是故不愈也，若治风湿者发其汗，但微微似欲出汗者，风湿俱去也。

尤在泾曰：风无形而湿有形，风气迅而湿气滞，值此雨淫湿胜之时，自有风易却、而湿难除之势，而又发之速、而驱之过，宜其风去、而湿不与俱去也，故欲湿之去者，但使阳气内蒸，而不骤泄，肌肉关节之间，充满流行，而湿邪自无地可容矣，此发其汗，但微微似欲汗出之旨欤。

徐彬曰：此言风湿当汗解，而不可过也，谓风湿相搏疼痛，原当汗解，值天阴雨，则湿更盛，可汗无疑，而不愈何故，盖风性急，可聚驱，湿性滞，当渐解，汗大出则骤，风去而湿不去，故不愈，若发之微，则出之缓，缓则风湿均去矣，然则湿在人身，黏滞难去，骤汗且不可，而况骤下乎，故前章曰：下之死，此但云，不愈，见用法不当，而非误下比也。

余无言曰：以上均属风湿痹症，但自有差别，第二六条第二九条、第三〇条，皆言湿证，但第二七条，为湿热发黄证，第二九条，为湿病上热下寒之证，第二八条，为伤风夹湿证，与湿痹本证，又各不同，第三二条至第三六条，为风湿证，察其证状，湿痹证与风湿痹证，颇相类似，如关节疼烦，一身尽痛，恶风恶寒，发热身重，小便不利，两者皆有之，究将何法以区别之乎，盖一为湿痹，一为风湿合痹，湿痹之脉，多沉而细，风湿之脉，多浮而涩，湿痹之痛，多顽着，风湿痹之痛，多走窜，湿痹之发热较微，风湿痹之发热必甚，湿痹发热，无间朝暮，风湿痹发热，日晡尤剧，湿痹之治，重在利水，风湿之治，重在微汗，而兼利水，前举诸方，于利水发汗，温经燥湿，已略示梗概，示人取法矣，然述证有混同之点，用药有疑似之嫌，不若西医书中分别之清晰，兹举之如次，以备参考。

风湿痹痛，西医则称为偻麻质斯，（*Rheumatisus*）分关节偻麻质斯，及筋肉偻麻质斯、之两种，而又各有急性及慢性之两种，（一）急性关节偻麻质斯，始则恶寒发热，继则关节肿痛，食欲不振，口干作渴，体温在三十九度左右，关节肿痛，与发热俱至，以肩肘股膝手足为最多，（图五）脊椎关节亦每犯之，或有自手足指趾之关节向上移行，或左右上下关节迁徙无定，（二）慢性关节偻麻质斯，有由急性者转变而成，有由其他传染病所起类风痹疾患转变而成，或由初起即为慢性者，如常冒风寒，犯雨雪，居处卑湿之人，多见之，无甚热候，关节稍稍肿胀，与轻度压痛，关节腔内，蓄有浆液，触之生假性波动，牵延日久，起居遂失自由，偃卧床第，几于萎废矣，（三）急性肌肉偻麻质斯，肌肉以突然作痛，如裂如刺，压之则痛楚不堪，稍起肿胀，甚至腱及腱膜，亦起疼痛，此种疼痛，不限四肢，胸背头项腰臀，皆可发生，亦多由感冒而来，且有热候，（四）慢性肌肉偻麻质斯，前举诸证，一切轻微，常于气候变迁，季节交替之时发现，缠绵不易疗治，西医治疗之法，亦略如中医，即用一般发汗退热之剂，缓缓取汗，则病自可愈，若取大汗，则每有心脏衰弱之险，最常用者，急性证、为水杨酸剂，慢性证、则为钾碘剂，如水杨酸钠，（*Natrium Salioylicum*）阿司必林，（*Aspirin*）沙罗耳（*Sarol*）安替派林，（*Antipyrin*）沙利派林，（*Salipyrin*）飞那西汀，（*Phenacetin*）钾碘（*Kalium Jodatum*）等均有效力，惟服法之宜注意者，即不论何种药品，均宜一日三四次，按量分服，使皮肤缓缓有汗，庶可有痊愈之望也，否则药量太重，汗出过多，则必有心脏衰弱之危险，不可不慎，又金盐类药物，如*Sodi gold thiosulfate Solgral-B*肌肉注射，谓于关节炎有效云。

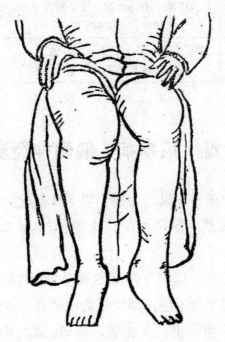

第五图　风湿发于膝踝关节肿痛之状

风湿痹证方治表 （第七表）

头中寒湿	身疼发热，面黄而喘，头痛鼻塞而烦	补瓜蒂散方
无汗风湿痹	身烦痛，寒热无汗	麻黄加术汤方
日晡发热风湿痹	汗出当风，久伤取冷一身疼，无汗，日晡热剧	麻黄杏仁薏苡甘草汤方
有汗风湿痹	风湿，脉浮，身重，汗出恶寒	防己黄芪汤方
脉虚涩风湿痹	风湿相搏，身体痛烦不能转侧，脉浮虚涩。 风湿相搏，大便坚，小便自利	桂枝附子汤方 白术附子汤方
微仲风湿痹	骨节疼烦，不得屈伸，汗出短气溲涩，身微肿	甘草附子汤方
风湿痹死候	误下或大下后，额上汗出，微喘，小便利或下利不止	不治

第六篇　风痹病（偏侧神经麻痹）

第三七条　夫风之为病，当半身不遂，或但臂不遂者，此为风痹　脉微而数，中风使然。（风痹之风字，编者补）

余无言曰：诸家于本条注解，类多错误，约有二点，金鉴谓半身不遂，即经所谓偏枯也，但臂不遂，非中风也，即痹病也，而沈明宗亦曰：此分中风与痹也，是金鉴及沈氏以风痹为两证，明矣，须知痹者、麻木不仁之谓，本条之证，旧说谓、因中风邪而痹，故曰风痹，犹之前第二六条因中湿而痹者，名曰湿痹，其意正同，故于此为痹句中，加一风字，以正其误，且后文第六二条曰：血痹外证，身体不仁，如风痹状，细考金匮他篇，全无风痹之文，因知此为痹句，必系此为风痹之误也，本条原文在中风历节门中，以至后人多以此偏枯之半身不遂，由脑出血之真中风而来，或谓半身不遂，为真中风之贻后病，须知本条只言半身不遂，或但臂不遂，其病之前驱证，皮肤往往有蚁行之感，一旦发病，则忽然瘫倒于地，立觉半身不遂，或但一臂不遂，然此发病之诱因，多因暴饮忿怒或忧虑而来，虽口舌不和，但神识清明，与猝然跌倒不省人事，四肢不收，痰涎涌盛，不能语言之真中风，截然不同，诸家以此风痹为真中风，固误，以此为真中风之贻后病，亦大误也。

考之西说，吾人能运动，有知觉，皆神经作用为之，故有运动神经，专司运动，有知觉神经，专司知觉，一旦半侧神经，麻痹而失其作用，即成半身不遂，一肢之神经，失其作用，即成一臂不举，犹之巨厦之中，损坏一部分电线，或一根电线，故神经枯萎，失其作用也，此半身不遂之证，中西医均无特效方剂，只好施行对症疗法，电疗亦不尽可恃，往往缠绵难愈，延至一年以上，而终至于死者，故仲圣独未立治法，使人叹息而已。

巢氏病源曰：半身不遂者，脾胃气弱，血气偏虚，为邪所乘故也，脾胃为水谷之海，水谷之精，化为气血，润养身体，脾胃既弱，水谷之精，润养不周，致血气偏虚，而为邪风所侵，故半身不遂也，诊其脉，寸口必沉细，苦悲伤，不乐，恶闻人声，少气，时汗出，臂偏不举，又寸口偏绝者，则不随其两手，尽绝者，不可疗。

赵以德曰：半身不遂者，偏风所中也，但臂不遂者，风邪上受也，风之所客，凝涩营卫，经脉不行，分肉筋骨俱不利，故曰、此为痹，卫者，水谷之悍气，阳也，温分肉，肥腠理，循行脉外，佐其动也，滑利充溢，营者，水谷之精气，阴也，循行脉中，应刻而动，沉动翕徐，今因风着为痹，营遂改微，卫遂变数，故脉微数也。

附方

附子散 千金方。

附子（炮） 桂心（各五两） 细辛 防风 人参 干姜（各六两）

上六味，捣下筛，酒服方寸七，日三，稍增之。

医通云，此即内经风论，所谓各入其门户所申者之一证也，千金补金匮之不逮，立附子散，治中风手臂不仁，口面㖞僻，专以开痹舒筋为务也。

第三八条 寸口脉浮而紧，紧则为寒，浮则为虚，寒虚相搏，邪在皮肤，浮者血虚，脉空虚，贼邪不泻，或左或右，邪气反缓，正气即急，正气引邪，喎僻不遂，邪在于络，肌肤不仁，邪在于经，即重不胜，邪入于府，即不识人，邪入于藏，舌即难言，口吐涎。

尤在泾曰：寒虚相搏者，正不足而邪乘之，为风寒初感之诊也，浮为血虚者，气行脉外，而血行脉中，脉浮者，沉不足，为血虚也，血虚则无以充灌皮肤，而络脉空虚，并无以捍御外气，而贼邪不泻，由是或左或右，随其空处而留着矣，邪气反缓，正气即急者，受邪之处，筋脉不用而缓，无邪之处，正气独治而急，缓者为急者所引，则口目为僻，而肢体不遂，是以左喎者，邪反在右，右喎者，邪反在左，然或左或右，则有邪正缓急之殊，而为表为里，亦有经络藏府之别，经云，经脉为里，支而横者为络，络之小者为孙，是则络浅而经深，络小而经大，故络邪病于肌肤，而经邪病连筋骨，甚而入府，又甚而入藏，别邪递深矣，盖神藏于舌，而通于府，府病、则神窒于内，故不识人、诸阴皆连舌本，藏气厥不至舌下，则机息于上，故舌难言，而涎自出也。

附方

侯氏黑散　治大风，四肢繁重，心中恶寒，不足者。

菊花（四十分）　白术（十分）　细辛（三分）　茯苓（三分）　牡蛎（三分）　桔梗（八分）　防风（十分）　人参（三

59

分）矾石（三分）黄芩（五分）当归（三分）干姜（三分）芎䓖（三分）桂枝（三分）

上十四味，杵为散，酒服方寸匕，日一服，初服二十日，温酒调服，禁一切鱼肉大蒜，常宜冷食，六十日止，即药积在腹中不下也，热食即下矣，冷食自能助药力。

沈明宗曰：直侵肌肉脏腑，故为大风，邪困于脾，则四肢繁重，阳气虚而风未化热，则心中恶寒不足，故用参术茯苓健脾，同干姜温中补气，以菊花防风，能驱表里之风，芎䓖宜血养血为助，桂枝导引诸药，而开痹着，以矾石化痰除湿，牡蛎收阴养正，桔梗开提邪气，而使大气得转，风邪得去，黄芩专清风化之热，细辛祛风，而通心肾之气相交，以酒引群药，至周身经络，而为使也。

尤在泾曰：此方亦孙奇等所附，而去风、除热、补虚、下痰之法、具备，以为中风之病，莫不由是数者所致云尔，学者得其意，毋泥其迹可也。

第三九条　寸口脉迟而缓，迟则为寒，缓则为虚；营缓则为亡血，卫缓则为中风，邪气中经，则身痒而隐疹；心气不足，邪气入中，则胸满而短气。

尤在泾曰：迟者、行之不及，缓者、至而无力，不及为寒，而无力为虚也，沉而缓者为营不足，浮而缓者，为卫中风，卫在表，而营在里也，经不足而风入之，血为风动，则身痒而隐疹，心不足而风中之，阳用不布，则胸满而短气，经行肌中，而心处胸间也。

附方

风引汤 除热瘫痫。

大黄　干姜　龙骨（各四两）　桂枝　甘草　牡蛎（各三两）　寒水石　滑石　赤石脂　白石脂　紫石英　石膏（各六两）

上十二味，杵粗筛，以韦囊盛之，取三指撮，井花水三升，煮三沸，温服一升。

尤在泾曰：此下热清热之剂，孙奇以中风多从热起，故特附于此欤，中有姜桂石脂龙蛎者，盖以涩驭泄，以热监寒也，然亦猛剂，用者审之。

防己地黄汤 治病如狂状，妄行，独语不休，无寒热，其脉浮。

防己（一分）　桂枝（三分）　防风（三风）　甘草（一分）

上四味，以酒一杯，渍之一宿，绞取汁，生地黄二斤，咬咀蒸之，如斗米饭久，以铜器盛其汁，更绞地黄汁，和分再服。

尤在泾曰：赵氏云，狂走谵语，身热脉大者，属阳明也，此无寒热，其脉浮者，乃血虚生热，邪并于阳而然，桂枝、防风、防己、甘草，酒浸取汁，用是轻清归之于阳，以散其邪，用生地黄之甘寒，熟蒸使归之于阴，以养血除热，盖药生则散表，熟则补衰，此煎煮法，亦表里法也。

兰台轨范云，此方他药轻，而生地独重，乃治血中之风也，此等法最宜细玩。

头风摩散方

大附子（一枚炮） 盐（等分）

上二味为散，沐了，以方寸匕，已摩疾上，令药力行。

丹波元坚曰：案本草藏器云，盐去皮肤风，此方外台引于金程氏金鉴并为宋人附方是。

风痹病证方治表 （第八表）

风痹	中风，半身不遂或但臂不遂，脉微数	无方
	寸脉浮紧，邪在皮肤，㖞僻不遂，邪在经络，肌肤不仁，体重不胜，邪入府，不识人，邪入藏，舌难言口吐涎	
	寸脉迟缓，亡血，营缓；中风，卫缓；邪中经，身痒隐疹；邪入中，胸满短气	

风痹附方证方治表 （第九表）

风痹方	中风，手臂不仁，口面㖞僻	千金附子散方
	大风，四肢繁重，心中恶寒，阳气不足	侯氏黑散方
	除热瘫痫	风引汤方
	病狂，妄行，独语不休，无寒热其脉浮	防己地黄汤方
	头风	头风摩散方

第七篇　历节风病（又名）痛风（尿酸性关节炎）

第四〇条　寸口脉沉而弱，沉即主骨，弱即主筋，沉即为肾，弱即为肝，汗出入水中，如水伤心，历节痛，黄汗出，故曰历节。

程林曰：圣济总录曰，历节风者，由血气衰弱，为风寒所侵，血气凝涩，不得流通，关节诸筋，无以滋养，正邪相搏，所历之节，悉皆疼痛，或昼静夜发，痛彻骨髓，谓之历节风也，筋骨为肝肾所主，今肝肾并虚，则脉沉弱，风邪乘虚，淫于骨筋之间，致腠理疏而汗易出，汗者、心之液，汗出而入水浴，则水气伤心，又从流于关节交会之处，风与湿相搏，故令历节黄汗、而疼痛也。

尤在泾曰：案后水气篇中云，"黄汗之病，以汗出入水中浴，水从汗孔入，得之，"合观二条，知历节黄汗，为同源异流之病，其瘀郁上焦者，则为黄汗，其并伤筋骨者，则为历节也。

第四一条　盛人脉涩小，短气，自汗出，历节疼，不可屈伸，此皆饮酒汗出当风所致。

魏荔彤曰：盛人者，肥盛而丰厚之人也，外盛者，中必虚，所以肥人多气虚也，气虚必短气，气虚必多汗，汗出而风入筋骨之间，遂见历节疼痛之证矣。

尤在泾曰：缘酒客湿本内积，而汗出当风，则湿复外郁，内外相召，流入关节，故历节痛，不可屈伸也。

第四二条 味酸则伤筋，筋伤则缓，名曰泄，咸则伤骨，骨伤则痿，名曰枯，枯泄相搏，名曰断泄，荣气不通，卫不独行，荣卫俱微，三焦无所御，四属断绝，身体羸瘦，独足肿大，黄汗出，胫冷，假令发热，便为历节也。

金鉴曰：历节之病，属肝肾虚，肝肾不足于内，筋骨不荣于外，客邪始得乘之，而为是病也，究其所以致虚之由，不止一端也，如饮水之味，过伤日久，亦为是病也，味过于酸、则伤肝，肝伤则筋伤，筋伤则缓不收持，名曰泄也，味过于咸、则伤肾，肾伤则骨伤，骨伤则痿不能立，名曰枯也，枯泄相搏，名曰断绝，断绝者，即荣气不通，卫不独行，荣卫俱虚，三焦失所御，四维断绝，身体羸瘦也，若独足肿胫冷，寒胜凝于下也，黄汗自出，湿胜发于中也，假令发热，则属风，便为历节也，病历节者，历节疼痛，不能屈伸也，故主之以乌头汤，通荣行卫，并祛风寒湿之邪也，以蜜制乌头，亦缓毒法耳。

余无言曰：此节西医所谓尿酸性关节炎（*Arthritis nrion*）是也，多发生于富豪社会，肉食过丰之人，酒客亦易致此病，缘膏粱之人，其新陈代谢机能，功力减弱，致尿酸起蓄积作用，不得排泄，乃沉着于关节，及

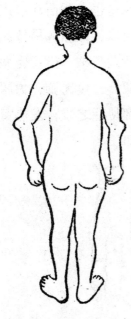

第六图　痛风证发于肘关
节之凸起肿状态

其周围，生发作性及反复性之关
节炎症，以外伤打扑感冒过劳
等，为其诱因，往往于夜间突然
发生，拇趾剧痛，如火之燎，如
油之煎，拇趾及跖趾关节，高度
肿胀强直，皮肤发赤，足背浮
肿，静脉怒张，恶寒发热，疼痛
持续，心悸亢进，胃肠障害，尿
量减少，至翌晨则发汗热减，痛
亦较轻，但至夜间，又复增剧，
或更波及其他大小关节，如趾指
踝膝腕肘，同样发作，（图六及
图七）轻者数日或二一周而痊
愈，重者，或逾数月至数年之
久，而慢性者，关节之变形愈甚，而内藏之障害亦愈
大，而以肾脏为尤，反观中医学说，颇多与西医吻合
者，兹举之如次，中医以历节之病，内应肝肾，故曰沉
即为肾，弱即为肝，旧说以为肾主骨，肝主筋，故本症
之骨节疼痛，以为肾所主也，本症之不可屈伸，以为肝
所主也，而实则肾脏之排泄机能，代谢失职，肝脏之静
脉循环，发生瘀滞，故尿酸不得排泄，而起蓄积作用，
故沉滞于末梢之关节，而渐及于大关节也，中医己早知
其病理，惟未得其病理的解剖耳，至其诱因，亦无不相

合，所谓盛人，即富豪社会膏粱之辈是也，所谓汗出入水，即过劳感冒者是也，所谓饮酒当风，即酒客易致此病是也，所谓缓泄，指肝受病也，所谓萎枯，指肾受病也，营卫俱微，为新陈代谢减弱之源，三焦无御，为尿酸不化沉着之根，足肿胫冷，为局部认症之候，发热黄汗，为全身常见之征，读者不可不知。

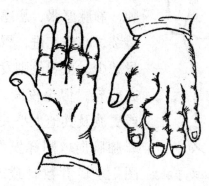

第七图　痛风证发于指关节之凸起状态

第四三条　病历节，疼痛不可屈伸，乌头汤主之。

沈明宗曰：此寒湿历节之方也，经谓风寒湿三气，合而为痹，此风少而寒湿居多，痹于筋脉关节肌肉之间，以故不可屈伸疼痛，即寒气胜者、为痛痹、是也，所以用麻黄通阳出汗散邪，而开痹着，乌头驱寒，而燥风湿，芍药收阴之正，以蜜润燥，兼制乌头之毒，黄芪甘草，固表培中，使痹着开，而病自愈，谓治脚气疼痛者，亦风寒湿邪所致也。

尤在泾曰：此治寒湿历节之正法也，寒湿之邪，非麻黄乌头不能去，而病在筋节，又非如皮毛之邪，可一汗而散者，故以黄芪之补，白芍之收，甘草之缓，牵制二物，俾得深入而去留邪，如卫瓘监钟邓入蜀，使其成功而不及于乱，乃制方之要妙也。

乌头汤方 亦治脚气疼痛，不可屈伸。

麻黄　芍药　黄芪（各三两炙）　甘草（三两炙）　乌头（五枚咬咀以蜜二升煎取一升即出乌头）

上四味，以水三升煮，取一升，去滓，内蜜煎中，更煎之，服七合，不知，尽服之。

张氏医通曰：乌头善走，入肝逐风寒，故筋脉之急者，必以乌头治之，然以蜜煎，取缓其性，使之留连筋骨，以利其屈伸，且蜜之润，又可益血养筋，兼制乌头燥热之毒，千金大枣汤，治历节疼痛，于本方去芍药乌头加子大枣生姜。

第四四条 诸肢节疼痛，身体尪羸，脚肿如脱，头眩短气，温温欲吐者，桂枝芍药知母汤主之。

尤在泾曰：诸肢节疼痛，即历节也，身体尪羸，脚肿如脱，形气不足，而湿热下甚也，头眩短气，温温欲吐，湿热且从下而上冲矣，与脚气冲心之疾颇同，桂枝麻黄防风，散湿于表，芍药知母甘草，除热于中，白术附子，驱湿于下，而用生姜最多，以止呕降逆，为湿热外伤肢节，而复上冲心胃之治法也。

丹波元简曰：历节，即痹论所谓行痹、痛痹、之类，后世呼为痛风，三因直指称白虎历节风是也，盖风寒湿三气杂至，合而所发，痛久则邪盛正弱，身体即尪羸也，痹气下注，则脚肿如脱，上行、则头眩短气，扰胃、则温温欲吐，表里上下皆痹，故其治亦杂糅，桂麻防风，发表行痹，甘草生姜，和胃调中，芍药知母，和阴清热，而附子用知母之半，行阳除寒，白术合于桂麻，则能祛表里之湿，而姜多用，以其辛温，又能使诸药宣行也，与越婢加术附汤，其意略同，沈氏则谓脾胃肝肾俱虚，非也，温温，金鉴改作嗢嗢，不必然。

桂枝芍药知母汤方

桂枝（四两） 芍药（三两） 甘草（二两） 麻黄（二两） 生姜（五两） 白术（五两） 知母（四两） 防（四两） 附子（二两炮二两赵作一枚）

上九味，以水七升煮，取二升，温服七合，日三服。

丹波元简曰：外台古今录验防风汤，主身体四肢，节解，疼痛如随脱肿，案之皮急，头眩短气，温温闷乱如欲吐，即本方、去麻黄，千金防风汤，主疗与外台同，于本方、无麻黄附子，有半夏杏仁芎劳。

余无言曰：西医于本症之治法，内服药，有二点：一、微汗消炎；二、溶解尿酸。外治法，亦有二点：一、镇止疼痛；二、消炎散肿。内服药，如阿司必林、安替派林（*Antipyrin*）亚佗方（*Atophan*）水杨酸钠、匹陪那金（*Piperzin*）科耳希酒（*Vinum Colchici*）外治剂、如玛琲（*Morphine*）之注射，及仇希焦耳（*Ichthyoli*）莨菪膏（*Extractuni Scopoliae*）之涂布，均有良好之效果，此外用秋水仙素（*Colchiain*）内服，有时极有效，而镭锭放射体，（*Radium-emission*）亦能分解尿酸云。

附方

续命汤 古今录验方，治中风、痱，身体不能自收，口不能言，冒昧不知痛处，或拘急不得转侧。

麻黄　桂枝　当归　人参　石膏　干姜　甘草（各三两）　芎䓖（一两五钱）　杏仁（四十枚）

上九味，以水一斗，煮取四升，温服一升，当小汗，薄覆脊，凭几坐，汗出则愈，不汗更服，无所禁，勿当风，并治但伏不得卧，欬逆上气，面目浮肿。

沈明宗曰：灵枢云，痱之为病，身无痛者，四肢不收，智乱不甚，其言微，甚则不能言，不可治，故后人仿此而出方也。

尤在泾曰：痱者、废也，精神不持，筋骨不用，非特邪气之扰，亦真气之衰也，桂枝麻黄，所以散邪，人参当归，所以养正，石膏合杏仁，助散邪之力，甘草合干姜，为复气之需，乃攻补兼行之法也。

三黄汤 千金方，治中风手足拘急，百节疼痛，烦热心乱，恶寒，经日不欲饮食。

麻黄（五分）　独活（四分）　细辛（二分）　黄芪（二分）　黄芩（三分）

上五味，以水六升，煮取二升，分温三服，一服小汗，二服大汗，心热、加大黄二分，腹满、加枳实一枚，气逆、加人参三分，悸、加牡蛎三分，渴、加栝蒌根三分，先有寒、加附子一枚。

魏荔彤曰：亦为中风正治，而少为变通者也，以独活代桂枝，为风入之深者、设也，以细辛代干姜，为邪入于经者、设也，以黄芪补虚，以熄风也，以黄芩代石膏清热，为湿郁于下、热甚于上者、设也，心热、加大黄，以泄热也，腹满、加枳实，以开郁行气也，气逆、加人参，以补中益胃也，悸、加牡蛎，防水邪也，渴、加栝蒌根，以肃肺生津除热也，大约为虚而有热者言治也，先有寒，即素有寒也，素有寒，别无热可知，纵有热，亦内真寒外假热而已，云加附子，则方中之黄芩，亦应斟酌矣，此又为虚而有寒者、言治也。

术附汤　近效方，治风虚、头重眩，苦极，不知食味，暖肌补中，益精气。

白术（二两）　附子（一枚半泡去皮）　甘草（一两炙）

上三味剉每五钱七，姜五片，枣一枚，水盏半，煎七分，去滓温服。

徐彬曰：肾气空虚，风邪乘之，漫无出路，风挟肾中浊阴之气，厥逆上攻，致头中眩苦至极，兼以胃气亦虚，不知食味，此非轻扬风剂可愈，故用附子暖其肾藏，白术甘草暖其脾藏，脾肾既暖，阳和之气，可以立复，而浊阴之气，不驱自下矣。

丹波元简曰：外台头风眩门，所载近效白术附子汤，有桂枝而无生姜大枣，右四味、切，以水六升，煮取三升，分为三服，日三，初服得微汗，即解，能食复烦者，将服五合以上愈，此本仲景伤寒论方，即是甘草附子汤方也，而此所载，去桂加术附子汤，且煎法及分两，宋人所改，不知何以差谬如此，盖孙奇等失之不检也。

八味丸　崔氏方，治脚气上入，少腹不仁。

干地黄（八两）　山茱萸　薯蓣（各四两）　泽泻　茯苓　牡丹皮（各三两）　桂枝　附子（炮各一两）

上八味，末之，炼蜜和丸，梧子大，酒下十五丸，日再服。

尤在泾曰：肾之脉起于足，而入于腹，肾气不治，湿寒之气随经上入，聚于少腹，为之不仁，是非驱湿散寒之剂所可治者，须以肾气丸补肾中之气，以为生阳化湿之用也。

越婢加术汤　千金方，治肉极，热则身体津脱，腠理开，汗大泄，厉风气，下焦脚弱。

麻黄（六两）　石膏（半斤）　生姜（二两）　甘草（二两）　白术（四两）　大枣（十五枚）

上六味，以水六升，先煮麻黄，去上沫，内诸药，煮取三升，分温三服，恶风加附子一枚，炮。

丹波云简曰：千金脚气门所载，越婢汤有附子，故外台肉极门，引千金，亦有附子，煎法后云，一名起脾汤，而脚气门越婢汤方后注云，此仲景方，本云越婢加术汤，又无附子，胡洽云，若恶风者，加附子一枚，多冷痰者，加白术，盖孙奇等，彼是凑合所录，故与外台有少异焉。

矾石汤 治脚气冲心。

矾石（三两）

上一味，以浆水一斗五升，煎三五沸，浸脚良。

尤在泾曰：脚风之病，湿伤于下，而气冲于上，矾石、味酸涩，性燥，能却水、收湿、解毒，毒解湿收，上冲自止。

丹波元简曰：千金论脚气云，魏周之代，盖无此疾，所以姚公集验，殊不殷勤，徐王撰录，未以为意，外台苏长史云，晋宋以前，名为缓风，古来无脚气名，由此观之，此方亦是宋以前人所附，非仲景原方明矣，程云凡仲景方经，证在前而方在后，未有方在前而证在后者、固然。

历节风病证方治表 （第十表）

汗出入水历节	寸脉沉弱，水伤心，历节痛	乌头汤方
酒汗当风历节	体肥胖，脉涩小，短气自汗出，历节痛难屈伸	
黄汗足肿历节	三焦无御，四属断绝，体羸，足肿大，黄汗出，胫冷发热	
尪羸脚肿历节	肢节痛，体尪羸，脚肿如脱，头眩，短气，温温欲吐	桂枝芍药知母汤方

历节类病附方证治表 （第十一表）

历节风类方	中风，痱肢不收，口难言，胃昧，不知痛处，拘急难转侧	古今录验续命汤方
	中风，手足拘急，百节痛，寒热，心烦不欲饮食	千金三黄汤方
	风虚，头重眩，苦不知食味	近效术附汤方
	脚气，上入少腹不仁	崔氏八味丸方
	肉极热，腠理开，汗大泄，身体津脱脚弱	千金越婢加术汤方
	脚气冲心	矾石汤方

第八篇　中暍（又名）中暑（日射病或热射病）

　　第四五条　太阳中暍，发热恶寒，身重而疼痛，其脉弦细芤迟，小便已，洒洒然毛耸，手足逆冷，小有劳,身即热,口开,前板齿燥,若发其汗,则其恶寒甚;加温针,则发热甚;数下之,则淋甚。

程林曰:内经云,先夏至为病温,后夏至为病暑,又曰热病者,皆伤寒之类也,以其太阳受病,与伤寒相似,亦令发热恶寒,身重而疼痛也,内经曰:寒伤形,热伤气,气伤则气消,而脉虚弱,所以弦细芤迟也,小便已毛耸者,阳气内陷,不能卫外,手足亦逆冷也,劳动则扰乎阳,故小劳身即热也,内经曰:因于暑汗,烦则喘喝,故热甚,则口开,口开,则前板齿燥也,发汗虚其阳,则恶寒甚,温针动火邪,则发热甚,下之亡津液,则淋甚也。

喻嘉言曰:夏月人身之肠以汗而外泄,人身之阴,以热而内耗,阴阳两俱不足,仲景于中暍,禁汗下温针,汗则伤其阳,下则伤其阴,温针则引火热内攻,故禁之也,而其用药,但取甘寒,生津保肺,固阳益阴、为治,此等关系最巨。

伤寒选录曰:徐氏曰:此条无治法,东垣以清暑益气汤主之,所谓发千古之秘也,案医垒元戎黄芪汤,治中暍,脉弦细芤迟,人参、白术、黄芪甘草、茯苓、芍药、生姜各等分,正为此条证、设,东垣方,有黄柏,专治长夏湿热之证,与本条之证自别。

第四六条 太阳中热者,暍是也,汗出恶寒,身热而渴,白虎加人参汤主之。

金鉴曰：汗出恶寒，身热而渴，颇似太阳温热之病，但温热无恶寒，以热从里生，故虽汗出，而不恶寒也，中暍暑邪由表而入，故汗出恶寒也，究之于渴，温热之渴，初病不过欲饮，中暍之渴，初病即大引饮也，用白虎加人参汤主之者，盖以益津气为主，而清暑热次之也。

李彣曰：热伤气，气泄、则汗出，气虚、则恶寒，热蒸肌腠、则身热，热伤津液、则作渴，此恶寒身热，与伤寒相类，然所异者，伤寒初起，无汗不渴，中暍初起，即汗出而渴也。

溯源集曰：暍者，盛夏暑热中之邪气也，此条先言本证之情形如此，而以中热两字，通解暍字之义，即内经热论所谓病暑也，王肯堂云，中暍、中暑、中热，名虽不同，实一病也，谓之暍者，暑热当令之时，其气因暑为邪耳，非即夏月暑热当令之正气也，即热论所谓后夏至日者，为病暑，是也，暍乃暑热之邪，其气本热，不待入里，故中人即渴也，暍为夏至以后之病，阳极阴生之后，阴气已长，当暑汗大出之时，腠理开张，卫阳空疏，表气已虚，不能胜受外气，故汗出恶寒也，是热邪乘腠理之虚，而为暍证也，故以白虎加人参汤主之，即用石膏以治时令暑热之邪，又加人参以补汗出之表虚，添津液、而治燥渴也。

丹波元简曰：淮南人间训云，夫病温而强之食，病暍而饮之寒，此众人之所以为养也，可见古、温暍对言也，而说文，暍、伤暑也，玉篇中热也，以此推之，中暍之中字，似赘，然而先贤立命，必有令人不可思议者，宜置而不论焉。

白虎加人参汤方

知母（六两）　石膏（一斤碎太阳上篇中有绵裹二字诸本同）　甘草（二两太阳上篇有炙字诸本同）　粳米（六合）　人参（三两）

上五味，以水一斗，煮米熟汤成，去滓，温服一升，日三服。

程林曰：表有热者，散以石膏之辛寒，里有热者，降以知母之甘苦，热则气伤，人参用以生津而益气，石膏过于寒凉，甘草粳米之甘，用以和胃补中，共除中热，而解表里。

丹波元简曰：直指方竹叶石膏汤，治伏暑内外热炽，烦躁大渴，正与本条用白虎之证同。

第四七条　太阳中暍，身热疼重，而脉微弱，此以夏月伤冷水，水行皮中所致也，一物瓜蒂汤主之。

金鉴曰：太阳中暍之证，身热而倦者，暑也，身热疼重者，湿也，脉微弱者，暑伤气也，以此证脉揆之，乃因夏月中暑之人，暴贪风凉，过饮冷水，水气遂输行于皮中，不得泻所致也，此时即以香薷饮、大顺散、汗之可立愈矣，若稍迟缓，水气既不得外泄，势必内攻于中，而作喘肿胀矣，喘、则以葶苈大枣汤泻之，肿胀、则以瓜蒂一物汤下之可也。

周扬俊曰：无形之热伤其肺，则用白虎加人参汤，有形之水伤其肺，则用一物瓜蒂汤，各有所主也。

李彣曰：中暍、邪在表，故身热，伤冷水，故身疼，中暑伤气，气虚故脉微弱也，瓜蒂治身面四肢浮肿，散皮肤中水气，苦以泄之也。

溯源集曰：王肯堂曰，瓜蒂一物散，或曰五苓散，愚窃以理推之，若暑邪盛而表证甚者，当以瓜蒂之苦寒，上涌下泄，使水去而表邪亦去，以因吐得汗，有发散之义故也，若身热微而表证少，但脉微弱而疼重，水行皮中者，则水寒较胜，自当用五苓散，使从水道气化而出可也。

一物瓜蒂汤方

瓜蒂（二十七筒赵本七作十）

上剉，以水一升煮，取五合，去滓，顿服。

程林曰：本草云，瓜蒂味苦寒，主大水、身面四肢浮肿，用之散皮肤水气，苦寒又可胜热。

余无言曰：本证、西医名曰日射病，（*Sonnenstich*），一名热射病，其证头痛眩晕、卒倒、体温升腾、脉搏细小等，大约患此病者，多为睡眠不足，及饥渴之时，奔走于烈日之下，为阳光所射而发生，其血行、呈刺激性之加速，使脑部一时充血，故猝发本病，西医列之于脑髓疾患中，盖有由也，大凡人至夏令，经脉缓纵，皮毛疏泄，无事家居之人，尚且时时有汗，况奔走于烈日之下之人，其汗不更多乎，汗多者则表必虚，再加过时未得饮食，里气尤为虚甚，所以一遇强烈之日光，便成中热之病，因中热而发热，因表虚而恶寒身重疼痛，是肌肉邪充，弦细芤迟，是脉管血少，便已毛耸，手足逆冷，总是阳虚，有劳身汗，口开齿燥，均是邪盛，当此之时，发汗便是追虚，温针便是逐实，焉得不恶寒发热，更甚于前乎，至下之而淋甚者，因里非热实，反因下后之虚，而淋漓不能自已也，次条汗出恶寒身热而渴之证，而用白虎加人参汤者，以白虎清热润燥，以人参益气生津也，次条身热疼重，而脉微弱，兼伤水湿之证，而用瓜蒂汤者，盖或吐或泄，寓发汗于吐法之中，寓祛湿于下法之内耳。

西医于本证之治法，赏用冰囊罨于头部，以低降其血热，移于冷处，投以清凉之饮料，或灌以冷水，与中医用白虎汤之意相同，惟用于表里俱热，索饮冷水者斯可耳，然究不若白虎加人参汤之有法度也，倘遇心脏衰弱者，则饮以冷却之麦酒，或葡萄酒，强其心脏，收效甚佳，或注射百分之五之葡萄糖500.cc或用重碳酸钠2.4，氯化钠1.7，氯化钙0.06，溜水1000.0，静脉注射其效亦佳，此又中医他山之助也。

中暍证方治表 （第十二表）

热渴中暍	寒热，身重痛，脉弦细芤迟，小便已，毛耸手足冷，劳动即热，口开，前板齿燥，若汗出，恶寒身热而渴者	补清暑益气汤 白虎加人参汤方 补黄芪汤
伤水中暍	证状如前，身热痛重，脉微弱，夏月伤水者	一物瓜蒂汤方

第九篇　霍乱病（急性胃肠炎及虎拉）

第四八条　病发热，头痛，身疼，恶寒呕吐而利者，此名霍乱。（此条就原篇第一第二条整理而成）

金鉴曰：头痛身疼，发热恶寒，在表之风寒暑热为病也，呕吐泻痢，在里之生冷为病也，具此证者，名曰霍乱。

余无言曰：霍乱一证，中医有寒热之分，本条、则热霍混是也，至后文四逆汤主治诸证，则寒霍乱，是也，热霍乱，西医称之曰假性霍乱，又名急性胃肠炎，简称吐泻病（*Brehdurchfall*）寒霍乱，西医称之曰真性霍乱，译作虎列拉，（*Cholera*）意即吐泻之谓，中医之分寒热霍乱，西医之分真假霍乱，名称虽异，认证之法，则大体从同，兹特综合言之，上吐下泻，四肢厥冷，脉伏汗出，口干大渴，甚至转筋瘛螺，两证皆相同也，但热霍乱多由饮食物之不洁，及受风寒暑湿而起，其吐泻物，有不消化之饮食物，夹杂其中，吐物则有酸气，有腐气，泻物则有粪臭，有粪色，泻时每每腹痛，四肢虽冷，而身反大热，胸脘之处，热势尤甚，多出热汗，而欲冷饮，甚则欲西瓜雪水，目赤口干，舌燥而色绛，甚则舌起芒刺，症至此时，非白虎汤不救，倘腹痛拒按，并宜增液承气法治之，乃可有望，至于寒霍乱则反是，多由特种之霍乱杆菌而起，（图八）吐泻物中，不夹不消化之饮食物，吐泻者、皆属稀水，且如米泔汁状，毫无粪色及粪臭，一望而知，腹亦不痛，体温低降，周身发冷，故亦多出冷汗，欲饮热汤，虽沸水烫破口中黏膜，病者尤以为不沸也，舌苔白滑，毫无燥象，症至此时，非四逆诸方，不能挽回于万一，若再进、而两目无光，六脉沉绝，呃逆昏沉，虽卢扁复生，亦无功矣。

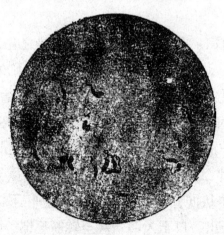

第八图

第四九条 霍乱，本自吐下，若吐痢止而身痛不休，复更发热者，当消息和解其外，宜桂枝汤小和之。（此条就原文第二第六条组成之）

沈明宗曰：吐利已止，复更发热，乃里气和、而表邪未解、当从解表之法，或无表证，但有腹痛吐利，此为里邪未解，当以和里为主。

成无已曰：吐痢止，里和也，身痛不休，表未解也，与桂枝汤小和之，外台云，里和、表病，汗之则愈。

方有执曰：消息，犹斟酌也，小和，言少少与服，不令过度之意也，伤寒直格云，消息，谓损益多少也。

余无言曰：此急性胃肠炎之轻者，胃肠中之滞食，虽因吐泻而尽，但寒暑夹杂之邪，尚有留恋于表者，然大吐大下后，已属津伤，故不能过于解肌发汗，而发热身痛，总属表证，故又不能不取微汗，小和之者，示人以不可孟浪从事也。

第五〇条 霍乱，头痛，发热，身疼痛，热多，欲饮水者，五苓散主之，寒多，不用水者，理中丸主之。

魏荔彤曰：伤寒者，外感病，霍乱者，内伤病也，伤寒之发热头痛，身疼恶寒，风寒在营卫也，霍乱之发热头痛，身疼恶寒，必兼吐下，风寒在胃府也，风寒外邪，何以遽入于胃府，则平日中气虚歉，暴感风寒，透表入里，为病于内，因其为风寒客邪，故发热头痛，身疼恶寒，与伤寒同，因其暴犯胃府，故兼行吐利，与伤寒异，此二为分关之源头也，其所以吐利时不热，利止复热者，则亦因中气虚弱，当吐利行时，邪虽在胃，而气散，热不能发，利止气收，热方发耳，亦异于伤寒之热发在表，无作息时也，既明霍乱致病之由，为病与伤寒之异，而治法、方可就其人之寒热施之，热多者，胃虽虚而自热，多虚热者，吐利行，必大饮水，五苓散主之，导湿、清热、滋干，所必用也，寒多者，胃素虚而且寒，多虚寒者，吐利行，必不用水，理中丸主之，温中、燥湿、补虚，所必用也。

伤寒类方曰：按、霍乱之证，皆由寒热之气不和，阴阳拒格，上下不通，水火不济之所致，五苓所以分其清浊，理中所以壮其阳气，皆中焦之治法也，医史戴良撰吕沧州翁传云，内子王、病伤寒，乃阴隔阳，面赤足踡，而下利，躁扰不得眠，论者有主寒主温之不一，余不能泱，翁以紫雪匮理中丸进，徐以水渍甘草干姜汤饮之、愈，且告之曰：下利足踡，四逆证也，苟用常法，则上焦之热弥甚，今以紫雪折之，徐引辛甘以温里，此热因冷用也，闻者皆叹服。

理中丸方

人参　干姜　甘草（炙）　白术（各三两）

上四味，捣筛，蜜和为丸，如鸡子黄许大，以沸汤数合，和一丸，研碎，温服之，日三四，夜二服;腹中未热，益至三四丸，然不及汤，汤法，以四物依两数切，用水八升，煮取三升，去滓，温服一升，日三服，若脐上筑筑者，肾气动也，去术，加桂四两，吐多者，去术，加生姜三两，下多者，还用术，悸者，加茯苓二两，渴欲得水者，加术，足前，成四两半，腹中痛者，加人参，足前，成四两半，寒者，加干姜，足前，成四两半，腹满者，去术，加附子一枚，服汤后，如食顷，饮热粥一升许，微自温，勿发揭衣被。

方有执曰：理治也，料理之谓，中、里也，里阴之谓，参术之甘，温里也，甘草甘平，和中也，干姜辛热，散寒也。

程林曰：阳之动、始于温，温气得、而谷精运，谷气升而中气胆，故名曰理中，实以变理之功，予中焦之阳也，盖谓阳虚、即中气失守，膻中无发宣之用，六府无洒陈之功，犹如釜薪失焰，故下至清谷，上失滋味，五藏凌夺，诸证所由来也，参术炙草，所以守中州，干姜辛以温中，必假之以燃釜薪，而腾阳气，是以谷入于阴，长气于阳，上输华盖，下摄州都，五脏六腑，皆受气矣，此理中之旨也。

第五一条 既吐且利，小便复利而大汗出，下利清谷，内寒外热，脉微欲绝者，四逆汤主之。

钱璜曰：吐利，则寒邪在里，小便复利，无热可知，而大汗出者，真阳虚衰，而卫气不密，阳虚汗出也，下利清谷，胃寒不能杀谷也，内寒外热，非表邪发热，乃寒盛于里，格阳于外也，阴寒太甚，阳气寝微，故脉微欲绝也，急当挽救真阳，故以四逆汤主之。

余无言曰：本条及以下诸条，皆寒霍乱，亦即西医之真性霍乱是，果非真寒，则不能下利清谷，脉微欲绝也，清谷者，泻下无粪色之清水中，夹有少数不消化谷粒之谓，消化系阳气微矣，内是真寒，外乃假热，除四逆辈恢复真阳，别无妙法，在西医往往因泻下清谷，认为食滞未尽，仍用皮皂水以灌洗其肠，使肠中微而欲绝之阳气，一扫而空，虽欲不亡，其可得乎，至注射大量葡萄糖，或食盐水，以强其心脏，补其血液，于瘈瘲、转筋，每有良效，是又可补中医之不及矣。

第五二条 吐利，汗出，发热恶寒，四肢拘急，手足厥冷者，四逆汤主之。

张志聪曰：吐利汗出，乃中焦津液外泄，发热恶寒，表气虚也，四肢拘急，津液竭也，手足厥冷者，生阳之气，不达于四肢，故主四逆汤，启下焦之生阳，温中焦之脾气。

第五三条 吐已下断，汗出而厥，四肢拘急不解，脉微欲绝者，通脉四逆加猪胆汤主之。

张锡驹曰：吐已下断者，阴阳气血俱虚，水谷津液俱竭，无有可吐而自已，无有可下而自断也，故汗出而厥，四肢拘急之亡阴证，与脉微欲绝之亡阳证，仍然不解，更宜通脉四逆加猪胆汁，启下焦之生阳，而助中焦之津液。

张志聪曰：霍乱之证，至汗出而厥，四肢拘急，脉微欲断，乃惟阴无阳，用四逆汤，不必言矣，又加胆汁人尿者，津液竭、而阴血并虚，不当但助其阳，更当滋益其阴之意。

丹波元简曰：案、志聪锡驹注，本方更加人尿，然原文中无所考，盖据白通加猪胆汁汤，而有此说耳，锡驹曰：每见夏月霍乱之证，四肢厥逆，脉微欲绝，投以理中、四逆，不能取效，反以明矾少许，和凉水服之，而即立愈，亦即胆汁人尿之意，先贤立法，可谓周遍详明矣，霍乱用矾石，原见于华佗危病方，与胆汁人尿，盖其意迥别。

通脉四逆加猪胆汤方

甘草（三两炙）　干姜（三两强人可四两）　附子（大者一枚生去皮破八片）　猪胆汁（半合）

上四味，以水三升煮，取一升二合，去滓，内猪胆汁，分温再服，其脉即来，无猪胆以羊胆代之。

吴仪洛曰：汗出而厥，阳微欲绝，而四肢拘急，全然不解，又兼无血以柔其筋，脉微欲绝，固为阳之欲亡，亦兼阴气亏损，故用通脉四逆以回阳，而加猪胆汁以益阴，庶几将绝之阴，不致为阳药所劫夺也，注家认为阳极虚，阴极盛，故用反佐之法，以通其格拒，误矣。

第五四条 恶寒脉微，而复利，利止，亡血也，四逆加人参汤主之。

成无己曰：恶寒脉微而利者，阳虚阴胜也，利止则津液内竭，故云亡血，金匮玉函曰：水竭则无血，与四逆汤、温经助阳，加人参、生津液益血。

丹波元简曰：案、金鉴曰：利止亡血，如何用大热补药，利止当是利不止，亡血当是亡阳，钱氏亦疑亡血之为亡阳，然徐大椿曰：案、亡阴即为亡血，不必真脱血也，此说似是。

四逆加人参汤方

甘草（二两炙）　附子（一枚生去皮破八片）　干姜（一两半）　人参（一两）

上四味，以水三升煮，取一升二合，去滓，分温再服。

魏荔彤曰：于温中之中，佐以补虚生津之品，凡病后亡血津枯者，皆可用也，不止霍乱也，不止伤寒吐下后也。

徐彬曰：今利虽止，而恶寒脉微如故，则知其非阳回而利止，乃津液内竭，而利止也，故曰亡血，又当加人参，以生津益血矣。

第五五条 吐利发汗，脉平，小烦者，以新虚不胜谷气故也。

魏荔彤曰：吐利发汗后，脉遂就平，病遂差可，此尤为素日胃气有余，而病邪轻微之效也，但余小烦，乃胃气暴为吐下所虚，非素虚乃新虚也，胃既新虚，仍与以旧日之谷数，则谷气多于胃气，所以不胜谷气，而作小烦也，仲景不言治法，盖即损其谷则愈之治，见于大病差后之条矣，故不复赘，此凡病可云然也。

余无言曰：本条吐利发汗止后，而六脉转平，反危为安，只有小烦之象，魏氏谓为即损谷则愈之治，此言得之，设损谷仍不能愈者，以竹叶石膏汤小剂清之，亦得矣。（参看伤寒新义第三六六及三六七条）

然能有此良好结果者，必多为胃肠炎性之假霍乱，而真性霍乱，有此良好结果者，必然较少，盖假霍乱之预后多佳良，而真霍乱之预后多险恶，不可同日而语也，后人不能于寒热虚实，下点功夫，以至辨证不清，每每药石乱投，故后世方书，有谓霍乱之吐泻，方中非用生姜不可，有谓生姜决不可用，入口即死，此即寒热虚实不明之过，盖寒霍乱，于四逆汤中，且用干姜，何生姜之不可用耶，若热霍乱，必用白虎汤及西瓜汁，方为对证，生姜辛温，当然不能用矣，认证方法，已详前注、学者体会之可也，寒霍乱之治，规矩准绳，经文大端已具，毋庸赘言，惟热霍乱之方治太简，必须参酌王孟英之霍乱论方，可收得心应手之妙，兹记验案两则，以备参考。

至友游乐山君，民十七夏，患霍乱吐泻，势颇危殆，群医治之无效，延　先君子奉仙公出诊，先君以年高不能应，命余之外甥张鸿慈往诊，临行嘱曰：证危矣，不容再误，辨明虚实寒热，方之温凉，当用则用，不可顾忌也，鸿慈诊之，脉伏肢冷，两胫转筋，睡卧于地，目赤身热，自汗口干，舌燥而绛，索饮冷水不已，时当六月，鸿慈令先以西瓜汁恣意与饮，为书白虎人参汤，加鲜生地二两，与服，一剂而安。

乡前辈姚山桥公，经方家也，诗画亦俱佳，十年前，治一热霍乱，患者吐泻不已，周身大热如焚，洒然汗出，口渴烦躁，皮肤及两目，红如中酒，姚公令取一长大浴桶，满置冷水，令病者卧于其中，并以西瓜汁灌之，无何，呕泻渐止，冷水中如有热气上蒸之状，半小时后，探手水中，则水已温矣，急为再换冷水一桶，病者仍卧其中，于是烦躁不作，不三小时，而病愈矣，此即伤寒论中，以水渍之灌之之法，辨证清晰，而后用之，其效有不予可思议者。

西医于胃肠炎之治法，亦知由饮食不洁而来，每先用甘汞（*Calomelas*）以泻之，次用阿片（*Opium*）以敛之，于虚脱者，行樟脑油（*Camphor*）之注射，或用食盐水（*Sodii Chloridi*）及葡萄糖（*Glucose*）之注射，每有良效，尤以脉伏肢冷，瘪螺转筋，为有效，至于真霍乱之治法，大概如前，唯对于病人之吐泻物，及室内消毒，尤为注重，盖属霍乱菌为患，不得不如此也，近时有霍乱浆苗，（*Cholera uaccine*）用作预防之免疫剂、其效颇著，至市上通行之十滴水，大抵皆番木鳖酒、樟脑酒番椒酒、生姜酒、白兰地、阿片酒、肉桂油、薄荷油等、所制成，寒霍乱颇为对证，热霍乱中之普通症状，服之尚无大碍，若前举两条之太热证，则不可用矣。

霍乱病证方治表 （第十三表）

热霍乱	发热恶寒，身疼，头痛，呕吐下利，若吐痢止，身痛复发热者	桂枝汤方
	证状如前，头痛身疼，热多，欲饮水者	五苓散方
	吐利，发汗，脉平，小烦者	补竹叶石膏汤方
寒霍乱	证如四八条，头痛，身疼，不欲饮水者	理中丸方
	既吐且利，大汗出，小便利，下利清谷，内寒外热，脉微欲绝者	四逆汤方
	吐利，汗出，发热恶寒,，四肢拘急手足厥冷者	
	吐已下断，汗出而厥，四肢拘急，脉微欲绝者	通脉四逆加猪胆汤方
	恶寒，脉微而复利，利止，亡血者	四逆加人参汤方

第十篇 疟疾（麻拉利亚、间歇热）

第五六条 疟脉自弦，弦数者多热，弦迟者多寒，弦小紧者下之差，弦迟者可温之，弦紧者可发汗、针灸也，弦浮大者可吐之，弦数者风发也，以饮食消息止之。

程林曰：内经曰，痎疟皆生于风，其蓄作有时者，何也，岐伯曰：疟之始发也，先起于毫毛，伸欠乃作，寒栗鼓颔，腰脊俱痛，寒去则内外皆热，渴欲饮水，方其寒，汤火不能温，及其热，冰水不能寒，此阴阳交争，虚实并作，邪舍于营卫之间，风寒之气不常，故休作有时，而作往来寒热也，木郁则发热，热则脉数，此邪气微者，故以饮食消息止之，经曰：五藏病各有所得者愈，五藏病各有所恶，各随其不喜者为病，遂其喜恶而消失之，则疟自止右说如此，后并无汗吐下温针灸之法，去古既远，文多简略，不可考矣。

徐彬曰：疟者，半表里病，而非骤发之外病也，故内经曰：夏伤于暑，秋必痎疟，又曰：在皮肤之内，肠胃之外，唯其半表里，则脉必出于弦，弦属少阳，故曰疟脉自弦，自者，谓感有风寒，而脉唯自弦也，于是脉既有一定之象，而兼数为热，兼迟为寒，此其大纲也。

尤在泾曰：疟者，少阳之邪，弦者、少阳之脉，有是邪、则有是脉也，然疟之舍，因在半表半里之间，而疟之气，则有偏多偏少之异，故其病有热多者，有寒多者，有里多而可下者，有表多而可汗可吐者，有风从热出，而不可以药散者，当各随其脉而施治也，徐氏曰：脉大者为阳，小者为阴，紧虽寒脉，小紧则内入而为阴矣，阴不可从表散，故曰下之愈，迟既为寒，温之无疑，弦紧不沉，为寒脉，而非阴脉，非阴故可发汗针灸也，疟脉既弦，而忽浮大，知邪在高分，高者、引而越之，故可吐，既云、弦数者多热矣，而复申一义云，弦数者风发，见多热不已，必至于热极，热极则生风，而传其热于胃，坐耗津液，此非徒求之药，须以饮食消息，止其炽热，即梨汁蔗浆，生津止渴之属，正内经风淫于内，治以甘寒之旨也。

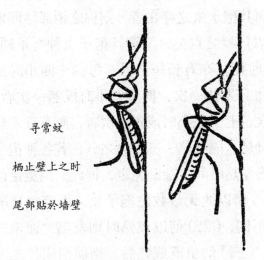

寻常蚊

栖止壁上之时

尾部贴於墙壁

虐蚊

栖止壁上之时

尾部挺起不贴

第九图　疟蚊与寻常蚊

余无言曰：中医所言疟疾之病理，略如上注，盖中医以六淫为万病根本，故所言如是，而西医于每一病证，必研究其病菌，及原虫，有所得，认为系该病之原，无所得，则谓为病原不明，昔意大利、匈牙利、及希腊等、一带之泥沼地区，常流行疟疾，因名之曰泥沼热，谓由湿土蒸气蕴结而成也，故麻拉利亚（Malarin）一语，即为恶空气之意，与中医谓为发于湿气，如出一辙，自拉斐南氏（Laveran）始发现病疟者之血中，有一种孢子虫，此虫入赤血球，则发病云，此系罗斯氏（Ross）格来摄氏（Grassi）壳克氏，（Koch）证明有一种黑色花蚊，名安奴斐利斯（Anopheles）所传播，（图九）于是此种学说，为世界学者所公认，唯有时于病者血中，不能证明其孢子虫之存在者，则称之谓假性间歇热，此已与人以怀疑之点矣，又谓其孢子虫种类不同，（图十）其成熟时期，亦有长短之异，每二十四小时成熟一次者，则每日发热一次，四十八小时成熟一次者，则隔日发热一次，七十二小时成熟一次者，则三日发热一次，故有每日热、隔日热、三日热之分，若各种孢子虫同在血中，则发热时间，杂乱无定，据此，则更足使人怀疑矣，（一）何以此无量数之孢子虫，而有每日隔日三日成熟之不同，（二）何以成熟时则发热，而未成熟时则不发热，（三）幼虫既成熟后，则前期成长之老虫，向何处排泄而去，（四）何以同一疟疾，竟有血中无孢子虫者，而仍能发热，执是以观，疟疾是否系孢子

92

虫为患，尚有可疑，即使是孢子虫为患，而独易流行于卑湿之区，夏秋之际，是与气候有莫大关系，可断言矣，盖流水不腐，户枢不蠹，孢子虫之产生，实又气候为之也，然此说犹难圆也，夏秋有蚊，发疟固所当然，冬春无蚊，而亦有发疟者，果又何故欤。

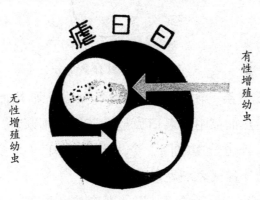

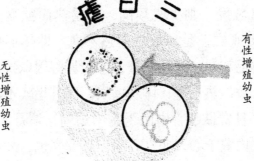

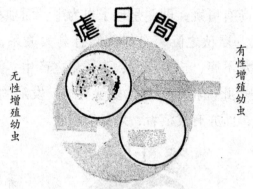

第十图 疟蚊种类

第五七条 阴气孤绝，阳气独发，则热而少气烦冤，手足热而欲呕，名曰瘅疟，若但热不寒者，邪气内藏于心，外舍分肉之间，令人销铄肌肉。（本条照原文略有更动修辞使之顺也）

余无言曰：千金方云，"夫寒者，阴气也，风者，阳气也，先伤于寒，而后伤于风，故先寒而后热也，病以时作，名曰寒疟，先伤于风，而后伤于寒，故先热而后寒，亦以时作，名曰温疟，其但热而不寒者，阴气先绝，阳气独发，则少气烦闷，手足热而欲呕，名曰瘅疟，"由此观之，是瘅疟之但热不寒，即热疟也，人当盛夏，皮毛疏泄，汗孔洞开，感受暑湿因以致病，而其阳独盛，故但热不寒，体若燔炭，因其里实不泄，故烦渴引饮，且常欲呕，中医于胸中烦闷，谓是属之于心，故曰邪气内藏于心，非真心房中有邪气也，外舍分肉之间者，明其邪由毛窍而入也，令人消铄肌肉者，明其邪由暑热所致也，张氏主用白虎，甚当，余意此症由暑热时汗泄过多而得，总以加人参为妥。

张璐玉曰：条下虽未出方治，合用白虎无疑，白虎专于清热，其分肉四肢，内属脾胃，非切于所舍者乎，又泻心肺之火，非救其烦冤少气者乎。

白虎加人参汤　见前阴阳毒附方。

第五八条　温疟者，其脉如平，身无寒但热，骨节疼烦，时呕，白虎加桂枝汤主之。(先热或寒句原作无寒但热误)

余无言曰：本条之错误，即在原文无寒但热一语，如果属无寒，则与前条瘅疟之但热不寒，何所异乎，而主治之白虎汤中，又何以必加桂枝乎，注家不察，因仍错误，不敢更动一字，此所以难索解也，据千金所云，则本条之证，确为先热后寒，且热多寒少，以其先热，故曰白虎，以其后寒，故加一桂枝，然何以知为热多寒少耶，由下条疟多寒者，一语知之也，盖寒疟多寒，则温疟必多热也。

白虎加桂枝汤方
即白虎汤原方加桂枝(三两)

第五九条　疟多寒者，寒后热，名曰牝疟，蜀漆散主之。(先寒后热句编者补牝疟原作牡疟误据千金方改正)

尤在泾曰：疟多寒者，非真寒也，阳气为痰饮所遏，不得外出肌表，而但内伏心间，心、牡藏也，故名牡疟，蜀漆吐疟痰，痰去，则阳伸而寒愈，取云母龙骨者，以蜀漆上越之猛，恐并动心中之神与气也。

丹波元简曰：尤注详备，第牡疟之解，本于喻氏法律，此恐非也，外台引本条云，张仲景伤寒论疟多寒者，名牝疟，吴氏医方考云，牝、阴也，无阳之名，故多寒，名牝疟，此说得之，金鉴云，此言牝疟，其文脱简，内经已详，不复释，今考内经，无牝疟证，亦误，（兰台轨范云似当作牝字诸本皆作牡存考）

蜀漆散方

蜀漆（洗去腥） 云母（烧二日夜） 龙骨（等分）

上三味，杵为散，未发前，以浆水服半钱匕，温疟加蜀漆半分，临发时服一钱七分。

张璐玉曰：此以邪伏阴经，故谓牝疟，金匮方从古，误刊牡疟，即千金之智，略不加察，亦仍其误，而为牡疟，赵以德金匮衍义注，作心为牡藏，不特穿凿，且复支离，曷知邪气内藏于心，则独热无寒，谓之瘅疟，伏藏于肾，则多寒少热，谓之牝疟，浊阴痰涩，深伏幽隐，非用蜀漆和浆水涌吐之法，无以发越阳气，更须龙骨固敛阴津于下，云母升举阳气于上，斯阳从龙起，阴随涌泄，庶胸次得以廓然，蜀漆性专逐湿追痰，称增半分于本方之中，则可以治太阴湿疟，湿为阴邪，纠纽其阳，亦必多寒少热，故此方尤为符合，旧本金匮方后，误作温疟，大谬，详云母龙骨，纯阳之性，决非温疟所宜，以牝为牡，将湿作温，千古未剖之疑团，一旦豁然贯通矣。

第六〇条　病疟，结为症瘕，名曰疟母，急治之宜鳖甲煎丸。（原文病疟下有"以月一日发当十五日愈设不差当月尽解如其不差当云何师曰此"二十八字兹据脉经删之）

尤在泾曰：设更不愈，其邪必假血依痰，结为症瘕，僻处胁下，将成负固不服之势，故宜急治，鳖甲煎丸，行气逐血之药颇多，而不嫌其竣，一日三服，不嫌甚急，所谓乘其未集而击之也。

魏荔彤曰：寒热襟合之邪，在少阳，而上下格阻之气，结厥阴，聚肝下之血分，而实为疟病之母气，足于生疟而不已，此所以阴阳互盛，历月经年，而病不除也，盖有物以作患于里，如草树之有根荄，必须急为拔去，不然旋伐旋生，有母在焉，未有不滋蔓难图者矣。

鳖甲煎圆方

鳖甲（十二分炙）　黄芩（三分）　乌扇（三分烧）　柴胡（六分）　鼠妇（三分熬）　干姜（三分）　大黄（三分）　芍药（五分）　桂枝（三分）　葶苈（一分熬）　石苇（三分去毛）　厚朴（三分）　牡丹（五分去心）　瞿麦（二分）　紫葳

（三分） 半夏（一分） 人参（一分） 蟅虫（五分熬） 阿胶（三分炙） 蜂窠（四分炙） 赤硝（十二分） 蜣螂（六分熬） 桃仁（二分）

上二十三味为末，取锻灶下灰一斗，清酒一斛五斗，浸灰，候酒尽一半，着鳖甲于中，煮令泛烂如胶漆，绞取汁，内诸药，煎为丸，如梧子大，空腹服七丸，日三服。

程林曰：疟母者，邪气肉搏于脏府，血气羁留而不行，息而成积，故内结症瘕，而外作往来寒热，内经曰：坚者削之，结者行之，以鳖甲主症瘕寒热，故以为君，邪结于血分者，用大黄、芍药、蟅虫、桃仁、赤硝、牡丹、鼠妇、紫葳、攻逐血结为臣，邪结于气分者，厚朴、半夏、石苇、葶苈、瞿麦、乌羽、蜂房、蜣螂、下气利小便以为佐，调寒热，和阴阳，则有黄芩、干姜，通营卫，则有桂枝、柴胡，和气血，则有阿胶、人参，六味又用之，以为使也，结得温即行，灶灰之温，清酒之热，所以制鳖甲，同诸药而逐症瘕疟母，内经曰：治有缓急，方有大小，此急治之大方也。

丹波元简曰乌扇，即射干，见本经千金作乌羽，赤硝，活人书云，硝石生于赤山，考本草，射干、散结气，腹中邪逆，鼠妇治月增长，血瘕寒热，石苇、治劳热邪气，利水道，紫葳、即凌霄，治症瘕，血闭寒热，瞿麦、利小便，下闭血，蜂窠、治寒热邪气，蜣螂、治腹胀寒热，利大小便，䗪虫、治血积症瘕，破坚，锻灶灰、即锻铁灶中灰尔，亦主症瘕坚积，此方、合小柴胡、桂枝、大承气三汤，去甘草枳实，主以鳖甲，更用以上数品，以攻半表之邪，半里之结，无所不至焉，然三因云，古方虽有鳖甲煎等，不特服不见效，抑亦药料难备，此说殆有理焉。

余无言曰：久疟不愈，必成疟母，此事实，病至一月之久，即有成疟母之可能，此说是也，而必曰、一日发者，当十五日愈，设不差，当三十日愈，（月尽）未免言之太凿矣，故特据脉经删之，至疟母之病理，中医不得其详，以解剖之学未精故也，此无足怪，近据西医学说，则中医所谓疟母，即西医之所谓脾脏肿大、是也尽疟疾发作，寒热往来之时，因脾脏中之血行变调，收缩力一时不足，只能放大，不能缩小，必俟寒热退后，乃可渐渐恢复其收缩作用，故热时必增大，热退即缩小，此其常也，若病之既久，

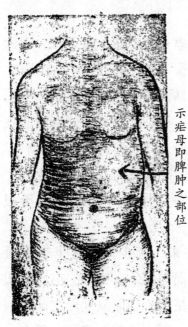

示疟母即脾肿之部位

第十一图

常因发作寒热，而脾脏增大，则脾本质中之血循环，必然瘀滞，因瘀滞而增大，渐至变硬，则脾脏每降至腹中，在左肋下扪之可得，局部且觉有热，故有热饼（*Fiebsrkuchen*）之称，（图十一）中医不知此理，以为疟发有根，如子之有母，因名疟母，治之之法，必当以祛邪益脾有主，故鳖甲煎丸，用之有效也。

附外台秘要方

牡蛎汤　治牝疟。

牡蛎（四两熬）　麻黄（去节四两）　甘草（二两）　蜀漆（三两）

上四味，以水八升，先煮蜀漆麻黄，去上沫，得六升，内诸药，煮取二升，温服一升，若吐，则勿更服。

尤在泾曰：此系宋孙奇等所附，盖亦蜀漆散之意，而外攻之力较猛矣，赵氏曰：牡蛎软坚消结，麻黄非独散寒，且可发越阳气使通于外，其病自愈。

柴胡去半夏加栝蒌汤　治疟病发渴者，亦治劳疟。

柴胡（八两）　人参　黄芩　甘草（各三两）　栝蒌根（四两）　生姜（二两）　大枣（十二枚）

徐彬曰：伤寒论寒热往来，为少阳邪在半表里故也，疟邪亦在半表里，故入而与阴争、则寒，出而与阳争、则热，此少阳之象也，是谓少阳而兼他经之证，则有之，谓他经而全不涉少阳，则不成其为疟矣，所以小柴胡，亦为治疟主方，渴去半夏加栝蒌根，亦治少阳成法也，攻补兼施，故亦主劳疟。

柴胡桂姜汤 治疟寒多，微有热，或但寒不热，服一剂如神。

柴胡（半斤） 桂枝（三两） 干姜（二两） 栝蒌根（四两） 黄芩（三两） 甘草（二两炙） 牡蛎（二两熬）

赵氏曰：此与牝疟相类而实非，牝疟邪客心下，此风寒湿、痹于肌表，肌表既痹，阳气不得通于外，遂郁伏于荣血之中，阳气化热，血滞成瘀，着于其处，其邪之入营者，既无外出之势，而营之素痹者，亦不出而与阳争，故少热或无热也，是用柴胡为君，发其郁伏之阳，黄芩为佐，清其半里之热，桂枝干姜，所以通肌表之痹，栝蒌根牡蛎，除留热，消瘀血，甘草和诸药，调阴阳也，得汗、则痹邪散，血热行，而病自愈矣。

余无言曰：中医谓伤寒之邪，传于半表半里者，则必往来寒热，以和解半表半里之柴胡主治之，而疟疾之邪，亦在半表半里，故亦往来寒热，而亦以和解半表半里之柴胡主治之也，此与西医于疟疾之寒热往来，以其特效药奎宁（*Chininum*）为主方，如出一辙，盖奎宁一品，专治间歇性之热病，不特疟疾有效，凡一切有定型性之寒热，皆得于发作前二三小时用之，由此观之，则奎宁亦能和解少阳之邪、明矣，西医谓奎宁能杀疟疾孢子虫，但假面性疟疾，其血中不见孢子虫，及其他定型性寒热，不因孢子虫为患者，亦能治之，其故何哉，且疟疾是否为孢子虫为患，尚在难定之天，则奎宁杀虫之说，尚须留待研究也，余意柴胡与奎宁之最大功用，在和解两字，盖病之寒热往来，其邪在半表半里，已成中医学说之铁案，其地即躯壳之内，脏腑之外，中医谓为膜油板油，西医谓之为胸统膜，腹统膜、横膈膜、纵隔膜等、是也邪恋于此、则正气必与之争，邪盛则寒，正盛则热，邪正相争，则成寒热往来之局，柴胡奎宁，同能和解其邪结，今以柴胡为例，反证奎宁之功，则得之矣，柴胡性升，服之不见发汗、能使热从肌肤而缓解，而实则仍为汗解之剂，不过其汗微之又微，不可见耳，故称为和解之剂，病在表，须汗之，病在里，须下之，病在半表半里，除和解外，别无良法，故仲景于少阳病，立和解一法，垂功于后世不少，奎宁一品，亦为能退热而不见汗出之剂，故其功用与柴胡同，西医不知其和解之原理，谓为能杀疟虫，须知虫为病之产生物，以和解而祛其病邪，则虫自死矣，是西医所言，乃病之标，中医所言，及病之本也，盖中医之治疗，乃见其大而不烛其细，治疗之价值，实高出西医万万矣，且中医于偏表偏里诸证，又有柴胡桂枝汤，柴胡桂枝干姜汤，柴胡加硝芒汤，大柴胡汤等之变化处方，更为面面周到矣，（参看伤寒论新义）至近时之新药，如派乐特林，（*Paludrine*）五烷喹林，（*Pentaquine*）均为新兴优秀之治疟剂。

疟疾病证方治表 （第十四表）

热证	瘅疟	发热少气，烦冤手足，热欲呕，但热不寒，邪气藏心，外舍分肉，消烁肌肉	补白虎汤方
	温疟	脉如平，先热后寒，骨节烦疼，时呕	白虎加桂枝汤方
寒证	牝疟	疟多寒，先寒后热	蜀漆散方
瘤证	疟母	病疟，结为癥瘕，为疟母者	鳖甲煎丸方

附外台疟病方治表 （第十五表）

牡疟	疟疾病之表热重者	牡蛎汤方
疟病发渴	疟疾病特殊发渴者	柴胡去半夏加栝蒌汤方
痨疟	久疟，热蒸耗津，成痨或痨病兼疟	
寒疟	但寒不热或寒多热微	柴胡桂姜汤方

第十一篇　血痹（肾虚痿）

第六一条　夫尊荣人，骨弱肌肤盛，重因疲劳汗出，卧不时动摇，加被微风，遂得之，但以脉自微涩，在寸口、关上小紧，宜针引阳气，令脉和紧去则愈。

周扬俊曰：富贵者，能知阳气自强，则不敢作劳，即不获已而劳，或亦自知有节，而不至于汗出，汗出不至卧后动摇，又何致虚风痹血邪，仲景言虚劳，乃以血痹发其先，良有以也。

曹颖甫曰：血痹初得之状，仲师初无明文，但云尊荣之人，骨弱肌肤盛，重因疲劳汗出，卧不时动摇，加被微风，遂得之，自来注家多未明了，予特抉其隐情而发之，大约与虚劳失精家，病原相伯仲耳，夫所谓尊荣之人者，美人充下陈，卧必晏起，纳谷不多，肌肉虽盛，腠理实虚，加以内嬖既多，精气遂削，精髓空虚，骨乃荏弱，不受外邪，固已不能任事，况又入房汗出，全身动摇，微风袭之，血受风遏，阳气不达，阴血遂凝，此风不受于肩井，即受于风池风府，以其背在上也，故知其臂必麻木，背必酸痛，平时脉本微涩，而关上独见小紧者，正以痹在上部，不及中下也，故但需针灸所病之穴，俾血从内动，即风从外解，而紧去脉和矣，玩则愈二字，此意自见。

余无言曰：血痹之证，本条、只言其原因及脉象，无一语及于病状，识证施治，将何道而从，即次条亦仅云，身体不仁，如风痹状，是亦为半身不遂，或但臂不遂也，然症状既相类似，而何以仲景原文，风痹与历节同科，血痹与虚劳并论乎，其尤为令人不解者，即风痹之证，云是气血之虚，而血痹之证，亦云为营卫之微，更将何术以认识此证乎，自来注家，皆随文训释，每多影响模糊之谈，除原文、风痹脉微而数，血痹脉自微涩，示人以察脉，使注家有所借口外，至于病原及证状之解释，则均纠缠不清，惟周扬俊氏隐约其词，明眼人可意会而出，而曹颖甫氏直揭其隐，乃不待烦言而解矣，故根据周曹两家之说，则肾亏为其因素，而中风为其话因耳。

其首句即云，尊荣人，骨弱肌肤盛，尊荣之人，无有不饱暖思淫欲者，中医旧说，谓肾主骨，骨既弱矣则为肾亏无疑，肌肤盛者，以有膏粱之奉，甘旨之尝，养其口体，故肌肤盛也，而实则外强中干，不任风邪之侵袭，故于重伤色欲，疲劳汗出之时，加被微风，则必风束于皮毛，血痹于肌腠，浅在之神经，失其濡养，而为麻木不仁矣，此即内经所谓、"卧出而风吹之，血凝于肤者、为痹"是也，不过初得病时，风那犹浅，仍可由表导之而去，或逐之外出，故本条用针法以引之，下条则用桂枝汤去甘草加一善走皮表之黄芪，一日三服，以缓缓解散之，风邪既从表去，而补虚又不容缓稍矣，然此为血痹初病说法也，若因肾亏，而病血痹已久者，则又当一以补虚为主，不得此法治之矣。

患者许开勋，年已五旬，身体高而且胖，平素即有头昏气喘之疾，但亦不甚，于民国二十四年，春、二月间，时觉两手指麻木，如此月余，时作时止，继则麻木及于两臂，又或一侧手臂顿麻，头昏更甚，更进则项背腰臀，均感麻木，渐及两腿，步行呈蹒跚状态，强行数丈之远，则必头眩脚软，而颓然倒地，于是饮食亦少进，腰部酸痛，四肢时发震颤，畏巨响，惮急呼，怕烦器，几于痿废，经海上诸大名医治之，均无效果，有当风邪治，有当血虚治，有当痿症治，内服汤药，外施针灸，甚或求治于外科及疯科医生，用重剂煎汤，倾大缸中，内置横撑，令病者裸体坐于其中，另以干荷叶构成之大盖，覆于其上，使之受蒸气一小时之久，每日一次，半月又无效，最后于五月间求治于余，并闻 先君子奉仙公之医名，乞函告病状，求老人为处一方，余即将其病状。

详细函禀先君并以病者过去色欲过度，必因肾亏而致，此必金匮所谓血痹是也，（金匮以血痹虚劳同篇）但此病已近四月之久，绝非黄耆桂枝五物汤所能为力，乃决以脏器疗法试之，每日为之注射安度赐保命（*Endospermin*）两支，五日后，麻木已愈十分之四，渐能步履，病者大喜过望，第六日适。先君之处方寄来，其方案为七绝一首，辞云，"果惮烦嚣惮急呼，顽麻总属肾家虚，补天不用娲皇石，全赖炎黄一部书，"药味则为大熟地、山萸肉、肉苁蓉、菟丝子、上肉桂、生黄耆巴戟肉、川杜仲、生地黄、炙龟板等，即以此方与服，又陆续注射赐保命三十支，连前共四十支，渐见痊愈，至九月间，又微觉手指麻木，仍复注射赐保命二十支，并服前方十剂而安，力劝病者以生命为重，节减色欲，至今并未复发，且于前年生一子焉。

第六二条 血痹，阴阳俱微，寸口关上微，尺中小紧，外证，身体不仁如风痹状，黄芪桂枝五物汤主之。

沈明宗曰：血痹及阴阳营卫俱微，邪入血分，而成血痹，中上二焦阳微，所以寸口关上，脉亦见微，微邪下连营血主病，故尺中小紧，是因气虚受邪，而成血痹也，用桂芍姜枣，调和营卫，而宣阳气，虽然邪痹于血，因表阳失护而受邪，故以黄芪补其卫外之阳，阴阳平补，伸微邪去、而痹自开矣。

尤在泾曰：不仁者，肌体顽痹，痛痒不觉，如风痹状，而实非风也，以脉阴阳俱微，故不可针而可药，经所谓阴阳形气俱不足者，勿刺以针，而调以甘药也。

丹波元简曰：案血、气形志篇、王注，不仁，谓不应用，则痹矣，巢源血痹候云，血痹者，由体虚邪入于阴经故为，阴邪入于血而痹，故为血痹也，其状形体如被微风所吹，此形容顽痹之状也，风痹诸家不注，唯金鉴云，不似风痹历关节，流走疼痛也，此以风痹为压节恐误也，巢源风痹候云，痹者，风寒湿三气杂至，合而成痹，其状、肌肉顽厚，或疼痛，由人体虚，腠理开，故受风邪也，据此，则风痹、乃顽麻疼痛兼有，而血痹、则唯顽麻，而无疼痛，历节、则唯疼痛，而不顽麻，三病各异，岂可混合乎。

黄芪桂枝五物汤方

黄耆（三两）　芍药（三两）　桂枝（三两）　生姜（六

两）大枣（十二枚）

上五味，以水六升煮，取二升汤，服七合，日三服。

丹波元简曰：案据桂枝温法，生姜当用三两，而多至六两者何，生姜味辛，专行脾之津液，而和营卫，药中用之，不独专于发散也，成氏尝论之，其意盖亦在于此耶。

血痹病证方治表 （第十六表）

汗出被风证	尊荣人骨弱肌盛，疲劳汗出，房劳被风，脉微，寸涩关小紧	针治法
身体不仁证	身体不仁，如风痹状，半身不遂或但臂不遂，脉阴阳俱微，寸关微尺小紧	黄芪桂枝五物汤方

第十二篇　虚痨（肾虚痨）

第六三条　夫男子平人，脉大为劳，脉极虚亦为劳。

李彣曰：平人者，形如无病之人，经所谓脉病人不病者、是也，劳则体疲于外，气耗于中，脉大非气盛也，重按必濡，乃外有余、而内不足之象，脉极虚，则精气耗矣，盖大者，劳脉之外暴者也，极虚者，劳脉之内衰者也。

第六四条　男子平人，脉虚弱细微者，善盗汗也。

魏荔丹曰：男子平人，为形若无病者言也，其形虽不病，而其脉之虚而弱，则阳已损也，细而微，则阴已消也，阳损必驯至于失精，阴耗必驯至于亡血也，验其外证，必善盗汗，阳损斯表不固，阴损而热自发，皆盗汗之由，而即虚劳之由也。

第六五条 男子面色薄，主渴及亡血卒喘悸，脉浮者里虚也。

尤在泾曰：渴者，热伤阴气，亡血气，亡血者，不华于色，故面色薄者，知其渴及亡血也，李氏曰：劳者气血俱耗，气虚则喘，血虚则悸，卒者，猝然见此病也，脉浮为里虚，以劳则真阴失守，孤阳无根，气散于外，而精夺于内也。

第六六条 男子脉虚沉弦，无寒热，短气里急，小便不利，面色白，时目瞑兼衄，少腹满此为劳使之然。

丹波元简曰：本篇标男子二字者，凡五条，未详其意，诸家亦置而无说，盖妇人有带下诸病，产乳众疾，其证似虚劳而否者，不能与男子无异，故殊以男子二字别之欤。

金鉴曰：此复申虚极为劳，以详其证之义也，脉虚沉弦，阴阳俱不足也，无寒热，是阴阳虽不足，而不相乘也，短气面白，时瞑兼衄，乃上焦虚而血不荣也，里急小便不利，少腹满，乃下焦虚而气不行也，凡此脉证，皆因劳而病也，故曰、此为劳使之然。

第六七条 劳之为病，其脉浮大，手足烦，春夏剧，秋冬瘥，阴寒精自出，酸削不能行。

魏荔彤曰：邪本阴亏阳亢，内生之焰也，然亦随天时为衰旺，春夏者，阳时也，阴虚之病必剧，秋冬者，阴时也，阴虚之病稍瘥，火盛于上，则必阳衰于下，邪火炽于上焦，邪寒凝于下焦，阴寒即内迫，阴精自外出，为白浊，为遗精，为鬼交，皆上盛下虚之必致也，精既出夺，必益虚寒，腿脚酸软，肌肉瘦削，遂不可行立，而骨萎不能起于床矣。

第六八条 男子，脉浮弱而涩，为无子，精气清冷。

沈明宗曰：此以脉断无子也，男精女血，盛而成胎，然精盛脉亦当盛，若浮弱而涩者浮乃阴虚，弱为真阳不足，涩为精衰，阴阳精气皆为不足，故为精气清冷，则知不能成胎，谓无子也，盖有生而不育者，亦是精气清冷所致乏嗣者，可不知之，而守养精气者乎。

第六九条 人年五六十其病脉大者痹侠背行若肠鸣马刀侠瘿者皆为劳得之。

尤在泾曰：人年五六十，精气衰矣，而病脉反大者，是其人当有风气也，痹侠背行，痹之侠背者，由阳气不足，而邪气从之也，若肠鸣、马刀、侠瘿者，阳气以劳而外张，火热以劳而上逆，阳外张，则寒动于中，而为肠鸣，火上逆，则与痰相搏，而为马刀侠瘿，李氏曰：瘿生乳腋下，曰马刀，又夹生颈之两旁者，为侠瘿，侠者、挟也，马刀、蛎蛤之属，疮形似之，故名马刀，瘰、一作缨，发于结缨之处，二疮一在颈，一在腋下，常相联络，故俗名疬串。

丹波元简曰：案金鉴云，若肠鸣三字，与上下文不属，必是错简，侠瘰之瘰字，当是瘰字，每经此证，先劳后瘰，先瘰后劳者、有之，从未见劳瘰先后病也，必是传写之讹，此一偏之见，不可凭也，灵枢脉篇，少阳所生病云，腋下肿，马刀侠瘰，而痈疽篇曰：其痈坚而不溃者，为马刀挟缨，潘氏医灯续焰释之云，马刀、蛤蛎之属，痈形似之，挟缨者，发于结缨之处，大迎之下颈侧也，二痈、一在腋，一在颈，常相连络，故俗名疬串，义尤明显，知是瘰、当依痈疽篇、而作缨，马刀挟瘰，即灵枢寒热篇，所调寒热瘰疬，及鼠瘘寒热之证，张氏注云，结核连续者，为瘰疬，形长如蚬蛤者，为马刀，又张氏六要云，马刀、小蚬也，圆者为瘰疬，长者为马刀，皆少阴经郁结所致，久成疬劳是也，盖瘰疬者，未溃之称，已溃漏而不愈者，为鼠瘘，其所由、出于虚劳，瘿者、考巢源等，瘤之生于颈下，而皮宽不急，垂搥搥然者，故说文云，瘿、颈瘤也，与疔瘰疬迥别，瘰、乃缨之讹，无疑矣，又案，瘰侠背行，若肠鸣、马刀、侠缨，各是一证，非必三证悉见也，故以皆字而断之。

余无言曰：此条所论，非一病也，瘰侠背行者，因性欲过度，中医所谓督脉麻木，西医谓为脊髓神经麻痹者、是也，肠鸣者，是肠中虚气作响，必兼下利，发于五更，中医称为鸡鸣利，或五更利，西医称为肠结核者、是也，马刀侠缨者，即瘰疬一类之证，西医称为颈腺结核，或简称腺病者、是也，而末云，皆为劳得之，以一皆字观之，则此条症非一种，更可见矣。

第七〇条 脉沉小迟，名脱气，其人疾行则喘喝，手足逆寒，腹满，甚则溏泄，食不消化也。

金鉴曰：脉沉细迟，则阳大虚，故名脱气，脱气者，谓胸中大气虚少，不充气息所用，故疾行喘喝也，阳虚则寒，寒盛于外，四末不温，故手足逆冷也，寒盛于中，故腹满溏泄，食不消化也。

第七一条 脉弦而大，弦则为减，大则为芤，减则为寒，芤则为虚，虚寒相搏，此名为革，妇人则半产漏下，男子则亡血失精。

程林曰：人之所以有身者，精与血也，内填骨髓，外溉肌肤，充溢于百骸，流行于藏府，是先天之神气，必恃后天之精血，以为运用，毋令戕害，若其人房室过伤，劳倦过度，七情暗损，六淫互侵，后天之真阴已亏，先天之神气并竭，在妇人则半产胞胎，或漏下赤白，在男子则吐衄亡血，或梦交泄精，诊其脉，必弦而大，弦为寒，而大为虚，既寒且虚，则脉成革矣，革者，如按鼓皮，中空之象，即芤大之脉，内经曰：浑浑革至如涌泉，病进而色弊，故仲景一集中，前后三致意焉。

尤在泾曰：脉弦者，阳不足，故为减为寒，脉大者，阴不足，故为芤为虚，阴阳并虚，外强中干，此名为革，又变革也，妇人半产漏下，男子亡血失精，是皆失其产乳生育之常矣，故名曰革。

余无言曰：本条弦则为减之减字，其义费解，若作减少或不足之义解，则与下文、芤则为虚之虚字，义又重复矣，此等处不必苛求，置之可也，至此名为革之革字，程氏谓按之如鼓皮，非是，按方言曰：革者，皮毛枯瘁之谓，此义得之。

第七二条 夫失精家，少腹弦急，阴头寒，发落脉极虚芤迟，为清谷，亡血，失精，脉得诸芤动微紧，男子失精，女子梦交，桂枝龙骨牡蛎汤主之。

魏荔彤曰：失精家肾阳大泄，阴寒凝闭，小腹必急，小腹中之筋，必如弦之紧，而不能和缓，阴头必寒，下真寒如是，上假热可征矣，火浮则目眩，血枯则发落，诊其脉必极虚，或浮大，或弱涩，不待言矣，更兼芤迟，芤则中虚，胃阳不治，迟则里寒，肾阳无根，或便清谷，中焦无阳也，或吐衄亡血，上焦浮热也，或梦交遗精，下焦无阳也，此虚劳之所以成，而精失血亡，阴阳俱尽也。

尤在泾曰：脉得诸芤动微紧者，阴阳并乖，而伤及其神与精也，故男子失精，女子梦交，沈氏所谓劳伤心气，火浮不敛，则为心肾不交，阳泛于上，精孤于下，火不摄水，不交自泄，故病失精，或精虚心相内浮，扰精而出，则成梦交者、是也。

桂枝加龙骨牡蛎汤方

桂枝　芍药　生姜（各三两）　甘草（二两）　大枣（十二枚）　龙骨　牡蛎（各三两）

上七味以水七升煮取三升分温三服。

周扬俊曰：此病之原，皆起于肾之不固，遂令三焦皆抵于极虚也，斯于法必以固精为主治也，于是以桂枝和营卫，芍药收阴，生姜散寒，甘草大枣，益脾补气，更用龙骨以涩其阳，牡蛎以涩其阴，庶肾肝既固，营卫调和，而诸证自愈尔。

附方

天雄散方

天雄（三两炮）　白术（八两）　桂枝（六两）　龙骨（三两）

上四味，杵为散，酒服半钱，七日三服，不知稍增之。

徐彬曰：恐失精家有中焦阳虚，变上方而加天雄白术。

尤在泾曰：案此疑亦后人所附，为补阳摄阴之用也。

第七三条　虚劳里急，悸衄，腹中痛，梦失精，四肢酸疼，手足烦热，咽干口燥，小建中汤主之。

程林曰：里急，腹中痛，四肢酸疼，手足烦热，脾虚也，悸、心虚也，衄、肝虚也，失精、肾虚也，咽干口燥、肺虚也，此五藏皆虚，而脾为各脏所资，故先建其脾气。

尤在泾曰：此和阴阳、调营卫之法也，夫人生之道，曰阴曰阳，阴阳和平，百疾不生，若阳病不能与阴和，则阴以其寒独行，为里急，为腹中痛，而实非阴之盛也，阴病不能与阳和，则阳以其热独行，为手足烦热，为咽干口燥，而实非阳之炽也，昧者以寒攻热，以热攻寒，寒热内贼，其病益甚，唯以甘酸辛药，和合成剂，调之令和，则阳就于阴，而寒以温，阴就于阳，而热以和，医之所以贵识其大要也，岂徒曰、寒可治热，热可治寒、而己哉，或问和阴阳、调营卫、是也，而必以建中者、何也，曰、中者，脾胃也，营卫生成于水谷，而水谷转输于脾胃，中气立，则营卫流行，而不失其和也。

小建中汤方

桂枝（三两去皮） 甘草（三两炙） 大枣（十二枚） 芍药（六两） 生姜（三两） 胶饴（一升）

上六味，以水七升煮，取三升，去滓，内胶饴，更上微火消解，温服一升，日三服，呕家不可用建中汤，以甜故也。

第七四条 虚劳里急诸不足，黄耆建中汤主之。

尤在泾曰：里急者，里虚脉急，腹当引痛也，诸不足者，阴阳诸脉，并俱不足，而眩悸喘喝，失精亡血等证，相因而至也，急者、缓之必以甘，不足者、补之必以温，而充虚寒空，则黄耆尤有专长也。

黄耆建中汤方

于小建中汤内加黄耆一两半余依上法。

加减法　气短胸满者加生姜，腹满者去枣加茯苓一两半及疗，肺虚损不足，补气加半夏三两。

程林曰：生姜泄逆气，故短气胸满者，加生姜，甘令中满，故去大枣，淡能渗泄，故加茯苓，茯苓能止咳逆，故疗肺虚不足，补加半夏，未详。

第七五条 虚劳腰痛，少腹拘急，小便不利者，八味肾气丸主之。

程林曰：腰者、肾之外候，肾虚则腰痛，肾与膀胱为表里，不得三焦之阳气以决渎，则小便不利，而少腹拘急，州都之官，亦失其气化之职，此水中真阳已亏，肾间动气已损，与是方以益肾间之气，气强则便溺行，而少腹拘急亦愈矣。

八味肾气丸方

干地黄（八两）　薯蓣（四两）　山茱萸（四两）　泽泻

（三两）　茯苓（三两）　牡丹皮（三两）　桂枝　附子（炮各一两）

上八味，末之炼蜜和丸，梧子大，酒下十五丸，加至二十丸，日再服。

第七六条　虚劳诸不足，风气百疾，薯蓣丸主之。

尤在泾曰：虚劳证，多有挟风气者，正不可独补其虚，亦不可着意去风气，仲景以参、地、芎、归、芩、术，补其气血，胶、麦、姜、枣、甘、芍，益其营卫，而以桔梗、杏仁、桂枝、防风、柴胡、白敛、黄卷、神曲，去风行气，其用薯蓣最多者，以其不寒不热，不燥不滑，兼擅补气去风之长，故以为君，谓必得正气理，而后风气可去耳。

薯蓣丸方

薯蓣（三十分）　当归　桂枝　神曲　干地黄　豆黄卷（各十分）　甘草（二十八分）　芎䓖　麦门冬　芍药　白术　杏仁（各六分）　人参（七分）　柴胡　桔梗　茯苓（各五分）　阿胶（七分）　干姜（三分）　白敛（二分）　防风（六分）　大枣（百枚为膏）

上二十一味，末之，炼蜜和丸，如弹子大，空腹酒服一丸，一百丸为剂。

魏荔彤曰：盖人之元气在肺，元阳在肾，既剥削则难于遽复矣，全赖后天之谷气，资益其生，是荣卫、非脾胃不能通宣，而气血、非饮食无由平复也，仲景故为虚劳诸不足，而带风气百疾者立此方，以薯蓣为主，峻理脾胃，上损下损，至此可以撑持，以人参、白术、茯苓、干姜、豆黄卷、大枣、神曲、甘草、助之，除湿益气，而脾胃之气得行矣，以当归、芎劳、芍药、地黄、麦冬、阿胶、养血滋阴，以干姜、桂枝、防风、升邪散热，以杏仁、桔梗、白敛、下气开郁，唯恐虚而有热之人，资补之药，上拒不受，故为散其邪热，开其逆郁，而气血平顺，补益得纳，勿以其迂缓而舍之。

第七七条 虚劳，虚烦不得眠，酸枣仁汤主之。

周扬俊曰：按嘉言论此方云，素问谓"阳气者，烦劳则张，精绝辟积于夏，使人煎厥，"可见虚劳虚烦，为心肾不交之病，肾水不上交于心，心火无制，故烦则不得眠，不独夏月为然矣，方用枣仁为君，而兼知母之滋肾为佐，茯苓甘草调和其间，芎劳入血分，而解心火之躁烦也。

酸枣仁汤方

酸枣仁（二升） 甘草（一两） 知母（二两） 茯苓（二两） 芎劳（二两）

上五味以，水八升煮，酸枣仁得六升，内诸药煮，取三升，分温三服。

余无言曰：中医谓虚劳之症，皆由外伤酒色，内伤七情，饮食劳倦，嗜欲无节，所以致此，盖酒伤肺胃，则湿热熏蒸，而血气销烁，色欲伤肾，则精室空虚，而欲火无制，思虑伤肝，则血耗而火易上炎，劳倦伤脾，则津竭而内热自甚，愤怒伤肝，郁怒、则肝火内炽而灼血，大怒、则肝火上升而吐衄，故虚劳之见证，亦因其原因之异，而各自不同也，至本书前举诸条，如男子失精，女子梦交，精气清冷，阴寒自出，面色白，阴头寒，善盗汗，卒喘悸，四肢酸疼，疾行喘喝，少腹拘急，虚烦不眠等证，皆为房事过度，此肾劳之候也，但当以狭义之肾痨法治之，不得概以广义之虚痨论之也，经方之治，略如上述，准绳规矩，大端已具，可取法矣，学者如感不足，再求之于时方可也，唯有作进一步之研究者，即本证之脏器疗法是也，王肯堂证治准绳有羊肾丸方、二则，羊肾羹方、一则，沈氏尊生书亦有羊肾丸方、一则，后世亦有用猪肾，与杜仲黄耆、茴香等配合，而治本证者，中医谓为以肾益肾，原属理想之谈、确有实验之效，与挽近西医之脏器疗法，其理正同也，西医亦知脏器受病，惟更用动物之脏器，能补益之，故贫血病者，赏用肝脏制剂力弗肝、（*Liveoc*）及利凡命、（*Livemin*）等，色欲过度者，赏用睾丸制剂之赐保命、（*Spermin*）及赐贝松、（*Sperzon*）等，盖因肝脏为造血之器官，而以血益血，睾丸为藏精之器官，而以精益精也，此种理由，似乎太近神秘，不论中西医家，只能言其所当然，而不能言其所以然，余意吾人身体，内外各部组织，皆具有分泌及吸收之两大功用，有余、则分泌旺盛，不足、则吸收旺盛，故昔人谓有患肺痨者，医令用白芨煮猪肺食之，其病日见痊愈，此即为肺伤不足，而需要补益，故于同样组织之器官，其吸收作用，更为旺盛耳，肾虚肾痨，亦何独不然，中医以羊肾、猪肾、内服，西医用睾丸制剂，内服或注射，均能收治疗之效者，盖即精液缺乏，该脏器需要补充，一遇同样组织，其吸收作用，乃如海绵之吸水已耳。

附方

炙甘草汤 千金翼引用伤寒论方，治虚劳不足，汗出而闷，脉结心悸，行动如常，不出百日危，急者、十一日死。

甘草（四两炙） 桂枝 生姜（各三两） 麦冬（半斤） 麻仁（半斤） 人参 阿胶（各二两） 大枣（三十枚） 生地黄（一斤）

上九味，以酒七升，水八升煮，八味取三升，去滓，内胶消尽，温服一升，日三服。

尤在泾曰：脉结是荣气不行，悸则血亏，而心无所养，荣滞血亏，而更出汗，岂不立槁乎，故虽行动如常，断云不出百日，知其阴亡而阳绝也，人参、桂枝、甘草、生姜，行身之阳、胶、麦、麻、地，行身之阴，盖欲使阳得复行阴中，而脉自复也，后人只喜用胶地等，而畏姜桂，岂知阴凝燥气，非阳不能化耶。

獭肝散 肘后方，治冷劳，又主鬼疰、一户相染。

獭肝一具，炙干末之，水服方寸匕，日三服。

丹波元坚曰：案、本草獭肝，甘温有毒，别录治鬼疰，而肘后无治冷劳之文，云、尸疰鬼疰者，即是五尸之中尸疰，又挟诸鬼邪为害也，其病变动，乃有三十六种，至九十九种，大略、令人寒热，沉沉嘿嘿，不得知其所苦，而无处不恶，累年积月，渐沉顿滞，以至于死，后复注于傍人，乃至灭门，觉如此候者，宜急疗之，千金外台引崔氏并同。

羊肾丸 证治准绳方，治肾劳。

熟地黄（酒蒸焙） 杜仲（炒） 菟丝子（酒蒸另研） 石斛（去根） 黄耆 续断（酒浸） 肉桂 磁石（煅醋淬） 牛膝（酒浸去芦） 沉香（另研） 五加皮（洗） 山药（炒各一两）

上十二味，研为细末，用雄羊肾两对，以葱、椒、酒、煮烂，入少许酒，糊杵，丸如梧子大，每服七十丸，空腹时，盐汤送下。

羊肾丸 证治准绳方，治肾虚，耳聋耳鸣，或劳顿伤气，中风虚损。

山茱萸 干姜 巴戟 芍药 泽泻 北细辛 菟丝子（酒浸） 远志（去心） 桂心 黄耆 石斛 干地黄 附子 当归 牡丹皮 蛇床子 甘草 肉苁蓉（酒浸） 人

参（各二两）　菖蒲（一两）　防风（一两五钱）　茯苓（五钱）

上二十二味，研为末，以羊肾一双，研细，酒煮，面糊和丸，如桐子大，每服三十丸、至五十丸，食前，盐汤或清酒、送下。

羊肾丸　沈氏尊生书方，治肾虚。

鹿茸　菟丝子（各一两）　茴香（五钱）

上三味，研为末，以羊肾二对，入酒煮烂，捣泥，和丸，阴干，每服三十五丸，温酒送下，每日三次。

羊肾羹　治肾虚。

上五味，以清水三大碗，先煮磁石，取汁二大碗，下杜仲等，又煎取一盏半，去滓，入羊肾及粳米一合，加葱白、姜、椒、盐、醋，一如作羹法，空腹时服。

第七八条　五劳虚极羸瘦，腹满不能饮食，食伤、忧伤、饮伤、房室伤、饥伤、劳伤、经络营卫气伤，内有干血，肌肤甲错，两目黯黑，缓中补虚，大黄䗪虫丸主之。

程林曰：此条单指内有干血而言，夫人或因七情，或因饮食，或因房劳，皆令正气内伤，血脉凝积，至有干血积于中，而尪羸见于外也，血积则不能以濡肌肤，故肌肤甲错，不能以营于目，则两目黯黑，与大黄䗪虫丸以下干血，干血去，则邪除正王，是以谓之缓中补虚，非大黄䗪虫丸能缓中补虚也。

尤在泾曰：虚劳症，有挟外邪者，如上所谓风气百疾、是也，有挟瘀郁者，则此所谓五劳诸伤、内有干血者，是也，夫风气不去，则足以贼正气，而生长不荣，干血不去，则足以留新血，而渗灌不周，故去之不可不早也，此方润以濡其干，虫以动其瘀，通以去其闭，而仍以地黄、芍药、甘草、和养其虚，攻血而不专注于血，一如薯蓣丸之去风，而不着意于风也，喻氏曰：此世俗所称干血劳之良治也，血瘀于内，手足脉相失者、宜之，兼入琼玉膏补润之剂，尤妙。

余无言曰：此条首言五劳，次举七伤，其病理则内有干血，其病状则腹满不能饮食，肌肤甲错，两目黯黑，经文只言内有干血，而不言在何腑何脏，似乎囫囵，而不知吾人腹内各脏器，无不有血管网于其上，此种血管，均由腹腕内下行大动脉及大静脉、分枝而来，故腹内各脏器，悉赖下行大动脉血液之灌注，回血、则又回流于大静脉，而上行入心，故腹中随处皆可瘀结，不限脏器之内外，即脏器外之结缔组织中，亦有血管密布，交错其间，苟因某种原因，而伤及其脉络，即有血液瘀于其中，故仲景不能肯定在腹内何处，只曰、内有干血，因其原因之不一，故病灶亦无定所也，推其证状，必然腹满坚硬，脐部突出，腹皮青筋暴露，有若蛛网，甚或少腹皮下，有郁血性青紫之瘀点，因脾气弱，不能饮食，必致虚极羸瘦，四肢干枯，形消肉削，在男子、则名曰血臌，在女子、则名曰干血痨，此属虚中之

123

实证，乘其脾胃未败而攻之，可十治十全，若不与攻瘀，则胃气一绝，无能为力矣，故仲景以大黄䗪虫丸主之，盖特以攻为补者也，傅青主治血臌，用逐瘀汤，其方亦以攻为补，实师仲景意也，特附于后，以备参考。

大黄䗪虫丸

大黄（十分蒸） 黄芩（一两） 甘草（三两） 桃仁（一升） 杏仁（一升） 芍药（四两） 干地黄（十两） 干漆（一两烧令烟尽） 虻虫（一升去翅足熬） 水蛭（百枚熬） 蛴螬（一升） 䗪虫（半升）

上十二味，末之，炼蜜和丸小豆大，酒饮服五丸，日三服。

张氏医通云，举世皆以参蓍归地等为补虚，仲景独以大黄䗪虫等补虚，苟非神圣，不能行是法也，夫五劳七伤，多缘劳动不节，气血凝滞，郁积生热，致伤其阴，世俗所称干血劳是也，所以仲景乘其元气未漓，先用大黄、䗪虫、水蛭、虻虫、蛴螬等，蠕动啖血之物，佐以干漆、桃杏仁、生地，行去其血，略兼甘草、芍药，以缓中补虚，黄芩、以开通热瘀，酒服以行药势，待干血行尽，然后纯行缓中补虚以收功。

倪氏本草汇言云，仲景方治五劳虚极，羸瘦腹满，不能饮食，内有干血，肌肤甲错者，用干漆（一两炒烟尽）、䗪虫（十个去足焙燥共为细末）、大黄（一两）、酒煮半日，捣膏为丸，如黍米大，每服十丸，白汤送下，案此盖后人以意减味者，李氏纲目䗪虫条，所收大黄䗪虫丸，乃本书、妇人产后病篇、下瘀血汤也，虽是似误，然二方并单捷，亦不可废也。

周扬俊口：许州陈大夫传仲景百劳丸方云，治一切痨瘵积滞，不经药坏证者，宜服，大夫其长于谋国者钦，方用当归乳香、没药、各一钱，虻虫、十四个，人参、二钱，水蛭、十四个，桃仁、十四个，浸去皮尖，为细末，炼蜜丸如梧子大，都作一服可百丸，五更用百劳水下，取恶物为度，服白粥十日，百劳水，即甘澜水，以杓扬百遍者也，余无言曰：伤寒论中，太阳蓄血证，及阳明蓄血证，轻者、用桃仁承气汤，重者则用抵当汤，两方多攻瘀逐血之品，而本条干血之治方，攻逐之品尤多，诸家解释，可谓明矣，然有惹人怀疑者，例如膀胱大肠，内有瘀血，攻之血可顺流而下，理其宜矣，若瘀结于膀胱大肠之外，腹腔之内，骨盘之中，在其结缔组织中者，何以一用攻逐之品，而亦能由二便而外出，果何故耶，不知吾人体内各部组织，皆有渗透之作用，因劳伤内部出血，因气虚而瘀结不行，蓄之既久，成为死血，瘀凝成块，不能渗透，续来之血，以类相召，于是愈积愈多，而为痨、为蛊矣，设攻瘀逐血之品，徒具破坏之力，则病尚未去，正已伤矣，此所以能治愈之者，必有一先决条件，即攻逐之品，能溶解瘀血，复化为血水是也，如不能将瘀结之血，复化为水，则攻者自攻，结者自结，将愈形干涸，而不能外出，必也此类药物，内服之后，由小肠绒毛吸收，输至各部组织，而达病灶，立起化学作用，将瘀血溶解为流动之血水，便能渗透肠管及膀胱组织，而通过之，此时攻下之大黄，已发动泻下之力，开其道路，迫津液下夺，水喜就下，瘀血既化为水，能于渗透组织，则亦必立足不住，而迫使下泄也，否则不能溶解，则攻瘀之品，亦难奏其肤功矣。

附方

逐瘀汤 傅青主男科方，治血臌。

水蛭（水蛭之物最难死火烧经年入水犹生必须炒黄为末方妥） 雷丸 红花 枳壳 白芍 牛膝（各三钱） 当归（二两） 桃仁（四十粒）

上八味，水煎服，一剂血尽而愈，切勿与二剂，当改用四物汤调理，于补血内，加白术茯苓人参，补元气而利水，自然痊愈，否则必成干血之证，辨血臌，惟腹胀如鼓，而四肢手足并无臌意也。

傅青主曰：此证或因跌闪而瘀血不散，或因忧郁而结血不行，或因风邪而畜血不散，留在腹中，致成血臌，饮食入胃，不变精血，反去助邪，久则胀，胀成臌矣，倘以治水法逐之，而证非水，徒伤元气，以治气法治之，而又非气，徒增饱满矣。

虚痨诸证表 （第十七表）

虚痨诸证	男子平人脉大或脉虚极
	平人脉虚弱细，善微盗汗
	男人面色薄，亡血里虚，口渴脉浮
	男子脉虚沉弦，无寒热，短气里急，小便不利，面色白时，目瞑，兼衄少腹满
	脉浮大，手足烦，春夏剧，秋冬瘥，阴寒精自出，酸削不能行
	脉浮弱而涩，精气清冷无子
	人年五六十，其病脉大者，痹侠背行，若肠鸣，马刀侠瘿者，皆为劳得之。
	脉沉小迟，名脱气，其人疾行则喘喝，手足逆寒，腹满，甚则溏泄，食不消化也。
	脉弦大芤虚，妇人半产漏下，男子亡血失精

虚痨病证方治表 （第十八表）

肾痨诸证	少腹弦急，阴寒发落，脉虚芤迟，清谷，亡血失精。 男子失精，女子梦交	桂枝龙骨牡蛎汤方 附天雄散方
	虚劳里急，悸衄，腹中痛，梦失精，四肢酸痛，手足烦热，咽干口燥	小建中汤方
	虚劳里急诸不足	黄耆建中汤方
	虚劳腰痛，少腹拘急，小便不利	八味肾气丸方
	虚劳诸不足风气百疾	薯蓣丸方
	虚劳虚烦不得眠	酸枣汤方

127

虚痨附方证治表 （第十九表）

虚痨	虚劳不足，汗出而闷，脉结心悸，行动如常，不出百日危	千金翼引用伤寒论方 炙甘草汤方
	冷劳及鬼疰一门相染	肘后方 獭肝散方
	肾劳	证治准绳 羊肾丸方
即肾痨	肾虚，耳聋耳鸣或劳顿伤气，中风虚损	证治准绳 羊肾丸方
	肾虚	沈氏尊生书 羊肾丸方
	肾虚	证治准绳 羊肾羹方
干血痨	五劳七伤，虚极羸瘦，腹满不能饮食，肌肤甲错，两目黯黑	大黄䗪虫丸方 附傅氏逐瘀汤方

第十三篇　肺痿（萎缩性肺炎或气管枝扩张症）

第七九条　寸口脉数，其人咳，口中反有浊唾涎沫者何？师曰：为肺痿之病，若口中辟辟燥，咳即胸中隐隐痛，脉反滑数，此为肺痈，咳唾脓血，脉数虚者为肺痿，数实者为肺痈。

尤在泾曰：口中反有浊唾涎沫者，肺中津液，为热所迫而上行也，或云，肺既痿而不用，则饮食游溢之精气，不能分布诸经，而但上溢于口，亦通，口中辟辟燥者，魏氏以为肺痈之痰涎脓血，俱蕴蓄结聚于肺脏之内，故口中反干燥，而但辟辟作空响燥嗽而已，然按下肺痈条亦云，其人欬，咽燥不渴，多唾浊沫，则肺痿肺痈，二证多同，惟胸中痛，脉滑数，唾脓血，则肺痈所独也，比而论之，痿者、萎也，如草木之萎而不荣，为津烁而肺焦也，痈者、壅也，如土之壅而不通，为热聚而肺溃也，故其脉有虚实不同，而其数则一也。

丹波元简曰：案、此肺痿非别一病，即是后世所谓劳嗽耳，外台苏游传尸论云，其初得、半卧半起，号为殗殜，气急欬者，名曰肺痿，许仁则论曰：肺气嗽者，不限老少，宿多上热，后因饮食将息伤热，则常嗽不断，积年累岁，肺气衰，便成气嗽，此嗽不早疗，遂成肺痿，若此将成，多不救矣，又云，肺气嗽，经久将成肺痿，其状不限四时冷热，昼夜嗽常不断，唾白如雪，细沫稠粘，喘息气上，乍寒乍热，发作有时，唇口喉舌干焦，亦有时唾血者，渐觉瘦悴，小便赤，颜色青白，毛耸，此亦成蒸，又云，肺气嗽，经久有成肺痈者，其状与前肺痿不多异，但唾悉成脓出，陈氏妇人良方、劫劳散证治云，劳嗽寒热盗汗，唾中有红线，名曰肺痿，注家俱为别病而诠释之者、何。

129

第八〇条 热在上焦，因咳为肺痿，肺痿之病或从汗出，或后呕吐，或从消渴小便利数，或从便难，又被快药下利重亡津液故得之。

程氏医径句测云，气虚不能化血，故血干不流，只随火势沸上，火亢灼肺，不生气血而生痰，可知无血无液，而枯肺被火，肺叶安得不焦，故欲退彼之火，必须补肺之液，肺得补而生液，则水从液滋，火从液化也，盖肺处藏之最高，叶间布有细窍，此窍名泉眼，（案即指肺泡）凡五藏之蒸溽，从肺管吸入之，只是气，从泉眼呼出之，便成液，息息不穷，以灌溉周身者，皆从此出，此即人身之星宿海也，一受火灾，呼处成吸，有血则从此眼渗入，碍去窍道，便令人欬，欬则见血，愈欬愈渗，愈渗愈嗽，久则泉眼俱闭，吸时、徒引火升喉间，或痒或呛，呼时并无液出，六叶遂枯遂焦，此肺痿之由也。

谢利恒曰：此证原因有二，一因汗下失正，胃液耗伤，不能上输于肺，肺失所养，日渐枯燥，内不能沥陈于六腑，外不能输精于皮毛，于是肺叶日痿，肺中小管日窒，欬声渐以不扬，胸中脂膜日干，行不数武，气即喘鸣，冲击连声，痰始一应，二因肺为火迫，失其清肃，而变干燥，凡脾胃上输之津液，不独不能沾润，转从热化而为涎浊，欬唾不已，致肌瘦神疲，洒寒潮热，久之肺热枯燥，虽投清凉，亦格格不入矣，前者治法，宜生肺津，润肺燥，下逆气，开积痰，止浊唾，补真气、以通肺之小管，散肺热以复肺之清肃，后者治法，宜用半夏少许，入清凉生津药中投之，借半复之燥力，驱其浊沫，而清凉之药力，始能达润于肺体，此妙用也，若治之合法，虽至半身痿废，手足痿软，亦能复起，惟肺痿属气，气为无形之物，须缓缓图之，大忌妄施峻法，尤不可因其不渴，（凡肺痿，多不渴，）而用燥热之剂，致蹈虚虚空之祸。

余无言曰：肺痿与肺痈，均为呼吸器病，似乎相类，而实则不同，察脉认证，经文已详言之，而后之注金匮者，更有以肺痿即是肺痨者，贤如丹波元坚，犹不免此病，自桧以下者，更不足以语此矣，兹因离题太远，姑置勿论，但肺痿之证，究当西医学说之何种病症，则不可不研究也，就余所知，西医书中，并无肺痿之名，虽有肺脏萎缩之证，但多为乳婴之病，非此证也，有所谓慢性萎缩性肺炎（*Chronische Pneumonie*）及其续发之气管枝扩张症，（*Bronchiektase*）殆与本证绝相类似，据谓慢性肺炎，有继真性肺炎而发者，有继气管枝肺炎而发者，因其热经久不退，大约数周之后，肺乃渐形萎缩，患侧之胸部，呼吸运动微弱，以卷尺围测之，其周围较小于健侧，肺缘退缩，膈亦上升，心脏遂被牵向患侧，若热候消散，则病人除劳动时、稍觉呼吸迫促外，无大痛苦，而肺之荒芜萎蘼，终不可治，更进、则并发郁血性证，及气管枝扩张证，因病人常卧床褥，心力衰弱，不足健行血液，血乃沉集肺之下部，初则使毛细管扩张，肺泡内空气几至消失，患部气管枝，能制造稀薄脓状液，不甚黏稠，大量吐出，此即中医所谓口吐浊涎沫者、是也，此种欬吐，尤以早晨为多，患侧之胸廓，常洼陷而不圆满，盖因肺痿之故也（图十二）。

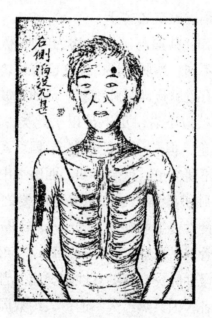

第十二图　肺痿证之胸廓陷没状态

第八一条　火逆上气，咽喉不利，麦门冬汤主之。

尤在泾曰：火热挟饮致逆，为上气，为咽喉不利，与表寒挟饮上逆者、悬殊矣，故以麦冬之寒、治火逆，半夏之辛、治饮气，人参甘草之甘、以补益中气，盖从外来者，其气多实，故以攻发为急，从内生者，其气多虚，则以补养为主也。

程林曰：火逆上气，则为喘为欬，咽喉为之不利，麦门冬半夏，以下气，粳米大枣、以补脾、甘草人参、以补肺，脾肺相生，则气得归原，而火逆上气自止。

沈明宗曰：余窃拟此为肺痿之主方也。

麦门冬汤方

麦门冬（七升） 半夏（一升） 人参（二两） 甘草（二两） 粳米（三合） 大枣（十枚）

上六味，以水一斗二升煮取六升温服一升日三夜一服。

喻氏法律云，此胃中津液干枯，虚火上炎之证，治本之良法也，于麦门冬人参甘草粳米大枣，大补中气，大生津液队中，增入半夏之辛温一味，其利咽下气，非半夏之功，实善用半夏之功，擅古今未有之奇矣。

张氏医通云，此胃中津液干枯，虚火上炎之证，凡肺病、有胃气则生，无胃气则死，胃气者，肺气之母气也，故于竹叶石膏汤中，偏除方名二味，而用麦冬数倍为君，兼参草粳米，以滋肺母，使水谷之精微，皆得上注于肺，自然沃泽无虞，当知火逆上气，皆是胃中痰气不清，上溢肺隧，占据津液流行之道、而然，是以倍用

133

半夏，更加大枣，通津涤饮为先，奥意全在乎此，若浊饮不除，津液不致，虽日用润肺生津之剂，乌能建止逆下气之绩哉，俗以半夏性燥不用，殊失仲景立方之旨。

第八二条　肺痿吐涎沫而不咳者，其人不渴，必遗尿，小便数，所以然者，以上虚不能制下故也，此为肺中冷，必眩，多涎唾，甘草干姜汤以温之，若服汤已渴者属消渴。

魏荔彤曰：肺痿为虚热之证矣，然又有肺痿而属之虚寒者，则不可不辨也，乃吐涎沫而不欬，其人既不渴又遗尿，小便数者，以上虚不能制水故也，肺气既虚，而无收摄之力，但趋脱泄之势，膀胱之　气下脱，而肺脏益清冷，干燥以成痿也，肺叶如草木之花叶，有热之痿，如日炙之则枯，有冷之痿，如霜杀之则干矣，此肺冷之所以成痿也。

尤在泾曰：此举肺痿之属虚冷者，以见病变之不同，盖肺为娇脏，热则气烁，故不用而痿，冷则气沮，故亦不用而痿也，遗尿小便数者，肺气不用，而气化无权，斯膀胱无制，而津液不藏也，头眩多涎唾者，经云、上虚则眩，又云、上焦有寒，其口多涎也，甘草干姜，甘辛合用，为温肺复气之剂，服后病不去，而加渴者，则属消渴，盖小便数而渴者，为消，不渴者，非下虚，即肺冷也。

甘草干姜汤方

甘草（四两炙） 干姜（二两炮）

上㕮咀，以水三升煮，取一升五合，去滓，分温再服。

丹波元简曰：案、此即用伤寒、得之便厥者、以复其阳、之甘草干姜汤，取理中之半，而回其阳者，此证、虽云肺中冷，其源未曾不由胃肠虚乏，故主以此方，盖与大病差后、喜唾者，主以理中汤，意略同。

附方

炙甘草汤 外台云，治肺痿、涎唾多，心中温温液液者。

方见虚劳中。

徐杉曰：肺痿证概属津枯热燥，此方乃桂枝汤、去芍药，加参、地、阿胶、麻仁、麦冬也，不急于去热，而以生津润燥为主，盖虚回而津生，津生而热自化也，至桂枝乃热剂，而不嫌峻者，桂枝得甘草，正所以行其热也。

甘草汤 千金方

甘草（二肉）

上一味，以水三升，煮减半，分温三服。

徐杉曰：肺痿之热，由于虚，则不可直攻，故以生甘草之甘寒，频频呷之，热自渐化也，余妾曾病此，初

金匮要略新义

时涎沫成碗，服过半月，痰少而愈，但最难吃，三四日内，猝无捷效耳。

外台引集验疗肺痿、时时寒热，两颊赤气方，童子小便，每日晚取之，去初末少许，小便可有五合，取上好甘草，量病人中指节，长短截之，炙令熟，破作四片，内小便中，置于闲净处，露一宿，明日平旦，去甘草，顿服之，每日一剂，其童子勿令吃五辛。

生姜甘草汤 千金方，治肺痿、欬唾涎沫不止，咽燥而渴。

生姜（五两） 人参（三两） 甘草（四两） 大枣（十五枚）

上四味，以水七升，煮取三升，分温三服。

沈明宗曰：即炙甘草汤之变方也，甘草、人参、大枣，扶脾胃、而生津液，以生姜辛润，宣行滞气，俾胃中津液灌溉于肺，则泽槁润枯，不致肺热叶焦，为治肺痿之良法也。

桂枝去芍药加皂荚汤 千金方，治肺痿、吐涎沫。

桂枝 生姜（各三两） 甘草（二两） 大枣（十枚） 皂荚（一枚）

上五味，以水七升，微微火煮，取三升，分温三服。

沈明宗曰：用桂枝汤，嫌芍药酸收，故去之，加皂荚利涎通窍，不令涎沫壅遏肺气，而致喘痿，桂枝调和营养卫，俾营卫宣行，则肺气振，而涎沫止矣。

徐杉曰：此治肺痿中之有壅闭者，故加皂荚，以行桂、甘、姜、枣、之势，此方、必略兼上气、不得眠者、宜之。

肺痿病证方治表 （第二十表）

肺痿肺痈辨	寸口脉数，欬吐浊唾，涎沫此为肺痿	
	脉反滑数，欬吐脓血，欬即胸中隐隐痛，此为肺痈	
肺痿诸原因	热在上焦，欬为肺痿，或汗出，或呕吐，或消渴，小便利数或便难，又被快药下利，重亡津液	
肺痿热证	肺痿，火逆上气，咽喉不利，欬吐涎沫，此肺中热	麦门冬汤方
肺痿寒证	肺痿，吐涎沫而不欬，不渴遗尿，小便数，头目眩，此肺中冷	甘草甘姜汤方

肺痿附方证治表 （第二十一表）

肺痿诸方	肺痿，涎唾多，心中温温液液	外台炙甘草汤方
	肺痿，吐涎沫成碗	千金甘草汤方
	肺痿，欬吐涎沫不止，咽燥而渴	千金生姜甘草汤方
	肺痿，吐涎沫，胸喉壅闭，上气不得眠	桂枝去芍加皂荚汤方

第十四篇　肺痈（肺脓肿）

第八三条　寸口脉微而数，微则为风，数则为热，微则汗出，数则恶寒，风中于卫，呼气不入，热过于营，吸而不出，风伤皮毛，热伤血脉，风舍于肺，其人则欬，口干喘满，咽燥不渴，多唾浊沫，时时振寒，热之所过，血为之凝滞，畜结痈脓，吐如米粥，始萌可救，脓成则死。

周扬俊曰：按、嘉言云，肺痈之脉，既云滑数，此复云微数者，非脉之有不同也，滑数者，已成之脉，微数者，初起之因也，初起左右三部脉微，知其卫中于风而自汗，左右三部脉数，知为荣吸其热而畏寒，然风初入卫，尚随呼气而出，不能深入，所伤者不过在于皮毛，皮毛者，肺之合也，风由所合以渐舍于肺俞，而欬唾振寒，兹时从外入者，从外出之，易易也，若夫热过于荣，即随吸气所入而不出，伤其血脉矣，卫中之风，得荣中之热，留恋固结于肺叶之间，乃至血为凝滞，以渐结为痈脓，是则有形之败浊，必从泻法而下驱之，使其邪毒随驱下移，入胃、入腹、入肠，再一驱，即尽去不留矣，安在始萌不救，听其脓成而腐败耶。

詹氏得效方云，始萌易治，脓成难治，诊其脉，数而实、已成，微而涩、渐愈，面色白，呕脓而止者、自愈，有脓而呕食，面色赤，吐脓如糯米粥者、不治，男子以气为主，得之十救二三，妇女以血为主，得之十全七八，历试屡验。

李挺曰：肺痈脉数而虚，口燥咽干，胸胁隐痛，二便赤涩，欬唾脓血腥臭，置之水中则沉。

兰台轨范云，肺痈之疾，脓成亦有愈者，全在用药变化，汉时治法，或未全耳。

第八四条 肺痈，喘不得卧葶苈大枣泻肺汤主之。

尤在泾曰：肺痈喘不得卧，肺气被迫，亦已甚矣，故须峻药顿服，以逐其邪，葶苈苦寒，入肺泄气闭，加大枣甘温，以和药力，亦犹皂荚丸之饮以枣膏也。

赵良曰：此治肺痈吃紧之方也，肺中生痈，不泻何待，恐日久痈脓已成，泻之无益，日久肺气已索，泻之转伤，乘其血结而脓未成，当急以泻之之法夺之，况喘不得卧，不亦甚乎。

葶苈大枣泻肺汤方

葶苈（熬令黄色捣末蜜丸如弹子大） 大枣（十二枚）

上先以水三升煮枣，取二升，去枣，内葶苈，煮取一升，顿服。

楼氏纲目云，孙兆视雷道矩病吐痰，顷间已及一升，喘欬不已，面色郁黯，精神不快，兆与服仲景葶苈大枣汤，一服讫，已觉胸中快利，略无痰唾矣。

第八五条 肺痈胸满胀，一身面目浮肿，鼻塞清涕

139

出，不闻香臭酸辛，咳逆上气，喘鸣迫塞，葶苈大枣泻肺汤主之。

金鉴曰：此承上条、互详其证，以同其治也，肺痈胸胀而满，欬逆上气，喘鸣迫塞，一身面目浮肿，鼻塞清涕出，不闻香臭酸辛，是邪外塞皮毛，内雍肺气，比之喘不得卧，殆尤甚焉，亦以葶苈大枣泻肺汤者，因其脓未成、故也。

第八六条 欬而胸满，振寒脉数，咽干不渴，时出浊唾腥臭，久久吐脓如米粥者，为肺痈，桔梗汤主之。

金鉴曰：欬而胸满，振寒脉数，咽干不渴，时出浊唾腥臭，久久吐脓如米粥者，此为肺痈证也，肺痈尚未成脓，实邪也，故以葶苈之剂泻之，今已溃后，虚邪也，故以桔梗之苦，甘草之甘，解肺毒、排痈脓也，此治已成肺痈，轻而不死者之法也。

尤在泾曰：此条见证，乃肺痈之的证也，此病为风热所雍，故以苦桔梗开之，热聚则成毒，故以甘草解之，而甘倍于苦，其力似乎太缓，意者痈脓已成，正伤毒溃之时，有非峻剂所可排击者，故药不嫌轻耳，后附外台桔梗白散，治证与此正同，方中桔梗贝母同用，而无甘草之甘缓，且有巴豆之热毒也，亦以毒攻毒之意，然非病盛气实，非峻药不能为功者，不可侥幸一试也，是在审其形之肥瘠，与病之缓急，而善其用焉。

桔梗汤方

桔梗（一两）　甘草（二两）

上以水三升煮，取一升，分温再服，则吐脓血也。

周扬俊曰：肺痈由热结而成，其浊唾腥臭，因热瘀而致，故欬而胸满，是肺不利也，振寒，阳郁于里也，咽干不渴，阻滞津液也，彼邪热搏聚，固结难散之势，用桔梗开之、以散其毒，甘草解之、以消其毒，庶几可图，无使滋蔓，即至久久吐脓之时，亦仍可用此汤者，一以桔便可开之使下行，亦可托之俾吐出，一以甘草可以长肌肉，更可以益肺气也。

余无言曰：前葶苈大枣泻肺汤，系喘不得卧，上气迫塞，重症之方也，此桔梗汤，药性较平，喘促上气必轻微，此轻症之方也，察方思义，可以知之矣。

又曰肺痈之证，即西医所谓肺脓肿、（*Lungenabscess*）是也，为发于肺组织之脓肿，因酿脓菌侵袭而起，一、为气管吸入异物，二、为病毒转移肺脏，而成栓塞，三、为重症肺炎酿成，四、为胸部外伤，其中以肺炎之患部，变成化脓者，必然速死，故仲景原文有脓成则死之说，必对此种证状而云然也，脓肿已成局限性者，则现重笃证状，高热经数周不退，浊音亦久久不消，若脓肿穿破于气管枝内，则体温亦下降，略出脓痰，其量甚多，或发恶臭，其中含肺组织之碎片，脓肿既向气管枝穿破，则脓肿腔内，满占空气，故打诊听诊，得闻空洞音，脓肿治愈时，其脓腔因瘢痕而缩小，则该部半侧陷没，其有穿破于肋膜腔者，则发生化脓性肋膜渗出物，而成脓胸，此症在西医全无妥善治法，有时借助于手术，但危险性极大，鲜有愈者，十五年前，有某医药杂志，载新九一四之静脉注射，谓于肺痈有特效，近年以来，又无闻矣，反不若中医之治法，经方时方，均有效果，吐脓如非腐败性，或蔓延性者，多无生命危险且村姑老媪，亦有特效之方，即芥菜卤及鱼腥草之内服、是也。

附方

桔梗白散　外台秘要方，治证同前、桔梗汤（按当作治证同前葶苈大枣泻肺汤）。

桔梗　贝母（各三两）　巴豆（一分去皮熬研如脂）

上三味为散，强人饮服半钱七，羸者减之，病在膈上者，吐脓血，在膈下者泻出，若下多不止，饮冷水一杯，则定。

余无言曰：此方自注，谓治症同前桔梗汤，必误，盖内有巴豆，必非轻症桔梗汤所宜，予意、仍当用之于喘不得卧、喘鸣迫塞、之重症，据此，当作治同葶苈大枣泻肺汤为是。

徐彬曰：此即前桔梗汤证也，然此以贝母、巴豆，易去甘草，则迅利极矣，盖此等证，危在呼吸，以悠忽遗祸，不可胜数，或确见人强，或证危，正当以此急救之，不得嫌其力峻，而坐以待毙也。

沈明宗曰：以桔梗开提肺气，贝母清热、而化痰涎，巴霜峻猛热剂，急破其脓，驱脓下出。

苇茎汤 千金方，治欬有微热，烦满，胸中甲错，是为肺痈。

苇茎（二升） 薏苡仁（半升） 桃仁（五十枚） 爪瓣（半升）

上四味，以水一斗，先煮苇茎，得五升，去滓，内诸药，煮取二升，服一升，再服，当吐如脓。

魏荔彤曰：肺痈欲成未成之际，图治当早者也，苇小芦大，一物也，苇茎与芦根同性，清热利水，解渴除烦，佐以薏苡仁，下气宽中，桃仁、润肺滑肠，爪瓣、亦润燥清热之品，再服当吐如脓，可见为痈虽结，而脓未成，所以可治也，较之葶苈大枣汤，皂荚丸，皆得预治之法，仲景所谓始萌可救者也。

尤在泾曰：此方、具下热散结通瘀之力，而重不伤峻，缓不伤懈，可以补桔梗汤、桔梗白散、二方之偏，亦良法也。

又按肺痈诸方，其于治效，各有专长，如葶苈大枣，用治痈之始萌而未成者，所谓、乘其未集、而击之也，其苇茎汤，则因其乱、而逐之者耳，桔梗汤，剿抚兼行，而意在于抚，洵写王者之师，桔梗白散，则捣坚之锐师也，比而观之，审而行之，庶几各当，而无误矣。

丹波元简曰：案、楼氏纲目云，苇茎，即汀州间芦荻之粗种也，苇即芦，详见于沈拓补笔谈，魏注为是，圣惠方作青苇，爪瓣，圣惠方作甜瓜子，太平御览引吴普本草瓜瓣，瓜子也，张氏本经逢原云，甜瓜子，即甜瓜瓣，为肠胃内痈要药，千金治肺痈，有苇茎汤，肠痈有大黄牡丹汤，予尝用之，然必黄熟味甜者，方不伤胃，是也，而本草马志云，诸方推用冬瓜子，不见用甘瓜子者，潘氏续焰改用丝瓜瓣，并不可凭。

肺痈病证方治表 （第二十二表）

肺痈重证	欬唾浊沫，口干喘满，咽燥不渴，时振寒，吐脓如米粥，喘不得卧	葶苈大枣泻肺汤方
	肺痈，胸满胀，一身面目浮肿，鼻寒清涕出，不闻香臭酸辛，欬逆上气，喘鸣迫塞	
肺痈轻证	胸满，振寒脉数，咽干不渴，欬吐浊唾腥臭，久久吐脓如米粥	桔梗汤方

肺痈病附方表 （第二十三表）

已成证	肺痈重证唾不得卧	外台桔梗白散方
初起证	肺痈，欬有微热，烦满胸中，甲错	千金苇茎汤方

第十五篇　肺胀（肺气肿）

第八七条　欬而上气，此为肺胀，其人喘目如脱状，脉浮大者，越婢加半夏汤主之。

丹波元简曰：巢源云，肺虚感微寒，而成欬，欬而气还聚于肺，肺则胀，是为欬逆也，邪气与正气相搏，正气不得宣通，但逆上喉咽之间，邪伏则气静，邪动则气奔上，烦闷欲绝，故谓之欬逆上气也。

尤在泾曰：外邪内饮，填塞肺中，为胀、为喘、为欬、而上气，越婢汤散邪之力多，而蠲饮之力少，故以半夏辅其未逮，不用小青龙者，以脉浮且大，病属阳热，故利辛寒，不利辛热也，目如脱状者，目睛胀突，如欲脱落之状，壅气使然也。

余无言曰：金匮原文，以欬逆上气为标题，然文中则数称肺胀，是肺胀实为中医确定之病名也，丹波元坚谓、即后世所谓呷嗽、哮嗽、之属，亦未允当，盖呷嗽哮嗽，多有属虚者，欬之症状，多不显著，即今西医所谓气管支哮喘（Bronchinsthma）是也，至肺胀则可汗可利，多属实证，后世书无相当名称，是后人不研究之过，余意即今西医所谓肺气肿（Lungenemphysem）是也，其学说、谓肺气肿，多续发于慢性气管黏膜炎，因气管黏膜，呈慢性肿胀，分泌物蓄积肺泡内，呼吸时之空气，排除为之障害、故耳，凡因某种职业，其居处地之空气，多尘埃、烟火、灰粉者，往往为本症之原，肺受某种刺激，发生过度膨胀，因之肺组织中之弹力纤维，失其弹力性，以是呼吸时难于收缩，常保其吸息时之状态，同时肺泡亦渐渐萎缩，毛细血管之循环，亦大受限制，于是呼吸困难，步步加剧，两目圆睁，（图十三）或发水肿性症，甚至发生类似心脏停搏而死，至其主要症状，多有可供中说参证者，病者之胸廓，常为吸息扩张位，胸廓高举而扩张，与肺痿症胸廓陷凹，适成反比例，颈部短缩，胸廓强直若铠甲，形状若洋樽，膈膜低降颇甚，吸息困难而不深，又因肺脏与胸廓弹力减弱，及气管支炎，呼吸亦不能爽利，往往带强盛之类鼾声及笛声。

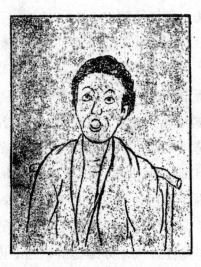

第十三图　肺胀咳喘上气但坐不得卧目如脱状

146

扣诊上，肺音清朗而低调，有如打空虚之纸匣者，以上所举，殆与经文所谓欬而上气，其人喘，时时吐浊，喉中水鸡声等，种种症状，不谋而合矣。

越婢加半夏汤方

麻黄（六两）　石膏（半斤）　生姜（三两）　大枣（十五枚）　甘草（二两）　半夏（半升）

上六味，以水六升，先煮麻黄，去上沫，内诸药煮，取三升，分温三服。

余无言曰：李东壁谓、麻黄为发散肺经郁热之药，此言极是，况麻黄与石膏并用清解肺热之力尤大，即据西医所云，亦系由慢性肺炎而来，则其为有郁热也、可知，既因分泌增加，气逆而胀矣，其壅塞之情况为何如，塞者开之，此一定之法，故仲景用越婢加半夏，重在麻石之开肺，佐以半夏之涤痰，其他则辅佐而已，近今西医亦知麻黄之功，用于麻黄中，提出一种有效成分，名曰爱佛特宁，治哮喘殊有奇效。

第八八条　肺胀，欬而上气，烦躁而喘，脉浮者，心下有水，小青龙加石膏汤主之。

尤在泾曰：此亦外邪内饮相搏之证，而兼烦躁，则挟有热邪，麻桂药中，必用石膏，如大青龙之例也，又此条见证，与上条颇同，而心下寒饮，则非温药、不能开而去之，故不用越婢加半夏，而用小青龙加石膏，温寒并进，水热俱捐，于法尤为密矣。

小青龙加石膏汤方

麻黄　芍药　桂枝　细辛　干姜　甘草(各三两)　五味子　半夏(各半升)　石膏(二两)

上九味，以水一斗，先煮麻黄，去上沫，内诸药煮，取三升，强人服一升，赢者减之，日三服，小儿服四合。

丹波元简曰：按千金麻黄汤，治肺胀欬嗽上气，咽燥脉浮，心下有水气，于本方内，去甘草干姜，用生姜。

第八九条　欬而上气，喉中水鸡声，射干麻黄汤主之。

尤在泾曰：欬而上气，肺有邪，则气不降，而反逆也，肺中寒饮上入喉间，为呼吸之气所激，则作声如水鸡，射干、紫苑、款冬、降逆气，麻黄、细辛、生姜、发邪气，半夏消饮气，而以大枣安中，五味敛肺，恐劫散之药，并伤及其正气也。

丹波元简曰：巢源云，肺病令人上气，兼胸膈痰满，气行壅滞，喘息不调，致咽喉有声，如水鸡之鸣也，案水鸡有二种，本草苏颂云，即今水鸡、是也，又司马相如传，颜注，庸渠，一名水鸡，即本草所谓也，此云水鸡，盖指而言，取其鸣声连绵不绝耳。

射干麻黄汤方

射干（三两） 麻黄（四两） 生姜（四两） 细辛 紫
苑 款冬花（各三两） 五味子（半升） 大枣（七枚） 半夏
（半升）

上九味，以水一斗二升，先煮麻黄，两沸去上沫，
内诸药煮，取三升分，温三服。

丹波元简曰：千金麻黄汤，治上气脉浮，欬逆，喉
中水鸡声，喘急不通，呼吸欲死，于本方内，去生姜、
细辛、紫苑、款冬花、五味子、半夏。

第九〇条 欬逆上气，时时吐浊，但坐不得眠，皂
荚丸主之。

尤在泾曰：浊浊痰也时时吐浊者，肺中之痰，随上
气而时出也，然痰虽出，而满不减，则其本、有固而不
拔之势，不迅而扫之不去也，皂荚味辛入肺，除痰之力
最猛，饮以枣膏，安其正也。

皂荚丸方

皂荚（六两刮去皮酥炙）

上一味，末之蜜丸梧子大，以枣膏和汤服三丸，日
三夜一服。

魏荔彤曰：皂荚去风理痹，正为其有除痰条垢之能
也，如今用皂荚澡浴，以除垢腻，即此理也。

沈明宗曰：皂荚能开诸窍，而祛风痰最疾，服三丸

者，是取峻药缓散之意也。

丹波元简曰：外台必效疗病喘息气急，喉中如水鸡声者，无问年月远近方，　肥皂荚（两挺）　好酥（一两）

上二味，于火上炙，去火高一尺许，以酥细细涂之，数翻覆，令得所，酥尽止，以刀轻刮，去黑皮，然后破之，去子皮筋脉，捣筛，蜜和为丸，每日食后服一丸，如熟豆，日一服，托取一行微利，如不利时，细细量加，以微利为度，日止一服。

第九一条　欬而上气，脉浮者厚朴麻黄汤主之脉沉者泽漆汤主之。（上气两字据千金补）

丹波元间曰：案此治肺胀之方，凡本篇诸条，肺痿肺痈之外，悉属肺胀，读者宜自知耳。

尤在泾曰：此不详见证，而但以脉之浮沉为辨，而异其治，按厚朴麻黄汤，与小青龙加石膏汤，大同，则散邪蠲饮之力居多，而厚朴辛温，亦能助表，小麦甘平，则同五味敛安正气者也，泽漆汤、以泽漆为主，而以白前、黄芩、半夏、佐之，则下趋之力较猛，虽生姜、桂枝、之辛，亦只为下气降逆之用而已，不能发表也，仲景之意，盖以欬皆肺邪，而脉浮者，气多居表，故驱之使从外出、为易，脉沉者，气多居里，故驱之使从下出为易，亦因势利导之法也。

李彣曰：欬者，水寒射肺也，脉浮者，停水而又挟风以鼓之也，麻黄去风散肺逆，与半夏细辛干姜五味子石膏同用，即前小青龙加石膏，为解表行水之剂也，然脾虚水亦不行，故用厚朴健运脾气，而水自下泄矣，杏仁下气去逆，小麦入心经，能通阳气，以助脾而成决水之功也，又云，脉沉为水，泽漆为君者，因其功专于消痰行水也，水性阴寒，桂枝行阳气以导之，然所以停水者，以脾衰不能制水，肺气仍逆，不能通调水道，故用人参、紫参、白前、甘草、补脾顺肺，用为制水利水之方也，黄芩、苦以泄之，半夏、生姜，辛以散之也。

厚朴麻黄汤方

厚朴（五两）　麻黄（四两）　石膏（三两）　杏仁（半升）　半夏（半升）　干姜（二两）　细辛（二两）　小麦（一升）　五味子（半升）

上九味，以水一斗二升，先煮小麦熟，去滓，内诸药煮，取三升，温服一升，日三服。

丹波元简曰：千金厚朴麻黄汤，治欬而大逆上气，胸满喉中不利，如水鸡声，其脉浮者，方与本篇同，案、本篇唯云，欬而脉浮，恐是脱遗，千金所载，却是旧文。

泽漆汤方

半夏（半升）　紫参（五两一作紫苑）　泽漆（三斤以上东流水五斗煮取一斗五升）　生姜（五两）　白前（五两）　甘

151

草　黄芩　人参　桂枝（各三两）

上九味，㕮咀，内泽漆汁中，煮取五升，温服五合，至夜尽。

丹波元简曰：案、千金泽漆汤，治上气其脉沉者，本篇亦似脱上气二字，且考本草，紫参不载治嗽之能，紫菀者、似是，白前、本草别录云、甘微温、无毒、治胸胁逆气，欬嗽上气、呼吸欲绝。

第九二条　上气喘而躁者，此篇为肺胀，欲作风水，发汗则愈。

余无言曰：此文甚简，惟以上气喘躁，欲作风水观之，则即前小青龙加石膏汤证，毫无疑义。

尤在泾曰：上气喘躁者，水性润下，风性上行，水为风激，气凑于肺，所谓激而行之，可使在山者也故曰：欲作风水，发汗令风去，则水复其润下之性矣，故愈。

丹波元简曰：案肺胀一证，诸家未有云、后世某证者，考上文云，肺胀欬而上气，又云、欬而上气，此为肺胀，由此观之，即后世所谓呷嗽、哮嗽之属，巢源云，痰气相击，随嗽动息，呼呷有声，谓之呷嗽，本事续方云，哮嗽、如拽锯、是也。

第九三条　上气面浮肿、肩息，其脉浮大不治，又加利尤甚。

尤在泾曰：上气、面浮肿、肩息，气但上升而不降矣，脉复浮大，则阳有上越之机，脉偏盛者，偏绝也，又加下利，是阴复从下脱矣，阴阳离决，故当不治，肩息，息摇肩也。

余无言曰：西医谓本症不能根治，然当其证状增恶时，苟能治疗减轻其气管枝黏膜炎，则可得一时轻快云，故其治法，与慢性气管枝黏膜炎同，是西医并无根治法也，中医方面，除末条、上气面浮肿肩息脉浮大下利者、不治外，其他诸条所言之证，则皆有治法，此中医之特长也，惟中医学说，并未明言此证为慢性欬嗽之续发病，且病理解剖，不若西说之翔实，此又其短也，盖中医重在认证，唯求药之对证，药能愈病，已算毕事，故每以理想推测病理病原，但其药理，丝毫不违背科学，如方中麻黄、葶苈、杏仁、桔梗等，为开肺泻肺之剂，因肺气壅遏，内饮泛滥，非开法不能出，非泻法不能去也，五味甘草，饮肺通络，半夏干姜，温化水饮，细辛桂枝之升散，泽漆皂荚之蠲驱，皆各成其用也，由此观之，是麻黄能开通肺泡气管之壅塞，五味能收敛弹力纤维之弛缓，尤足为诸药之冠也，中药之力，岂西医所能梦见哉，然西法中亦有可采者，即有心脏衰弱，或郁血性证者，则投以狄吉他利斯，（*Digitalis*）有水肿或胸水证状者，则投以狄乌雷汀，（*Diuretin*）有呼吸困难气管壅塞之证者，则注射爱司摩列星（*Astlimoysine*）及尼可命，（*Nicomin*）每有卓效，至于咳嗽不眠之用佗佛氏散,（*Pulv Doveri*）虽能取效于一时, 然内有阿片, 不过借麻醉之力, 取效于一时, 实非正治法也。

肺胀病证方治表 （第二十四表）

肺胀诸证	欬喘上气, 目如脱状, 脉浮大	越婢加半夏汤方
	欬喘上气, 烦躁, 心下有水, 脉浮	小青龙加石膏汤方
	欬而上气, 喉中水鸡声	射干麻黄汤方 附千金麻黄汤
	欬逆上气, 时时吐浊, 坐不得眠	皂荚丸方 附外台皂荚丸方
	欬而上气, 脉浮	厚朴麻黄汤方
	欬而上气, 脉沉	泽漆汤方
	上气喘躁, 欲作风水	补小青龙加石膏汤方
肺胀死证	上气而浮肿, 肩息, 脉浮大, 又加下利	不治

中　卷

江苏射水余无言编著

	曹向平	陈正平	
	袁正刚	陈小兰	
受业	朱佐才	潘纫娴	同校
	季雨苍	周秉常	
	周汉良	郭文忠	

第十六篇　奔豚气病篇（风气疝痛）

第九四条　奔豚病，气从少腹，上冲咽喉，发作欲死，复还止，皆从惊恐得。

余无言曰：奔豚一证，气病也，总由风寒直中腹中，故时结时散，结则并力以上冲，散则溃败而匿迹，此其特征也，其病之在体内，无一定之处所，如流寇然，聚散无常，既不在肠胃，又不在肾膀，既不在子宫，又不在腹膜，故古人无以名之，因其气在腹中，如豚家之奔突，忽然而来，忽然而去，遂名之曰奔豚，此古人象形而定病名，亦有不得已之苦衷也，奔豚之名，

155

始见于难经，曰、肾之积气，名曰贲豚，古人以一切少腹之病，皆责之于肾，此不明生理之过，无足怪也，而实即内经之冲疝、是也，疝之字义，从疒从山，言腹中有气坟起，如山脉之绵亘，而为疾苦也，因其气由腹冲心，故名冲疝，如豕奔突，故曰奔豚，至后世学者，以肾囊及睾丸肿大、为疝气或小肠气，失其旨矣，近世西医之所谓疝痛，（*Kolik*）或风气疝痛（*Colica fiatulenta*）其症状殆与本病相似，不过西医谓此两证之原因，皆由酸败而有酸酵性之饮食物而来，或不消化性之饮食物，亦能致之，但其证状，仅为下腹脐部周围之风气疝痛，或肠内瓦斯充满，紧张、压痛、嗳气、放屁等，绝未言及由少腹上冲心胸及上冲咽喉之状，则似是而非，而又不能强同也，或此识西土无之，亦未可知。

本条末句，谓、皆从惊恐得之，其义费解，尤在泾谓肾伤于恐，而奔豚写肾病也，此说难周，又曰：后奔豚证治三条，亦不必定从惊恐而得，此乃见道之言也，惟惊恐可以致病，却是事实，如小儿、因惊恐而发热生痉者有之，因惊恐、而发热困睡者有之，因惊恐、而发热夜惊者、有之，成人亦有因惊恐、而往来寒热如疟者，有因惊恐、而患感冒热病者，此其故，即当受惊受恐之一刹那间，毛窍顿开，卫气疏泄，风寒之邪，即乘机而入耳，故无何即发热而疾，此为数见不鲜之事，则经文谓奔豚由惊恐而得，此亦意中事也，至原文于惊恐字上，加一皆字，则未免太事穿凿矣。

程林曰：巢源云，夫奔豚气者，肾之积气，起于惊恐忧思所生，若惊恐则伤神，心藏神也，忧思则伤志，肾藏志也，神志伤动，气积于肾，而气下上游走，如豚之奔，故曰奔豚，其气乘心，若心中踊踊，如车所惊，如人所恐，五藏不定，食饮辄呕，气满胸中，狂痴不定，妄言妄见，此惊恐贲豚之状，若气满支心，心下闷乱，不欲闻人声，休作有时，乍瘥乍极，吸吸短气，手足厥逆，内烦结痛，温温欲呕，此忧思奔豚之状，诊其脉来触祝者，病贲豚也。

第九五条 奔豚，气上冲胸，腹痛，往来寒热，奔豚汤主之。

徐彬曰：此乃奔豚之气，与在表之邪相当者也，故状如奔豚，而气上冲胸，虽未至咽喉，亦如惊发之奔豚矣，但兼腹痛，是客邪有在腹也，且往来寒热，是客邪有在半表里也。

奔豚汤方

甘草　药劳　当归（各三两）　半夏（四两）　黄芩（二两）　生葛（五两）　芍药（二两）　生姜（四两）　甘李根白皮（一升）

上九味，以水二斗煮，取五升，温服一升，日三夜一服。

沈明宗曰：以芎归姜芍，疏养厥阴少阳气血之正，而驱邪外出，以生葛李根，崇解表里风热，而清奔豚逆上之邪，黄芩能清风化之热，半夏以和脾胃，而化客痰。

丹波元简曰：案、本草别录云，李根皮大寒无毒，治消渴，止心烦逆、奔豚气，知是李根皮，乃本方之主药。

余无言曰：本方之制，有黄芩、半夏、甘草、生姜，已估小柴胡之过半矣，既有寒热往来，即为邪在胸肋膈膜，半表半里之确征，然何以不用柴胡乎，余意柴胡、桂枝，在所必需也。

第九六条 发汗后，烧针令其汗，针处被寒，核起而赤者，必发奔豚，气从少腹上至心，灸其核上各一壮，与桂枝加桂汤主之。

金鉴曰：烧针即温针也，烧针取汗，亦汗法也，针处宜当避寒，若不知谨，外被寒袭，火郁脉中，血不流行，所以有结核肿赤之患也，夫温针取汗，其法亦为迅烈矣，既针而营不奉行作解，必其人素寒阴盛也，故虽有温针之火，但发核赤，又被寒侵，故不但不解，反召阴邪，而加针之时，心既惊虚，所以少腹阴邪，得上凌心阳，而发奔豚也，奔豚者，少腹阴邪之气，从少腹上冲于心，若豚之奔也，先灸核上各一壮者，外祛其寒邪，继与桂枝加桂汤者，内伐其阴邪也。

余无言曰：此条文、已见伤寒论中，至云，针处被寒，核起而赤，此为病原之一例，气从少腹上冲心，是病状之特征，但证之实际，往往不因针处被寒而起，多有少腹直接受寒而起者，执是以观，是受寒为其主因，不无疑义，大寒者，无形之气也，扪之而不得其状，视之而不见其形，吾人少腹之受寒者，其病状亦各有不同，有腹痛而便秘者，有腹痛而水泻者，有膀胱气滞而小便不爽者，有经停而少腹结痛者，此奔豚之气，从少腹上冲心，不过受寒症状之一耳，然其或有或无，忽痛忽止，果何故欤，推其原因，是体内之正气，与寒气互争，所起之纷扰现象也，比之于少阳病之寒热往来，正复类似，盖少阳病之寒热往来，亦邪正相争所造成，正胜邪、则发热，邪胜正、则又发寒，奔豚症之气忽上冲，是寒胜正之表现，气忽消散，是正胜邪之结果，故成此忽发忽止之局面也，至后世医家，违反仲景原意，不作寒断，谓是肾之积气，而引用桂枝加桂汤，亦谓为伐肾邪，泄肾气，真不可解矣，究竟与肾何关，胡言乱语，自欺欺人，后世以少腹一切病症，皆责之于肾，此必脉法所谓、尺以候肾，肾主下焦之说，以害之也。

奔豚一症，西医书中无类此详细之记载，如歇斯底里亚之妇人，腹中有积气冲动，名之曰、歇斯底里球，但彼为神经系统病，与此症又完全不同，然细考之，或即西医之风气疝痛，（*Colica flatulenon*）其症状谓腹部膨满、紧张、压痛、嗳气、腹鸣放屁等，但未说明、有气上冲心、气上冲咽喉之状、又未说明有忽作忽止之症候、然以奔豚气风气疝痛两病名观之、皆有一气字、则近是矣、其他病症，则与此不合，哈尔滨医学专门学校校长，阎德润氏，以西医立场，推测此症，其言曰：胃病中与此症状相似者，则为特发性胃扩张，或胃肌衰弱症，此症、为胃小弯、居于正当位置，而大弯、则下达于脐部以下之少腹，此乃胃中有液体及空气存在之征也，不知胃扩张及胃肌衰弱之症状，与此病截然不同，此症来去飘忽，有如鬼祟，忽然而来，则腹中奋起一条，有如木棒，（图十四）忽然去，则腹部濡软，一如常时，不似胃扩张及胃肌衰弱症、为慢性胃病，常常腹部膨大也，是阎氏之推测，根本即不能成立，盖此症实不在脏器之实质中者也。

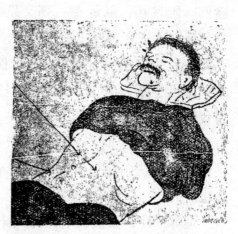

第十四图　奔腾证发作之起始及击上
冲途径之范围

桂枝加桂汤方

桂枝（五两）　芍药（三两）　甘草（二两炙）　生姜（三两）　大枣（十二枚）

上五味，以水七升，微火煮，取三升，去滓，温服一升。

余无言曰：本方即桂枝汤原方，加肉桂也，其目的、在以桂枝汤原方，缓解在内之寒气，另加肉桂，以温散少腹之积寒，而古今论者，极不一致，多半以为是桂枝汤原方，加重桂枝，故伤寒论中，亦是桂枝一味，加重二两，共为五两，此种错误，不知始于何时，而主张加肉桂者甚少，不独中医界，多以为是加桂枝即阎德润氏，亦于其所著伤寒评释中，云、系加重桂枝，盖彼以西医立场，谓桂枝为芳香性健胃药，又以中医之奔豚症，即西医之胃扩张，或胃肌衰弱症，故加重桂枝以治之也，其实根本即不是胃病，尤其不是慢性之胃扩张等病，用之有何益耶，惟恽铁樵氏，知其错误，云、桂枝加桂汤，下一桂字，当是肉桂，然以一当字测之，恽氏仅知其误而已，而究无实验以证明之，仍不能决读者之疑也。

余于奔豚一症，往昔曾治愈数人，均用桂枝汤加肉桂，药到病除，如响斯应，此得于庭训乃如是，然未敢以加桂枝一法，而以病家作试验品也，前年因与中国医学院同道，争论此点，乃欲一穷其究竟，适有赵姓妇，年四十余，以产后三日，体虚受寒，始则阵阵腹痛，继则气由少腹上冲，群医以为恶露未尽，多用行瘀散结之品，不效，其痛益剧，发则其气暴起，由脐下直上冲心，粗如小臂，硬如木棒，病者、则咬牙闭目，气息俱停，手足发冷，如此约四五分钟，腹中积气、四散，气息复旧，神情渐安，一日夜中，要发七八次、十余次、不等，延已一星期之久，始延余诊，余决写奔豚症，因欲试验加桂枝一法，是否有此能力，乃用桂枝六钱，芍药四钱，他药准此比例与服一剂，不效，再剂，亦不效，而病者则痛更加剧，体更愈甚，米饮且亦不进，余思不能再以病者作试验品矣，乃将桂枝减为四钱，与芍药等量，加顶上肉桂五分，嘱令将肉桂、另行熟冲与服，迨一服之后，其痛大减，脘腹之积气四散，时时嗳气，或行浊气，继服两剂，其病若失，余经此试验，适足以证明桂枝无此能力，读者之疑，可以决矣，盖桂枝气味俱薄，散表之力为专，肉桂气味俱厚，温里之力为大，今用桂枝以代肉桂，何济于事乎。

又患者赵某之子，年十九岁，身体素来瘦弱，面色晦黄，以腹部受寒，始则腹中不时作痛，后忽发作气冲胸腹，或左右攻卫，痛时咬牙闭目，头有微汗，而手足发冷，时作时止，举家视为怪病由李锡颐君介予诊治，予一见知为奔豚，为处桂枝汤加肉桂与服，一剂知，二剂大减，四剂痊愈。

西医治风气疝痛，用汤婆热、罨按摩等，内服则加蜜列花之微汗，薄荷油之香散，阿片安息香酒之止痛，重碳酸钠之散气，依的儿之止痛等，然皆不如中医桂枝加桂汤，及奔豚汤两方，彻底而速效也。

第九七条 发汗后，脐下悸者，欲作贲豚，茯苓桂枝甘草大枣汤主之。

周扬俊曰：汗本心之液，发汗而脐下痛悸者，心气虚而肾气动也，肾邪欲上凌心，故脐下先悸，取用茯苓，直趋肾界，以泄其水气，故真武汤以此为君，尚能摄外散之水，况于少阴藏中，欲作未作者耶。

茯苓桂枝甘草大枣汤方

茯苓（半斤） 甘草（二两炙） 大枣（十二枚） 桂枝（四两）

上四味，以甘澜水一斗，先煮茯苓，减二升，内诸药煮，取三升，去滓，温服一升，日三服，甘澜水法，取水二斗置大盆内，以杓扬之，水上有珠子五六千颗相逐取用之。

徐彬曰：仲景论证，每合数条，以尽其变，言奔豚由于惊，又言其从少腹冲至咽喉，又言其兼腹痛，而往来寨热，又言其兼核起，而无他病，又言汗后脐下悸，欲作奔豚而未成者，其浅深了然用和解，用温里，用桂、不用桂，酌治微妙，奔豚一证，病因证治，无复剩义，苟不会仲景立方之意义，则峻药畏用，平剂寡效，岂古方不宜于今哉。

附方

奔豚方 广济方，治奔豚气在心，吸吸短气，不欲闻人语声，心下烦乱不安，发作有时，四肢烦疼，手足逆冷。

于前奔豚汤内，去芎䓖、当归、黄芩、生葛、芍药、生姜，加干姜、茯苓、人参、附子、桂心。

奔豚茯苓汤 集验方，治短气，五藏不足，寒气厥逆，腹胀满，气贲走冲胸膈，发作气欲绝，不识人，气力羸弱，少腹起腾涌，如豚子走上走下，驰往驰来，寒热，拘引阴器，手足逆冷，或烦热者。

于奔豚汤内，去黄芩、芍药，加茯苓、人参。

奔豚气方 集验方，治气从下上者。

于湾豚汤内，去甘草、芎䓖、当归，加人参、桂心。

奔豚汤 小品方，治手足逆冷，胸满气促，从脐左右起，郁冒者。

于前奔豚汤内，去当归、葡萄、半夏、生姜，加桂心、栝蒌人参。

牡蛎奔豚汤 小品方，治贲豚气，从少腹起撞胸，手足逆冷。

牡蛎（三两熬）　桂心（八两）　李根白皮（一斤切）　甘
草（三两炙）

上四味，切，以水一斗，煮取李根皮，得七升，去
滓，内余药，煮取三升，温服五合，日三夜再服。

李根汤　活人方，治气上冲，正在心端。

于奔豚汤内，去芎䓖、生葛，加茯苓、桂枝。

奔豚病方治表　（第二十五表）

奔豚重证	气从少腹，上冲咽喉，发作欲死，复还止	奔豚汤方
	气上冲胸，腹痛，往来寒热	
	发汗后，烧针令其汗，针处被寒，外则核起而赤者，气上冲心	桂枝加桂汤方
奔豚轻证	发汗后，脐下悸，欲作贲豚	苓桂草枣汤方

奔豚病附方证治表　（第二十六表）

奔豚	气冲心呼吸短气，厌闻人语，心烦不安，发作有时，四肢疼，手足冷	广济奔豚方
	短气、寒气厥逆、腹胀满、气冲胸膈、腹中如豚子上下、寒热拘引、阴器手足逆冷烦热	集验奔豚茯苓汤
诸证	奔豚气从下向上者	集验奔豚气方
	手足逆冷，胸满气促，从脐左右起郁冒	小品奔豚方
	气从少腹起，撞胸手足逆冷	小品牡蛎奔豚方
	气上冲，正在心端	活人李根汤

第十七篇　胸痹心痛病篇（胸统膜炎及横膈膜纵膈膜炎）

第九八条　胸痹之病，喘息欬唾，胸背痛，短气，寸口脉沉而迟，关上小紧，栝蒌薤白白酒汤主之。（小紧下原有数字今删）

巢胸胸痹候云，寒气客于五脏六腑，因虚而发，上冲胸间，则胸痹，胸痹之候，胸中愊愊如满，噎塞不利，习习如痒，喉里涩，唾燥，甚者心里强痞急痛，肌肉苦痹，绞急如刺，不得俯仰，胸前肉皆痛，手不能犯，胸满短气，欬唾引痛，烦闷，自汗出，或彻背膂，其脉浮而微者，是也，不治、数日杀人，又心痛候云，心痛者，风冷邪气，剩于心也，其痛发，有死者，有不死者，有久成疹者，心为诸藏主、而藏神，其正经不可伤，伤之而痛，为真心痛，朝发夕死，夕发朝死，心有支别之络脉，其为风冷所剩，不伤于正经者，亦令心痛，则乍间乍甚，故成疹不死。

程林曰：内经曰：肺痹者，烦满，喘而呕，心痹者，脉不通，烦则心下鼓，暴上气而喘胸中者，心肺之分，故作喘息欬唾也，诸阳受气于胸，而转行于背，气痹不行，则胸背为痛，而气为短也，寸脉沉迟，关脉小紧，皆寒客上焦之脉，数字、误。

余无言曰：本症以胸部内外，发作偻麻质斯性疼痛，为主征，即西医之胸统膜炎、是也，所谓胸痹，统一胸部而言之，且其痛，有放射性，及牵掣性，故后文有胁下逆枪心，诸逆心悬痛，心痛彻背，背痛彻心之文，所谓心痛，即心窝部疼痛之谓，盖明其疼痛，有中心点也，但不定是心脏本体，盖果为真心痛，即西医之绞心症，为不治之症，此皆可治，故知非绞心症之心痛也，兹特分析言之，所谓胸统膜炎者，是统一胸腔之内膜，多处发炎之谓，甚则连及横膈膜，纵膈膜，而达心囊，心囊，即中医之心包络，凡痛连胁下，近于胃部，吸气时增剧，咽物时尤甚，或发呕吐者，是延及横膈膜而发炎，即所谓胁下逆、枪心，是也，凡胸中膈觉痛，中如侧掌，前牵胸而后掣背者，是延及纵膈膜而发炎，即所谓心痛彻背、背痛彻心，是也，心脏搏动之部，内有疼痛，而兼恶寒发热，心悸亢进，心动微弱，脉搏增加者，是延及心囊发炎，即所谓诸逆心悬痛，是也，但中医古代，生理解剖，究欠明了，故只能以胸痹心痛赅之，不能道其详耳。

以上所举诸证，多为继发性证，往往于急性传染病，急性关节偻麻质斯等，而继发之，故本证后列诸方治，用表药者绝少，而用攻痰泄气者独多，其明证也，盖内膜既经热炎，每因过去、用药之何如，经过之长短，及体质不同，而其发炎部之分泌物，亦有多寡不同也，分泌物之少者，曰、干性炎，分泌物之多者，曰湿性炎，即伤寒论中之小青龙证，十枣汤证，亦湿性胸肋膜炎之一种，不过彼无痹痛之特征，而此则有之，即十枣汤证，虽有胁下满痛，亦不如此之甚，彼皆有表证，而此则无之，彼属饮之泛滥，此属饮之滞着，彼属大实，此则兼虚，故治法亦不同耳，然本证之主征，为胸痹而痛，是胸肋膈间之神经，亦发炎矣，究其原因，仍为急性传染病，及偻麻质斯之表邪入里、所致，岂一朝一夕之故哉。

曹颖甫曰：劳力伛偻之人，往往病此，予向在同仁辅元堂亲见之，病者但言胸背痛，脉之，沉而涩，尺至关上紧，虽无喘息欬吐，其为胸痹，则确然无疑，问其业，则为缝工，问其原因，则为寒夜伛偻制裘，裘成稍觉胸闷，久乃作痛，予即书栝蒌薤白白酒汤授之，方用栝蒌五钱，薤白三钱，高粱酒一小杯，二剂而痛止，翌日，复有胸痛者求诊，右脉沉迟，左脉弦急，气短，问其业，则亦缝工，其业同，其病同，脉则大同而小异，予授以前方，亦二剂而瘥，盖伛偻则则胸膈气凝，用力则背毛汗泄，阳气虚、而寒气从之也。

栝蒌薤白白酒汤方

栝蒌实（一枚捣） 薤白（半斤） 白酒（七升）

上三味，同煮，取二升，分温再服。

张氏医通曰：栝蒌性润，专以涤垢腻之痰，薤白臭秽，用以通秽浊之气，同气相求也，白酒熟谷之液，上通于胸中，使佐药力上行，极而下耳。

第九九条 胸痹不得卧，心痛彻背者，栝蒌薤白半夏汤主。

尤在泾曰：胸痹不得卧，是肺气上而不下也，心痛彻背，是心气塞而不和也，其痹为尤甚矣，所以然者，有痰饮以为之援也，故于胸痹药中，加半夏以逐痰饮。

余无言曰：本条虽未言喘息欬唾，但以胸痹而至不得卧，则其喘息而胸满也，不言可知，非痰饮之多，必不致此，且心痛彻背，则心囊、及纵膈膜，亦发炎矣，故于前方中加半夏，以泻痰饮，亦半夏泻心汤之意也。

栝蒌薤白半夏汤方

栝蒌实（一枚捣） 薤白（三两） 半夏（半升） 白酒（一斗）

上四味，同煮，取四升，温服一升，三日服。

第一〇〇条 胸痹，心中痞气，气结在胸，胸满胁下逆抢心，枳实薤白桂枝汤主之，人参汤亦主之。

魏荔彤曰：胸痹，自是阳微阴盛矣，心中痞气，气结在胸，正胸痹之病状也，再连胁下之气，俱逆而枪心，则痰饮水气，俱剩阴寒之邪，动而上逆，胸胃之阳气，全难支拒矣，故用枳实薤白桂枝汤，行阳开郁，温中降气，犹必先后煮制，以融和其气味，俾缓缓荡除其结聚之邪也，再或虚寒已甚，无敢恣为开破者，故人参汤亦主之，以温补其阳，使正气旺、而邪气自消，又治胸痹从本治之一法也。

余无言曰：胸痹而兼心中痞气，气结在胸，此又一病型也，伤寒论谓痞气与结胸之成，由于下之太早，本条之证，当亦不能例外，既胸痹而气痞结胸矣，非温补其阳，则气不化、而结不解，所举两方，亦参合桂枝人参汤，半夏泻心汤，甘草泻心汤之法者，盖桂枝人参汤中，有桂枝、人参、干姜，半夏泻心汤，及甘草泻心汤中，有人参、甘草、干姜也。

枳实薤白桂枝汤方

枳实（四枚）　厚朴（四两）　薤白（半斤）　桂枝（二两）　栝蒌实（一枚捣）

上五味，以水五升先煮，取二升，去滓，内诸药，煮数沸，分温三服。

人参汤方

人参　甘草　干姜　白术（各三两）

上四味，以水八升煮，取三升，温服一升，日三服。

程林曰：此即理中汤也，中气强，则痞气能散，胸满能消，胁气能下，人参、白术，所以益脾，甘草、干

姜，所以温胃，脾胃得其和，则上焦之气开发，而胸痹
亦愈。

第一〇一条 胸痹，胸中气塞，短气，茯苓杏仁甘
草汤主之，橘枳生姜汤亦主之。

金鉴曰：胸中急痛，胸痹之重者也，胸中气塞，胸
痹之轻者也。

程林曰：膻中为气之海，痹在胸中，则气塞短气
也，神农经曰：茯苓主胸胁逆气、杏仁、主下气，甘
草、主寒热邪气，为治胸痹之轻剂。

茯苓杏仁甘草汤方
茯苓（三两） 杏仁（五十枚） 甘草（一两）
上三味，以水一斗，煮取五升，温服一升，日三
服，不差更服。

橘皮枳实生姜汤方
橘皮（一斤） 枳实（三两） 生姜（半斤）
上三味，以水五升，煮取二升，分温再服。
程林曰：气塞气短，非辛温之药，不足以行之，橘
皮枳实生姜辛温，同为下气药也，内经曰：病有缓急，
方有大小，此胸痹之缓者，故用君一臣二之小方也。

第一〇二条 胸痹缓急者薏苡仁附子散主之。
程林曰：寒邪客于上焦，则痛急，痛急、则神归

之，神归之、则气聚，气聚、则寒邪散，寒邪散、则痛缓，此胸痹之所以有缓急者，亦心痛去来之义也，薏苡仁以除痹下气，大附子以温中散寒。

李彣曰：缓急者，或缓而痛暂止，或急而痛复作也，薏苡仁入肺利气，附子温中行阳，为散服，则其效更速矣。

薏苡仁附子散方

薏苡仁（十五两）　大附子（十枚炮）

上二味，杵为散，服方寸匕，日三服。

第一〇三条　心中痞，诸逆，心悬痛，桂枝生姜枳实汤主之。

程林曰：心中痞，即胸痹也，诸逆、如胁下逆抢心之类，邪气独留于上，则心悬痛，枳实以泄痞，桂枝以下逆，生姜以散气。

尤在泾曰：诸逆赅痰饮客气而言，心悬痛，谓如悬物动摇而痛，逆气使然也。

金鉴曰：心悬而空痛，如空中悬物，动摇而痛也，用桂枝生姜枳实汤，通阳气，破逆气，痛止痞开矣。

余无言曰：本条明言心悬痛，是痛有一定之点矣，此实心囊发炎之故，故病者自有心悬痛之感觉也。

桂枝生姜枳实汤方

桂枝　生姜（各三两）　枳实（五枚）

上三味，以水六升煮，取三升，分温三服。

第一〇四条　心痛彻背，背痛彻心，乌头赤石脂丸主之。

金鉴曰：心痛彻背，尚有休止之时，故以栝蒌薤白白酒加半夏汤、平剂治之，此条心痛彻背，背痛彻心，是连连痛而不休，则为阴寒邪甚，浸浸乎阳光欲熄，非薤白白酒之所能治也，故以乌头赤石脂丸主之，方中乌附椒姜，一派大辛大热，别无他顾，峻逐阴邪而已。

李彣曰：心痛在内而彻背，则内而达于外矣，背痛在外而彻心，则外而入于内矣，故既有附子之温，而复用乌头之迅，佐干姜行阳，大散其寒，佐蜀椒下气，大开其郁，恐过于大散大开，故复佐赤石脂入心，以固涩而收阳气也。

余无言曰：前条文冒、心痛彻背者，已胸痹不得卧矣，本条则心痛彻背，背痛彻心，则其胸痹不得卧尤甚焉，前方栝蒌半夏汤，力有不及，乃不得不以乌附姜椒等、一派大温之品，以开其痹矣。

乌头赤石脂丸方

乌头（一分炮）　蜀椒　干姜（各一两）　附子（半两）　赤石脂（一两）

173

上五味，末之，蜜丸如梧子大，先食服一丸，日三服，不知稍加服。

余无言曰：中医治胸痹心痛之方，略如上述，西医于胸统膜炎，及心囊炎等，之治法，其于消炎目的，住往用冰囊，贴于患部，但此法实不适用，每有因此败事者，或用碘酒外搽，以促渗出物之吸收，或用芥子纸（*Charta Sinapisata*）以诱导引赤，近则赏用安福消肿膏之涂布，使患者静卧，每有卓效，内服药所常用者，为水杨酸钠，因其有发汗退热消炎之功也，对于止痛，则阿司必灵、安替派林、匹拉蜜童、凡拉蒙等，皆可选用，疼痛之甚者，宜用盐酸吗啡之皮下注射，如为渗出性胸膜炎，而兼心脏衰弱者，则当用狄吉他利司（*Digitalis*）强心利水，或狄乌雷汀（*Diureitin*）亦可，如体气较实，兼有发热者，可用比路卡儿品（*Pilocarpin*）注射，以发其汗，则胸中之炎性渗出物，亦可消散，惟用此药及其他峻下剂时，宜防虚脱之险，若液体潴留过多时，可用套管针之穿刺，晚近用青霉素（*Penicilline*）及磺胺制剂之爱司地，（*Sulfadiazine*）爱司爱姆，（*Sulfamerazine*）奏效颇著。

附方

栝蒌汤　千金方，主治与前栝蒌薤白白酒汤同。

栝蒌实（一枚）　半夏（半升）　薤白（一斤）　枳实（二

两）　生姜（四两）

上五味，㕮咀，以白浆一斗，煮取四升，服一升，日二，仲景肘后，不用生姜枳实半夏。

胸痹方　圣惠方，治胸痹不得卧，心痛彻背。

栝蒌（一枚）　桂心（三分）　半夏（一两汤洗七遍去滑）

上三味，捣筛为散，每服三钱，以浆水一中盏，入薤白七茎，生姜半分，煎至六分，去滓，稍热频服。

桂心三物汤　千金方，治心下痞，诸逆悬痛。

桂心（二两）　胶饴（半斤）　生姜（二两）

上二味，切，以水四升，煮二味，取三升，去滓，内饴，分三服。

九痛丸　此非仲景方，外台引千金，名附子丸，治九种心痛。

附子（三两）　生狼牙（一两炙香）　巴豆（一两去皮心熬研如脂）　人参　干姜　吴茱萸（各一两）

上六味，末之，炼蜜丸，如梧子大，酒下，强人初服三丸，日三服，弱者二丸。

兼治卒中恶，腹胀痛，口不能言，又治连年积冷流注，心胸痛，并冷冲上气，落马坠车，血疾等，皆主之，忌口如常法。

程林曰：九痛者，一、虫心痛，二、注心痛，三、风心痛，四、悸心痛，五、食心痛，六、饮心痛，七、冷心痛，八、热心痛，九、来心痛，虽分九种，不外结

175

聚痰饮，结血虫注，寒冷而成，附子、巴豆，散寒冷、而破坚积，狼牙、茱萸，杀虫注、而除痰饮，干姜、人参，理中气、而和胃脘，相将治九种之心痛，巴豆除邪杀鬼，故治中恶，腹胀痛，口不能言，连年积冷流注，心胸痛，冷气上冲，皆宜于辛热，辛热能行血破血，落马坠车，血凝血结者，故并宜之。

胸痹病证方治表 （第二十七表）

胸痹诸证	喘息，欬唾，胸背痛，短气，寸脉沉迟关脉小紧	栝蒌薤白白酒汤方
	不得卧心痛彻背	栝蒌薤白半夏汤方
	心中痞气，气结胸满，胁下逆抢心	枳实薤白桂枝汤方人参汤方
	胸中气塞短气	茯苓杏仁甘草汤方橘枳生姜汤方
	胸痹缓急者	薏苡仁附子散方
	心中痞，诸逆心悬痛	桂枝生姜枳实汤方
	心痛彻背，背痛彻心	乌头赤石脂丸方

胸痹病附方证治表 （第二十八表）

胸痹	同前表第一证	千金栝蒌汤方
	同前表第二证	圣惠胸痹方
	同前表第六证	桂心三物汤方
	九种心痛	外台九痛丸即附子丸

第十八篇　虚寒腹满痛（包括疝痛及风气疝痛）

第一〇五条　寸口脉弦者，即胁下拘急而痛，其人啬啬恶寒也。

尤在泾曰：寸口脉弦，亦阴邪加阳之象，故胁下拘急而痛，而寒从外得，与趺阳脉弦之两肢疼痛有别，故彼见便难，而此有恶寒也。

余无言曰：此体气素虚，外受寒侵，故有啬啬恶寒之表证，而兼胁下拘急作痛之半表里证也，不言发热者，即伤寒论，所谓"或未发热"之意也，正气不充者，往往如是，余意柴胡桂枝汤，去黄芩，增芍药，为最对证，盖以桂枝解啬啬恶寒，柴胡和胁下拘痛，生姜半夏以温之，人参草枣以补之，因无热候，而去黄芩，因防腹痛，而增芍药，若寒甚，再加干姜，亦无不可也。

第一〇六条　中寒家，喜欠，其人清涕出，发热色和者，善嚏。

尤在泾曰：阳欲上而阴引之，则欠，阴欲入而阳拒之，则嚏，中寒者，阳气被抑，故喜欠，清涕出，发热色和，则邪不能留，故善嚏。

魏荔彤曰：此诸证，俱为外感寒邪者、言也，外感寒邪，于胀满病何与，以胀满病其中，亦有内外合邪者，故必明辨乎外中寒之证，所以为内中寒之应也。

余无言曰：此体虚受寒，而患鼻感冒者，用桂枝汤小剂，微和其表，使鼻道黏膜，炎性减退，则不致内传气管枝，而发热欬嗽矣，善嚏者，发热色和邪在浅表，所入未深，体工上尚有驱邪外出之势，故鼻黏膜受分泌物之刺激，发痒而作喷嚏也。

第一〇七条　中寒，其人下利，以里虚也，欲嚏不能，此人肚中寒。

尤在泾曰：中寒而下利者，里气素虚，无为捍蔽，邪得直侵中藏也，欲嚏不能者，正为邪逼，既不能却，又不甘受，于是正欲动而复止，邪欲去而仍留也。

余无言曰：此为体虚受寒，而患水泻者也，设非腹中寒甚而下利，则气不下驱，而鼻嚏可以作矣，此所以欲嚏不能者，正以腹中寒甚下利，中气因里虚而下驱，则欲作嚏，而又不能作耳，此又当以理中吴萸等治之为得矣，前条言、发热色和者，善嚏，则此条因里虚下利，其不发热，色不和，而反形寒也，可知。

第一〇八条　夫瘦人绕脐痛，必有风冷，谷气不行，而反下之，其气必冲，不冲者，心下则痞。

尤在泾曰：此又似里实，而实为虚冷，是宜温药以助之行者也，乃反下之，谷出而风冷不与俱出，正乃益虚，邪乃无制，势必上中，若不冲者，心下则痞。

余无言曰：特标瘦人，是体弱阳虚之人也，其胃纳必不健运，不似体壮者之必健唉也，体壮健唉之人，每每易成胃家实，体虚胃弱之人，胃家实属不易成，故只当用理中温之，而不当下，若误下之，证本非实，则虚寒之气，必上冲或痞结也，然此证之所以致误者，在绕脐痛三字，因伤寒阳明篇有绕脐作痛，用大承气之文也，不知本条之绕脐痛，乃是属虚，必喜揉按，舌苔亦必白滑，阳明篇之绕脐痛，必拒揉按，舌苔亦必燥黄，证之虚实，岂可不辨乎。

本症在西医则名之疝痛，（Kolik）为不消化性或腐败性之食物、蛔虫、铅毒、宿便、胆石等，直持刺戟而起，其症状为下腹部脐边之发作性疝痛，由压迫而轻减，下腹部知觉神经过敏，甚至痛有放射性而牵及两胁者，治法则处以下剂，施局部温罨法，以及加蜜列花、缬草酒、薄荷油、阿片酒等之内服，与风气疝痛大体相同。

第一○九条 趺阳脉微弦，法当腹满，不满者必便难，两胠疼痛，此虚寒从下上也，当以温药服之，尤在泾曰：趺阳、胃脉也，微弦、阴象也，以阴和阳，脾胃受之，则为腹满，设不满，则阴邪必旁攻胠胁，而下闭谷道，为便难，为两胠疼痛，然其寒不从外入，而从下上，则病自内生，所谓、肾虚则寒动于中也，故不当散而当温。

余无言曰：此条以下，皆因虚感寒，而胸腹满痛也，满是脾虚气胀，痛乃寒气侵凌，只有温中之法为对证，脾胃喜温而冷，得温药之护持，则脾能起收缩作用，逼血灌注胃底，胃中阳热增加，分泌旺盛，阳和一转，寒自散矣，所以不用表药者，此属体气素虚，而寒邪直中，外无表证，故只当温其里，而不当解其表耳。

第一一〇条　腹满时减，复如故，此为寒，当与温药。

徐彬曰：腹满有增减，则非藏真粘着之病，所以得阳即减，得阴加满，故曰：此为寒，当温药。

积林曰：腹满不减，故用承气下之，此腹满时减，则寒气或聚或散，当与温药以散其寒。

第一一一条　病者腹满，按之不痛为虚，痛者为实，可下之，舌黄未下者，下之黄自去。

沈明宗曰：此以手按，辨腹满虚实也，按之不痛，内无痰食燥尿壅滞，即知虚寒而满，当以温药，若按之痛，乃以外手，而就内结痰食燥屎，则知内实，是可下之，而又以舌黄验定虚实，若舌有黄苔，即是湿热内蒸，为未经下过，必须下之，则黄自去，而胀满自除，舌无黄苔，是近虚寒，又非下法矣。

张隐庵曰：中胃按之而痛，世医便谓有食，夫胃为水谷之海，又为仓廪之官，胃果有食，按必不痛试将饱食之人，按之痛否，惟邪气内结，正气不能从膈出入，按之则痛，又胃无谷神，藏气虚而外浮，按之亦痛，若不审邪正虚实，概谓有食，伤人必多，又按者当轻虚平按，若不得法，加以手力，未有不痛者。

第一一二条 病腹满，发热十日，脉浮而数，饮食如故，厚朴七物汤主之。

徐彬曰：此有表复有里，但里挟燥邪，故以小承气为主，以和其里，而合桂甘姜枣，以和其表，盖腹之满，初虽因于微寒，乃胃素强，故表寒不入，而饮食如故，但腹满发热，且脉浮数，相持十日，此表里两病，故两解之耳，此即大柴胡之法也，但脉浮数，邪尚在太阳，故用桂枝去芍药，合小承气耳。

厚朴七物汤方

厚朴（半斤） 甘草 大黄（各三两） 大枣（十枚） 枳实（五枚） 桂枝（二两） 生姜（五两）

上七味，以水一斗煮，取四升，温服八合，日三服，呕者加半夏五合下利去大黄寒多者加生姜至半斤。

张氏医通曰：较之桂枝加大黄汤，多枳朴而少芍药，以枳朴专泄壅滞之气，故用之，此腹但满而不痛，与阴血无预，芍药专收耗散之阴，故去之。

第一一三条 腹中寒气，雷鸣切痛，胸胁逆满，呕吐，附子粳米汤主之。

程林曰：灵枢经曰，邪在脾胃，阳气不足，阴气有余，则中寒，肠鸣腹痛，盖脾胃喜温而恶寒，寒气客于中，奔迫于肠胃之间，故作雷鸣切痛，胸胁逆满呕吐也，用附子粳米汤，散寒止逆。

附子粳米汤方

附子（一枚炮） 半夏（半升） 甘草（一两炙） 大枣（十枚） 粳米（半斤）

故五味，以水八升，煮米熟汤成，去渣，温服一升，日三服。

第一一四条 病腹满，痛而闭者，厚朴三物汤主之。（病腹满三字编者补）

尤在泾曰：痛而闭，六府之气不行矣，厚朴三物汤，与小承气同，但承气意在荡实，故君大黄，三物意在行气，故君厚朴。

厚朴三物汤方

厚朴（半斤） 大黄（四两） 枳实（五枚）

上三味，以水一斗二升，先煮二味，取五升，内大黄煮，取三升，温服一升，以利为度。

第一一五条 腹满不减，减不足言，当下之宜大承气汤。

金鉴曰：腹满时减时满，虚满也，腹满常常而满，实满也，腹满不减，虽减不过稍减，不足言减也，虚满当温，实满当下，故宜大承气汤下之。

尤在泾曰：减不足言，谓虽减而不足云减，所以引其满之至也，故宜大下，以上二方，虽缓急不同，而攻泄则一，所谓中满者，泻之于内也。

余无言曰：此条腹满不减，是对上二条之证，均用厚朴大黄枳实而言也，言用前方不效而腹满如故者，则当以大承气迅攻之矣，经文错乱，将本条置于大柴胡汤方后，错也。

第一一六条 按之心下满痛者此为实也当下之宜大柴胡汤。

尤在泾曰：按之而满痛者，为有形之实邪，实则可下，而心下满痛，则结处尚高，与腹中满痛不同，故不宜大承气，而宜大柴胡。

魏荔彤曰：此为邪实，而且挟热者、言也，仲景叙之伤寒论太阳篇矣，云伤寒、十余日热结在里，复往来寒热者，与大柴胡汤主之，本条宜下之，而不用大承气，乃出大柴胡者，正与伤寒论篇中，所言相符也。

丹波元简曰：案、数说如是，而金鉴谓满痛之下，当有有潮热之三字，若无此三字，则不当与大柴胡汤，此尤有理，然今据脉经，而味经旨，此亦厚朴三物汤之证，宜大柴胡汤五字，恐是衍文，其方亦错出。

大柴胡汤方

柴胡（半斤） 黄芩（二两） 芍药（三两） 半夏（半

斤）枳实（四枚炙）大黄（二两）大枣（十二枚）生姜
（五两）

上八味，以水一斗二升，煮取六升，去滓，再煎，
温服一升，日三服。

虚寒腹满痛病证方治表 （第二十九表）

	寸脉弦，胁下拘急而痛，啬啬恶寒	补柴胡桂枝汤去芩增芍
	中寒家，喜欠，清涕出，喜嚏，发热色和	补桂枝汤小剂
腹满痛诸证	中寒，下利，欲嚏不能，里虚肚中寒	辅理中汤方 吴茱萸汤方
	瘦人绕脐痛，有风寒，欲气不行，又下之，气上冲，或心下痞	补理中法
	趺阳脉微弦，或腹满，或便难，两胠疼痛，虚寒从下上	
	腹满时减，复如故，中有寒	
	腹满，按之不痛为虚，痛者为实，舌黄	补承气法
	腹满，发热十日，脉浮而数，饮食如故	厚朴七物汤方
	腹中寒气，雷鸣切痛，胸胁逆满呕吐，病腹满痛而闭者	附子粳米汤 厚朴三物汤
	腹满不减，减不足言	大承气汤方
	腹满，按之心下痛	大柴胡汤方

第十九篇　寒疝（包括腹膜炎肋膜炎及疝痛）

第一一七条　脉弦而紧，弦则卫气不行，即恶寒，紧则不欲食，邪正相搏，即为寒疝，寒疝绕脐痛，若发则白汗出，手足厥冷，其脉沉弦者，大乌头煎主之。

魏荔彤曰：平素阳虚阴盛，积寒在里，以召外寒，夹杂于表里而为患者也，表里之寒邪既盛，而正阳与之相搏，寒邪从下起，结聚于至阴之分，而寒疝成矣，寒疝既成，伏于少腹，绕脐痛，发止有时，发则白津出，此汗、本下部虚寒阴邪，逼迫外越故也，及阴寒积久而发，四肢厥冷，脉得沉紧，何非寒厥之气为害也耶。

金鉴曰：疝病犯寒即发，故谓之寒疝也，其病发则绕脐，少腹急痛，恶寒汗出，手足厥冷，不欲饮食，脉弦而紧，主急主痛，此寒疝应有之证脉也，主之乌头煎者，是专以破邪治标为急，虚实在所不论，故曰：强人服七合，弱人服五合也。

余无言曰：寒疝之证，以腹内剧痛写主征，本条及后列诸条，有绕脐痛，白津出，手足厥冷，胸痛，胁痛，里急，手足不仁，呕吐，腹满，气上冲，上下痛不可触近等证，确为西医之急性腹膜炎（*Peritonitis Acuta*）也，所谓急性腹膜炎者，突起剧烈之腹痛，手不可近，剧烈之呕吐，或兼呃逆，急速之脱力，脉搏细数，四肢厥冷，呼吸浅短，腹部压痛，鼓肠膨满，腹壁紧张，硬固如板，甚则两胁亦张痛，肝浊音消失，外而恶寒发热，内而烦渴便秘，若不速治、多于数日内，因急速之虚脱或吐粪症而死。

西医谓本症之原因，多由细菌传染而生，亦有因化学刺激，或器械刺激、而起者，病菌之侵入腹腔，不外三途，一、因血行之传递，而入腹腔者，二、由邻近脏器，而入腹腔者，三、因外伤，由外达内者，有原发性及继发性之两种，如急性冒寒、冒风、诸病，及久卧湿地，均能使血管呈一时性收缩，便于细菌侵入，而发病者，此为原发性症，如诸种热性传染病，产褥热，脓毒症，蚓突炎，盲肠炎，肠管肿疡，肠嵌顿，便秘，腹部脓肿，肝肾病，膀胱、子宫、卵巢、等炎症，而波及者，则为继发性症。

中医以受寒为此证原因，殆即西医所谓冒寒、冒风、受湿、之原发性证也，其证状为绕脐作痛，发则白津出，白津者，冷汗也，冷汗每如浆液，故曰白津，金鉴曰：当作自汗出，非是，何以知为冷汗耶，由下文、手足厥冷句，知之也，当腹痛剧作，冷汗如浆，手足厥冷之时，其脉必由弦紧，变为沉紧，若痛势稍松，则又转弦紧矣，金鉴谓、此条脉象重出，因前有弦紧之文，后又有沉紧之字，一证两脉，必不如是，而实不知、弦紧为未发时腹满之脉，沉紧为已发时腹剧痛之脉也，否则白津出句上，冠以若发两字，为无谓矣。

大乌头煎方

乌头（大者五枚熬去皮不咬咀）

上以水三升煮，取一升，去滓，内蜜二升煎，令水气尽，取二升，强人服七合，弱人服五合，不差明日更服，不可一日再服。

程林曰：乌头大热大毒，破积聚寒热，治脐间痛，不可俯仰，故用之以治绕脐寒疝痛苦，治下焦之药味，不宜多，多则气不专，此沉寒痼冷，故以一味单行，则其力大而厚，甘能解药毒，故内蜜、以制乌头之大热大毒。

王冰曰：夫大寒内结，积聚疝瘕，以热攻除寒格，热反纵，反纵之，则痛发尤甚，攻之则热不得前，方以蜜煎乌头，佐之以热蜜，多其药，服已便消，是则张公从此，而以热因寒用也。

余无言曰：西医于腹膜炎之证，并无特效药，只对症疗法而已，亦有假借手术剖腹，割除腹之发炎部者，但预后佳良者绝少，不若中医之治方，反多有获效者，盖中医知为受寒太重，阴凝之极，正气虚羸，故而致此，法宜温热之品，以散其寒，而救其偏，则阴凝立解，正气自复，可操左券也，中医虽不解细菌学说，但寒凝既散，正常之气温自复，是与人身之抵抗力，正加以强力之一援手也，何患乎病之不愈哉。

第一一八条 寒疝，腹中痛，及胁痛里急者，当归生姜羊肉汤主之。

尤在泾曰：此治寒多而血虚者之法，血虚则脉不荣，寒多则脉细急，故腹胁痛、而里急也，当归、生姜，温血散寒，羊肉、补虚益血也。

金鉴曰：寒疝腹中痛，及胁痛里急，脉见沉紧，较之绕脐苦痛、轻矣，且无恶寒汗出，手足厥逆，故不用乌头煎之大温大散，而用当归生姜羊肉汤，养正为本，散寒为次，寒疝之利剂也，服乌头煎病势退者，亦当与之。

余无言曰：诸家释里急两字，多未中肯，不知里急，即少腹拘急，有里急后重，大便欲解不解之意，因非积滞内实，故不用他药下之，恐伤正也，故特以含有油质之当归，润利肠道，益血养津，羊肉大温气血，且有脂肪，自可助当归，温润消化机能，且佐以生姜之温而走散者，其寒结宁有不散者，大便一通，则里急立除，而病自痊矣。

当归生姜羊肉汤方

当归（三两） 生姜（五两） 羊肉（一斤）

上三味，以水八升煮，取三升，温服七合，日三服，若寒多者，加生姜成一斤，痛多而呕者加橘皮二两，白术一两，加生姜者，亦加水五升，煮取三升，二合服之。

张璐玉曰：凡小腹疼痛，用桂心等药不应者，用之辄效。

寇宗奭曰：张仲景治寒疝，用生姜羊肉汤，服之无不应验，有一妇人，产当寒月，寒气入产门，腹脐以下胀满，手不敢犯，此寒疝也，师将治之以抵当汤，谓有瘀血，非其治也，与服张仲景羊肉汤，二服逐愈。

第一一九条 胁下偏痛，发热，其脉紧弦，此寒也，以温药下之，宜大黄附子汤。

尤在泾曰：胁下偏痛，而脉紧弦，阴寒成聚，偏着一处，虽有发热，亦是阳气被郁所致，是以非温不能已其寒，非下不能去其结，故曰宜以温药下之，程氏曰：大黄苦寒，走而不守，得附子细辛之大热，则寒性散，而走泄之性存，是也。

徐彬曰：附子细辛，与大黄合用，并行而不倍，此即伤寒论大黄附子泻心汤之法也。

张璐玉曰：少阴病，始得之，反发热脉沉，用麻黄附子细辛汤，以治太阳少阴之两感，此治，胁下偏痛，发热脉紧，变表法为下法，立大黄附子汤，以治寒从下上之瘕积，赖附子把守真阳，不随汗下亡脱，设无发热外证，岂不可变大黄附子甘草之治乎，况治食已则吐之大黄甘草汤，具有成法，始知权变之方，不在规矩之外也。

大黄附子汤方

大黄（二两）　附子（三枚炮）　细辛（二两）

上三味，以水五升煮，取二升，分温三服，若强人，煮取二升半，分温三服，服后如人行四五里，进一服。

第一二〇条　心胸中大寒痛，呕不能饮食，腹中满，上冲皮起，出见有头足，上下痛而不可触近者，大建中汤主之。

金鉴曰：心胸中大寒痛，谓腹中、上连心胸大痛也，而名大寒痛者，以有厥逆、脉伏等、大寒证之意也，呕逆不能饮食者，是寒甚拒格于中也，上冲皮起，出见头足者，是寒甚聚坚于外也，上下痛不可触近者，是内而藏府，外而经络，痛之甚，亦由寒之甚也，主之以大建中汤，蜀椒干姜，大散寒邪，人参胶饴，大建中虚，服后温覆，令有微汗，则寒去而痛止，此治心胸中寒之法也。

程林曰：寒气搏于肠胃之外，冲突出见于皮肤膜原之分，如有头足，其痛则近于外，故不可以手触近也。

余无言曰：此必腹膜、累及胸膜发炎，并肠中充满瓦斯，而为鼓肠者，因由腹膜、累及胸膜，故上下痛，不可触近，因肠中充满瓦斯，走注作痛，往往于腹皮外见之，故曰、腹中满，上冲皮起，出现有头足也，此为形容寒气内动之象，非真有虫物也，尤在泾遂以为阴凝成象，腹中虫物，剌之而动，并谓方内蜀椒，为下虫而设，真如梦呓矣，呕不能饮食，此为腹膜炎之满痛及鼓肠，所常见之症状也。

大建中汤方

蜀椒（二合炒去汗）　　干姜（四两）　　人参（二两）

上三味，以水四升煮，取二升，去滓，内胶饴一升，微火煎取一升半，分温再服，如一炊顷，可饮粥二升，后更服，当一日食糜，温覆之。

张璐玉曰：虚寒积聚之治，此方最力，其方中人参，辅椒姜温散之法，人皆得之，至于胶饴，为助满之首列，而反用以治痛呕不能食，是专用助满之味，引领椒姜人参，为泄满之通使也。

第一二一条　寒疝，腹中痛，逆冷，手足不仁，若身疼痛，灸刺诸药不能治，乌头桂枝汤主之。

徐彬曰：起于寒疝腹痛，而至逆冷，手足不仁，则阳气大痹，加以身疼痛，营卫俱不和，更灸刺诸药不能治，是或攻其内，或攻其外，邪气牵制不服，故以乌头攻寒为主，而合桂枝全汤，以和荣卫，所谓七分治里，三分治表也，如醉状，则荣卫得温而气胜，故曰知，得吐，则阴邪不为阳所容，故上出，而为中病。

乌头桂枝汤方

乌头（实中者五枚）

上一味，以蜜二斤，煎减半，去滓，以桂枝汤五合解之，令得一升后，初服五合，不知即服三合，又不知，即加至五合，其知者，如醉状，得吐者为中病。

程林曰：乌头煎，热药也，能散腹中寒痛，桂枝汤，表药也，能解外证身疼，二方相合，则能达藏府而利营卫，和血气而播阴阳，其药势霸翕翕行于肌肉之间，恍如醉状，如此则外之凝寒已行，得吐，则内之冷结将去，故为中病。

金鉴曰：以桂枝汤五合解之者，溶化也，令得一升，谓以乌头所煎之蜜五合，加桂枝汤五合溶化，合得一升也，不知，不效也，其知者，已效也，如醉状，外寒方散，得吐者，内寒已伸，故为中病也。

余无言曰：西医于腹膜炎，仅为对证疗法，即令病者安静，暂时绝食，腹部用冰囊冷罨，（按此法不可用，）下剂及灌肠，皆须禁忌，此与中医治法不同者，对于安静蠕动，及镇止疼痛，每用吗啡及阿片，虽能缓解苦楚于一时，但能隐匿病情，非良法也，虚脱时，注射强心兴奋剂，如狄吉他利司（*Digtalis*）樟脑油（*Ol. Camphol*）等，皆可，但此证危险性极大，大抵预后多不良，患穿孔性腹膜炎者，宜速行开腹术。

附方

柴胡桂枝汤　外台方，治心腹卒中痛者。

柴胡（四两）　黄芩　人参　芍药　桂枝　生姜（各一两半）　甘草（一两）　半夏（二合半）　大枣（六枚）

上九味，以水六升煮，取三升，温服一升，日三服。

魏荔丹曰：有表邪而挟内寒者，乌头桂枝汤证也，有表邪而挟内热者，柴胡桂枝汤证也，以柴胡、桂枝、生姜，升阳透表，人参、半夏、甘草、大枣、补中开郁，黄芩、芍药，治寒中有热杂合，此表里两解，寒热兼除之法也。

走马汤　外台方，治中恶、心痛腹胀，大便不通。

巴豆（二枚去皮心熬）　杏仁（二枚）

上二味，以绵缠，槌令碎，热汤两合，捻取白汁，饮之，当下，老小量之，通　飞尸鬼击病。

解急蜀椒汤　小品方，治寒疝气，心痛如刺，绕脐，腹中尽痛，白汗出，欲绝，解结逐寒，上下痛良。

于前附子粳米汤内加蜀椒、干姜。

寒疝诸证方治表 （第三十表）

寒疝诸证	腹满，脉弦紧，恶寒不欲食，绕脐痛，发则白津出，手足厥，脉变沉紧	大乌头煎方
	腹中痛，及胁痛里急	当归生姜羊肉汤方
	胁下偏痛，发热，脉弦紧	大黄附子汤方
	胸中大寒痛，呕不能饮食，腹中满，气上冲，上下痛不可触	大建中汤方
	腹中痛，逆冷，手足不仁，身疼痛，灸刺诸药不效	乌头桂枝汤方

寒疝病类证方治表 （第三十一表）

寒疝类证	心腹卒中痛	外台柴胡桂枝汤方
	中恶心痛腹胀，大便不通	外台走马汤方
	心痛如刺，腹中尽痛，白汗出欲绝	小品解急蜀椒汤方

第二十篇　宿食（包括急性胃炎及便秘）

第一二二条　寸口脉浮而大，按之反涩，尺中亦微而涩，此有宿食也，大承气汤主之。

余无言曰：宿食之用大承气，计有三条，而论证不详，故辞意皆囫囵吞枣，设以此治病，恐有盲人骑瞎马，夜半临深池、之险矣，如本条及次条，皆仅仅各举

其脉，且滑数及微涩，绝对相反，又次一条，则为下利
不欲食、一证，即此便认为有宿食，而用大承气，殊未
允当，必当再以舌苔之厚腻与否，腹部之拒按与否，大
便几日未解，病前是否暴食，下利情形如何，一一参验
之，庶可无误也。

　　本条之证，既名曰宿食，顾名思义，是以宿食积滞
为主因，毫无疑义也，伤寒阳明病，因热入于里，迫体
内津液外泄，邪热与渣滓搏结，故名燥矢，本条之证，
并非热结，故不曰燥矢，而曰宿食也，然又非寒邪与滞
食相结，若果为寒滞相结，则又当以温热之药，合攻积
之品，以下之矣，如三物白散，及大黄附子汤等法，是
也，细推此证之原因，必有两种，一、为脾胃素弱，偶
尔食物过多，消化不良，积于胃肠，体虽为虚，病却属
实，惟不夹外感，故无寒热之候，只是里实，一下即可
毕事，故用大承气也，一、为脾胃消化素健，偶尔一再
饱食，旧食未消，新食又进，此之谓伤食，虽能由胃中
勉运于肠，只以积之太多，渐渐干结，不得下行，亦因
不夹外感，故亦无寒热之候，即使有因瘀滞、而发反射
性之发热者，但必无恶寒，故亦可以一下毕事也。

　　至于本条之脉象，有寸浮大，尺微涩之别，人多疑
之，不知病在肠中，其腹必满，于上焦无与，腹中既
结，下焦受病，故尺中微涩，此气不上承之故也，故用
承气，则微涩之脉可解，上焦虽属无病，但因腹满，而

其气上浮，不能回布于下，寸口以候上焦，故脉亦应之而现浮大耳。

西医于宿食一证，无一定之名称，每包括于急性胃炎，或急性肠炎及便秘之中，不过宿食一症，为胃肠炎症状之一种耳，盖胃炎、有呕吐者，有不呕吐者，肠炎、有下利者，有不下利者，两证有单纯发者，有合并发者，有有热者，有无热者，故其病名，亦难与中医宿食证比例，但果因暴食太多，成为宿食，则治法与中医同，即在腹中者，每用泻下药，在胃中者，每用催吐剂也。

第一二三条　脉数而滑者，实也，此有宿食，下之愈宜大承气汤。

金鉴曰：腹满而痛，脉数而滑者，实也，此有宿食，故当下之，李彣曰：滑者，水谷之气胜也，若滑而兼数，则实热已入胃府矣，故曰有宿食，可下之。

魏荔彤曰：滑与涩、相反，何以俱为实，宜下，滑者，涩之浅，而实邪欲成未成者，涩者，滑之深，而实邪已成者，故不论为滑、为涩，兼大而见，则有物积聚，宜施攻治，无二理也。

第一二四条　下利不欲食者有宿食也当下之宜大承气汤。

尤在泾曰：谷多则伤脾，而水谷不分，谷停则伤胃，而恶闻食臭，故下利不欲食者，知其有宿食当下也，夫脾胃者，所以化水谷、而行津气，不可或止者也，谷止则化绝，气上则机息，化绝气息，人事不其顿乎，故必大承气速去其停谷，谷去则气行，气行则化续，而生以全矣，若徒事消克，将宿食未去，而生气已消，岂徒无益而已哉。

沈明宗曰：骤伤宿食停滞，胃中阻遏，升降之机不转，肠中水谷不分、而下奔，则利，宿食在胃，故不欲食，必当攻去宿食。

程应旄曰：伤食恶食，故不欲食，与不能食者、自别，下利有此，更无别样虚证，知非三阴之下利，而为宿食之下利也，故当下之。

余无言曰：此确为急性肠炎之征，滞食停积于胃，不能消化，郁而腐热，刺激胃粘膜，则分泌过多酸腐搅扰，必发呕吐，设滞食畜结于肠，不能运行，郁而腐热，刺激肠黏膜，则亦分泌过多，渗滑流走，必发下利，即本条之证是也，治法、应先用攻剂，次用收敛之剂，若先用收敛，则反害之矣。

此条原文甚简，仅曰：下利不欲食，有宿食也，当下之，殊无标准，若彼少阴病之下利不欲食，亦以下药攻之乎，须以他症为参证，如系健康人，暴食暴饮之后，而下利不欲食者，则可攻之，如系伤寒久病，入于少阴，而下利不欲食者，则断断不可攻也。

第一二五条 宿食在中脘当吐之宜瓜蒂散。（中脘

原作上脘改正）

余无言曰：金鉴云，"胃有三脘，宿食在上脘者，膈间痛而吐，可吐、不可下也，在中脘者，心中痛而吐，或痛而不吐，可吐、可下也，在下脘者，脐上痛而不吐，不可吐、可下也，今食在上脘，故当以瓜蒂散吐之也，"由此观之，是中医之所谓三脘，系指全部消化管而言，上脘者，胃之上口以上，即食道是，下脘者，胃之下口以下，即小肠及大肠、是也，中脘者，胃之本体、是也，征之解剖，所谓上脘，即是食道，万无食停之理，盖食物经上脘一过，即入中脘矣，原文作宿食在上脘，误也，今改正，宿食在中脘者，每有欲吐不吐之势，如有此情形，即可应用吐法，所谓因势利导也。

余于十九年七月间，曾治一宿食症，所谓宿食在中脘之症，病状至为奇突，设问诊及腹诊，稍一疏忽，则不明病原，药剂妄投，病者之生命危矣，曹家渡刘裕昌窑货号之小主人，年二十五岁，毫无前驱证状，于夜间二时左右，忽然昏糊不语，当时请附近医生治之或云中风，或云痰厥，或云中恶，至日间下午四时，五易其医，终毫无效，乃飞车请余往诊，余入病者之卧室，见其父母妻子，皆泪流满面，因诊病者之脉，沉实而有力，身体四肢如常，不厥不热，一如常人，呼吸略粗，而鼻微带鼾声，与常人睡眠无异，以手扳其下颌，亦随手而开，无牙关紧急之痉象，使余无从知其病原，惟按其脘口，则颇满硬，因问其妻曰：夜间得病，汝何由知其不语、始于夜间二时左右乎，曰：昨夜伊随友人某君，同至金城大戏院看电影，因腹中饥饿，又恐夜间戒严，回至家中，命我备夜膳，食毕即就寝，时已十二时有余矣，始尚言语翻身，至二时余，我询其欲饮茶否，则已不能语矣，余问所食何物，及食之多寡，曰、猪油炒饭一大碗，外加油煎荷包蛋二枚，以其饥甚，故多与之也，余曰：请招其友来，无何，友至，余又问曰：刘君昨与阁下同去，可有其他饮食否，其友曰：别无他物，只有在戏院中，频呼胸热口渴，伊一人曾食冰淇淋两客，散场后，又食棒冰三支，即各归家，余曰：病情得之矣，立书大承气汤，加栝蒌干姜，与之，大黄芒硝各用至八钱，川朴四钱，枳实六钱，全栝蒌一两，加干姜以温通其脾胃之阳，并属其速服，迟恐气闭不救，病家无法，只得照服，余归来后，则不能安枕，次日上午十时，复来延余，曰、昨日下午六时、灌药，幸得缓缓灌下，至八时，大便一次，依然昏糊，九时半，又大便一次，其量甚多，病者旋即清醒，告以昏糊已一日夜，则如梦初醒，茫然不知，今晨更觉清醒矣，余闻而大喜，立即偕与俱去，至则合家欢忭，病者亦含笑道谢，余即细为诊察，改用调胃承气之轻剂，加理气和中、之品，以清其根株，并告以此病名食中，因先饮冷，而又暴食，大伤脾胃，因而不能蠕动，胃家如此之实，则气闭，气闭则交感神经失其作用，影响于脑，故完全失其知觉，非风非热，故不痉，非虚非寒，故不厥，非上焦有痰，故呼吸不喘哮，此亦宿食之证，金匮未言，而后世方书曾言之矣，所见不多，故医家能言之者亦少，即或遇此证，其不当中风痉厥治者，亦鲜矣，问诊，腹诊，岂可忽乎，病家皆大叹服，但此食在胃脘，而用下法，此亦为医之权变，至如本条瓜蒂散之催吐，是否亦能治此等食中之证，则非余所知，总之宿食在胃，神志清明，有温温欲吐之势，则瓜蒂散又为不易之方矣。

瓜蒂散方

瓜蒂（一分熬黄）　赤小豆（一分煮）

上二味，杵为散，以香豉七合煮取汁，和散一钱匕，温服之，不吐者，少加之，以快吐为度而止。

丹波元简曰：案、宿食在上脘，心腹疞痛，顿闷欲绝，仓猝之际，药不及办，以极咸盐汤一盏，顿服，立吐，此千金疗干霍乱之法也。

第一二六条　脉紧如转索无常者有宿食也。

尤在泾曰：脉紧如转索无常者，紧中兼有滑象，不似风寒外感之紧，为紧而带弦也，故寒气所束者，紧而不移，食气所发者，乍紧乍滑，如以指转索之状，故曰无常。

魏荔彤曰：转索者，宿食中阻，气道艰于顺行，曲屈傍行之象。

第一二七条 脉紧，头痛，风寒，腹中有宿食不化也。

金鉴曰：脉紧头痛，是外伤风寒病也，脉紧腹痛，是内伤宿食病也。

李彣曰：按此脉与证，似伤寒、而非伤寒者，以身不疼，腰脊不强、故也，然脉紧亦有辨，浮而紧者，为伤寒，沉而紧者，为伤食。

丹波元简曰：案、头痛虽然有宿食不化，瘀滞之气，上为头痛者，此则属外伤于风寒，与腹中有宿食，自是两截，脉经、腹上有或字，义尤明显。

余无言曰：宿食之在肠中者，西医亦谓、为不消化粗食物，及收敛性饮食物而来，未尝单独立一病名，包括于便秘证（*Obstipatio*）中，如硬食结块之宿便，积于肠中，至四十小时以上，而不通利者，即能现心身违和，倦怠，心悸亢进，眩晕等证，但不甚剧，治法宜行腰腹运动，及腹部之按摩法，以注射器，注入偏利设林，（*Glycerini*）一、〇、至三、〇、于直肠内，或用偏利设林坐药，（*Suppositorium Glyoerini*）内服药，则常用性质和平之软下及润下剂，如旃那叶，（*Folia Sennae*）蓖麻子油，（*Oleum Rioini*）大黄末（*Radix Rhei*）苦香木（*Cascara Sagradn*）等品，皆可量其病之情形，而选用之。

宿食病证方治表 （第三十一表）

	寸脉浮大，按之反涩，尺中微涩，内有宿食	大承气汤方
宿食诸证	脉数而滑，内有宿食	
	下利不欲食，内有宿食	
	宿食在上脘	瓜蒂散方
	脉紧如转索无常，此有宿食	补承气汤加减
	脉紧，头痛，风寒，中有宿食	

第二十一篇　五脏风寒病

余无言曰：金匮一书，群知其为一破衲，经后世学者研究，而加以补苴者也，其他诸篇，虽有缺而不全，略而不详之处，然尚不失本来面目，独此篇扑朔迷离，莫明真相，殊难索解也，（一）各脏皆有中风中寒之文，而脾病缺中寒一条，肾则中风中寒，两皆缺失，（二）即就各脏中风中寒之文作解，有可牵强作说者，竟有证状与该脏绝对无涉者，（三）心病中有心伤一条，而肺肝脾肾四脏，独无伤之一说，于义不当，（四）纲领既揭五脏，何以肝有肝着，肾有肾着，而肺心脾三脏，独无邪着而为病乎，抑有之而缺失之乎，（六）脾约一证，已见于伤寒论，今本篇列于脾中风之后，非风非寒，何以竟列于此，（七）心气虚条，分阴虚为癫，阳虚为狂，而竟不出方治，其故安在，（八）积聚两条，一言证，一言脉，语焉不详，即使上摘内难，下掘金台，牵合为之作解，亦难尽合也，（九）三焦竭三焦热两条根本与风寒积聚无关，不过亦一般之诊断法耳，不应置于此篇之内，综上所言，此篇大可删去，置而不论，然历来学者，视为医家鸿宝，读经正苦无参考之资料，今若全篇删去，则有前无古人，后无来者、之诮，不得已，仍存原文，略采诸注，留备学者之探讨，使知中国古代学说之变迁，余则不赞一词，以示不愿哓舌焉。

第一二八条　肺中风者，口燥而喘，身运而重，冒而肿胀。

尤在泾曰：肺中风者，津结而气壅，津结则不上潮而口燥，气壅、则不下行而喘也，身运而重者，肺君上焦，治节一身，肺受风邪，大气则伤，故身欲动，而弥觉其重也，冒者，清肃失降，浊气反上，当蒙冒也，肿胀者，输化无权，水聚而气停也。

徐彬曰：运者，如在车船之上，不能自主也，重者，肌中气滞，不活动，故重也。

赵以德曰：风能胜湿，热能燥液，故为口干，风火皆阳，二者合则摇动不宁，动于肺，则燥其所液之湿，鼓其音声，有出难入，而作喘鸣，动于营卫，鼓其脉络肌肉，则身运作肿，虽然，此特中风于肺，失其运用之一证耳，若内经所论肺风者，多汗恶寒、色白时欬，昼瘘，暮剧，是又叙其邪在肺，发作病状如是，各立一义，以为例耳，然后人自此而推，皆可得之，其在藏在舍、在经络，凡所见之病，不患其不备也，余藏皆然。

第一二九条　肺中寒，吐浊涕。

金鉴曰：肺中寒邪，胸中之阳气不治，则津液聚而不行，故吐浊涎如涕也，李彣曰：五液入肺为涕，肺合皮毛，开窍于鼻，寒邪从皮毛而入于肺，则肺窍不利，而鼻塞，涕唾浊涎，壅遏不通，吐出于口也。

赵以德曰：肺者、谓之娇藏，恶热复恶寒，过热、则伤所禀之阴，过寒、则伤所部之阳，为相傅之官，布气化液，行诸内外，阳伤则气耗，阴伤则液衰，今寒中之，则气液蓄于胸，而成浊饮，唾出于口，蓄于经脉，乃成浊涕，流出于鼻，以鼻是肺藏呼吸之门也。

第一三〇条　肺死脏浮之虚按之弱如葱叶下无根者死。

程林曰：内经曰：真脏脉见者、死，此五藏之死脉也，肺藏死，浮而虚，肝藏死，浮而弱，心藏死，浮而实，脾藏死，浮而大，肾藏死，浮而坚，五藏俱见浮者，以真气涣散不收，无根之谓也，内经又曰：真肺脉至，如以羽毛中人肤，非浮之虚乎，葱叶、中空草也，若按之弱，如葱叶之中空，下又无根，则浮毛虚弱，无胃气矣，此真藏已见，故死。

尤在泾曰：肺死藏者，肺将死，而真藏之脉见也，浮之虚，按之弱，如葱叶者，沈氏所谓有浮上之气，而无下蓄之阴，是也，内经云，真肺脉至，大而虚，如以毛羽中人肤，亦浮虚中空，而下复无根之象尔。

第一三一条 肝中风者，头目瞤，两胁痛，行常伛，令人嗜甘。

程林曰：肝主风，风胜则动，故头目瞤动也，肝脉布胁肋，故两胁痛也，风中于肝，则筋脉急引，故行常伛，伛者、不得伸也，淮南子曰：木气多伛，伛之义，正背曲肩垂之状，以筋脉急引于前故也，此肝正苦于急，急食甘以缓之，是以令人嗜甘也。

赵以德曰：若内经所云，肝风之状，多汗、恶风，善悲、色苍，嗌干、善怒，时憎女子，此又并其藏之体用而言也。

第一三二条 肝中寒者，两臂不举，舌本燥，喜太息，胸中痛，不得转侧，食则吐而汗出也。

魏荔彤曰：肝中寒者，两臂不举，筋骨得寒邪，必拘缩不伸也，舌本燥，寒郁而内热生也，喜太息、胸中痛者，肝为寒郁，则条达之令失，而胸膈格阻，气不流畅也，不得转侧者，两胁痛满急，辗转不安也，食则吐、而汗出者，肝木侮土，厥阴之寒侵胃，胃不受食，食已则吐，如伤寒论中厥阴病所云也，汗出者，胃之津液，为肝邪所乘，侵逼外越也，此俱肝藏外感之证也。

丹波元简曰：案、金鉴云，两臂不举，舌本燥二句,而汗出、三字,文义不属,必是错简,不释,未知果然否,姑仍魏注。

第一三三条 肝死藏,浮之弱,按之如索不来,或曲如蛇行者,死。

程林曰:肝藏死,浮之弱,失肝之职,而兼肺之刑,按之不如弓弦而如索,如索、则肝之本脉已失,不来、则肝之真气已绝,或有蛇行之状,蛇行者,曲折逶迤,此脉欲作弦而不能,故曲如蛇行,其死宜矣。

尤在泾曰:按内经云,真肝脉至,中外急如循刀刃,责责然、如按琴瑟弦,与此稍异,而其劲直则一也。

第一三四条 心中风者,翕翕发热,不能起,心中饥,食即呕吐。

周扬俊曰:心为君主,胞络卫焉,邪岂得以干之乎,然则心中风者,殆胞络受邪也,风为阳邪,善行数变,而所伤在君火之地,两热相合,势必外蒸,伤寒言翕翕为温,热而不至于大热也,夫君火之官受困,则四肢自不能起,而蕴热于内,悬悬如饥状,乃痰饮畜聚上脘,初非胃虚也,食又何能下乎,是不至呕吐不止也。

程林曰:心主热,中于风,则风热相搏,而翕翕发热,不能起,心中虽饥,以风拥逆于上,即食、亦呕吐也。

第一三五条 心中寒者,其人苦病心如噉蒜状,剧者心痛彻背，背痛彻心，譬如蛊注，其脉浮者，自吐乃愈。

周扬俊曰：心主散，寒入而火郁矣，郁则气既不舒，而津液聚为浊饮，故其苦病，如啖蒜状者，正形容心中懊侬，不得舒坦，若为辛浊所伤也，至剧甚者，正以阴凝之邪，蓄于阳部，阻其升降，前后不通，亦犹胸痹之痛，彻背彻心，比如虫之蛊注，其状更有甚于啖蒜者矣，其脉浮者，邪在上也，因高而越之，使所结之饮上涌，则所受之邪，亦外出矣，盖吐中自有发散之义也。

程林曰：内经曰：心恶寒，寒邪干于心，心火被敛，而不得越，则如啖蒜状，而感辛辣，愦愦然而无奈，故甚则心痛彻背，背痛彻心，如蛊注之状也，若其脉浮者，邪在上焦，得吐、则寒邪越于上，其病乃愈。

第一三六条 心死藏，浮之实如丸豆，按之益躁疾者，死。

赵以德曰：内经云，脉至坚而搏，如循薏苡子累累然，乃死，阴阳生化，从守其藏，若薏苡子短数而动，又能无死乎，动如麻豆，殆与薏苡子象同，盖躁疾者，气脱亡阴也，故主死。

第一三七条 脾中风者，翕翕发热，形如醉人，腹中烦重，皮目𥆧𥆧而短气。

程林曰：风为阳邪，故中风必翕翕发热，脾主肌肉四肢，风行于肌肉四肢之间，则身懈惰，四肢不收，故形如醉人，腹为阴，阴中之至阴、脾也，故腹中烦重，内经曰：肌肉蠕动，命曰微风，以风入于中，动摇于外，故皮目为之眴动，腹中烦重，隔其息道，不能达于肾肝，故短气也。

尤在泾曰：李氏曰：风属阳邪，而气疏泄，形如醉人，言其面赤而四肢软也，皮目，上下眼胞也。

第一三八条　脾死藏，浮之大坚，按之如覆杯，洁洁状如摇者，死。

金鉴曰：李彣曰，以弱以滑，是有胃气，浮之大坚，则胃气绝，真藏脉见矣，覆杯则内空，洁洁者，空而无有之象也，状如摇者，脉躁疾不宁，气将散也，故死。

第一三九条　肾死藏浮之坚按之乱如转丸益下入尺中者死。

尤在泾曰：肾脉本石，浮之坚，则不石而外鼓，按之乱如转丸，是变石之体，而为躁动，真阳将搏跃而出矣，益下入尺，言按之至尺泽，而脉犹大动也，尺下脉宜伏，今反动，真气不固，而将外越，反其封蛰之常，故死。

程林曰：以外真藏，与内经互有异同，然得非常之脉，必为非常之病，若未病者、必病进，已病者，必死，总之脉无胃气，现于三部中，脉象形容不一也。

五藏风寒证状及死候表 （第三十三表）

肺藏	中风	口燥而喘，身运而重，冒而腹胀
	中寒	吐浊涕
	死藏	脉浮之虚，按之弱如葱叶下无根
肝藏	中风	头目眴，两胁痛，行常伛，嗜甘
	中寒	两臂不举，舌本燥，喜太息，胸中痛，不得转侧，食则吐，而汗出
	死藏	脉浮之弱，按之如索不来，或曲如蛇行
心藏	中风	翕翕发热，不能起，心中饥食，即呕吐
	中寒	心中苦，如啖蒜状，心痛彻背，背痛彻心，痛如蛊注，脉浮
	死藏	脉浮之实如丸豆，按之益躁疾
脾藏	中风	翕翕发热，如醉人，腹中烦重，皮目眴眴，短气
	中寒	原文缺
	死藏	脉浮之大坚按之如覆杯状如摇
肾藏	中风	原文缺
	中寒	原文缺
	死藏	脉浮之坚，按之乱如转丸下入尺中

第二十二篇　五藏病篇（本篇由前五脏风寒篇析出肺病证状原文缺）

心伤

第一四〇条　心伤者，其人劳倦，即头面赤而下重，心中痛而自烦，发热，当脐跳，其脉弦，此为心藏伤所致也。

尤在泾曰：其人若劳倦，则头面赤而下重，盖血虚者，其阳易浮，上盛者，下必无气也，心中痛而自烦发热者，心虚失养，而热动于中也，当脐跳者，心虚于上，而肾动于下也，心之平脉，累累如贯珠，如循琅玕，又胃多微曲，曰心平，今脉弦，是变温润圆利之常，而为长直劲强之形，故曰：此为心藏伤所致也。

心虚

第一四一条 邪哭，使魂不安者，血气少也，血气少者属于心，心气虚者，其人则畏，合目欲，梦远行而精神离散，魂妄行，阴气衰者为癫，阳气衰者为狂。

尤在泾曰：邪哭者，悲伤哭泣，如邪所凭，此其标有稠痰浊火之殊，而其本、则皆心虚而气血少也，于是寝寐恐怖，精神不守，魂魄不居，为癫为狂，势有必至者矣。

程林曰：内经言重阳者狂，重阴者癫，此阴气衰者为癫，阳气衰者为狂，似与彼异，然经亦有上实下虚，为厥癫疾，阳重脱者易狂，则知阴阳俱虚，皆可为癫为狂也。

肝着

第一四二条　肝着，其人常欲蹈其胸上，先未苦时，但欲饮热，旋覆花汤主之。

尤在泾曰：肝脏气血郁滞，着而不行，故名肝着，然肝虽着，而气反注于肺，故其人常欲搯其胸上，胸者、肺之位，搯之、欲使气内鼓，而出肝邪，以肺犹橐钥抑之则气反出也，先未苦时，但欲饮热者，欲着之气，得热则行，迨既着，则亦无益矣，旋覆花咸温，下气散结，新绛和其血，葱叶通其阳，结散阳通气血以和，而肝着愈，肝愈、而肺亦和矣。

余无言曰：肝着之病，经文颇简，余意即为胸痹之一种，不过只是肝脏气血凝滞，不似胸痹之病，必挟痰垢耳，考肝居右胁之下，人体胃肠等之回血管，皆各如网状，而总汇于门脉，以入肝脏，肝脏为脏血之库，其中之血，约占全身三分之一，无病之人，心气和平，肝血缓入缓出，纯任自然，故亦柔软如棉，或因震怒、恐怖、忧思，则肝脏血郁气滞，肝体肿大，甚则变硬，西医直名之曰：肝脏变硬，（Cirrhosis hepatis）饮酒过多、痛风、疟疾等，亦能致之，其症状为嗳气，吞酸，嘈杂，心窝苦闷，痞满，便通不整，便秘，鼓肠，颜面灰黄色，结膜发黄，肝脏初期肿大，终则萎缩硬化，或兼发腹水，原文作其人常欲蹈其胸上，此蹈字，必为搯字之误，搯胸上者，即以拳自椎其胸部也，苦闷不堪者，每见此状，下文调先未苦时，但欲热饮，因血郁聚于肝，脾胃血少而虚寒，故欲热饮也，迨热饮之后，又不能速化而下行，故反停于胃中，促使肝郁之加甚，故心窝愈如苦闷，成为肝着，而欲自揸其胸也，（图十五）

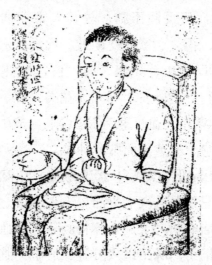

第十五图　肝着证发作时以拳捣胸之状态

旋覆花汤方

旋覆花（三两）　葱（十四茎）　新绛（少许）

上三味，以水三升煮，取一升，顿服。

余无言曰：金鉴谓、此方与肝着之病不合，当是衍文，误也，不知旋覆功能运气散血，为柔肝之要剂，新绛，即大红帽帏也，俗谓此物为猩猩血、和赤色颜料染成，永不褪色，功能行血止血，为调节血行之品，葱能

212

温通阳气，故通脉四逆汤证，脉微欲绝，而面赤者加之，三物合用，其妙无穷，丹波元简从金鉴说，删去此方，盖亦不考之过耳。

西医于此证，以原因疗法为主，其他则注意于摄生，用加尔儿斯泉盐（*Sal carolinum faclitium*）缓下之，沃剥（*Kalium Jodntum*）及甘汞，（*Calomelum*）于肥大性肝脏变硬症用之，兼胃卡他炎者，按照对证疗法。

肾着

第一四三条 肾著之病，其人身体重，腰中冷，如坐水中，形如水状，反不渴，小便自利，饮食如故，病属下焦，身劳汗出，衣裹冷湿，久久得之，腰以下冷痛，腹重如带五千钱，甘姜苓术汤主之。

尤在泾曰：肾受冷湿，着而不去，则为肾着，身重，腰中冷，如坐水中，腰下冷痛，腹重如带五千钱，皆冷湿着肾，而阳气不化之征也，不渴，上无热也，小便自利，寒在下也，饮食如故，胃无病也，故曰：病属下焦，身劳汗出，衣里冷湿，久久得之，盖所谓清湿袭虚，病起于下者也，然其病不在肾之中藏，而在肾之外府，故其治法，不在温肾以散寒，而在燠土以胜水，甘姜苓术，辛温甘淡，本非肾药，名肾着者，原其病也。

余无言曰：肾着之证，诸注欠详，今特根据事实，为之一详述焉，仲景之书，成于汉末，其时为专制时代之旧社会，相沿两千余年，社会情况，无大改革，一般民众生活之艰苦，无从改善，此肾着之证，故亦为旧社会所常有，多生于劳动阶级及贫苦之人，如乡村之贫农，长途之旅客，战场上之军人，以及其他一切衣食艰苦者，均易患之，本条明言为身劳汗出，衣里冷湿，久久得之，其原因已一语道破，盖贫农常工作于水旱田中，终朝劳动，劳而有汗，此乃寻常之事，或遭狂风大雨，或当细雨连绵，衣服尽湿，至暮而归，始得更衣，尤其腰间束带之处，其周围冷湿之气，浸润时久，因之患生本证，此所谓身劳汗出，衣里冷湿，久久得之者、是也，至于长途之旅客，在昔时交通不便，日行不过百里，暴风餐露，时而遇寸，亦属常事，战场上之军人，保家卫国，乃其天职，露宿野营，冲锋冒雨，所谓衣服冷湿，更难顾及，其他一切衣食艰苦者，在旧社会中，家无隔宿之粮，身无可换之衣，任何操作，风雨无间，遭遇冷湿，亦唯里身而已，此肾着之证之所由来也。

　　然病名肾着，其义究何居耶，盖中医旧说，每以上焦范围之病，属之于心，中焦之病，属之于脾，下焦之病，属之于肾，故以腰部以下之衣里冷湿，成病着而不去者，名之曰肾着也，而实际证状，与肾无关，虽曰、身体重，如坐水中，腰以下冷痛，形如水状，而又曰：小便自利，肾膀无病状可知也，故仅用甘姜苓术而可耳，若果肾膀至小便不利者，则非加肉桂以温利之，不为功矣。

甘姜苓术汤方

甘草　白尤术（各二两）　干姜　茯苓（各四两）

上四味，以水五升煮，取三升，分温三服，腰中即温。

脾约

第一四四条　趺阳脉浮而涩，浮则胃气强，涩则小便数，浮涩相搏，大便则坚，其脾为约，麻仁丸主之。

金鉴曰：趺阳，胃脉也，若脉涩而不浮，脾阴虚也，则胃气亦不强，不堪下矣，今脉浮而涩，胃阳实也，则为胃气强，脾阴亦虚也，脾阴虚，不能为胃上输精气，水独下行，故小便数也，胃气强，约束其脾，不化津液，故大便难也，以麻仁丸主之，养液润燥，清热通幽，不敢恣行承气者，盖因脉涩，终是虚邪也。

尤在泾曰：浮者、阳气多，涩者、阴气少，而趺阳见之，是为胃强而脾弱，约、约束也，犹弱者受强之约束，而气馁也，又约小也，胃不输精于脾，脾乃干涩而小也，大黄、枳实、厚朴，所以下令胃弱，麻仁杏仁、芍药，所以滋令脾厚，用蜜丸者，恐速下而并伤及脾也。

余无言曰：此条原在"五脏风寒积聚病"篇中，但该篇扑朔迷离，不可为训，已删置篇末，独存此条，附置于此，因于宿食之治法相近也，其文与伤寒论阳明篇同，盖阳寒论引作阳明胃家实之衬笔者也，而实则脾约，为杂病之一，应置于金匮书中，尤在泾谓"胃不输精于脾，脾乃干涩而小，"是不可不研究者，盖饮食入胃，消化力强，始能蒸发水谷之精微，（营养分，）上奉于心，化而为血，散走百脉，濡养全体，下行大动脉，有一支动脉，直通脾脏，输来之血，经脾吸入，运其收缩之力，又由脾之大络，逼血灌注胃体，以增加胃之热力，而助胃之消化，此循环式之相生相养，昼夜不息，尤氏之说，未免相差一间耳，（参看拙著伤寒论新义阳明篇插图及第二九一条。）

麻子仁丸方

麻子仁（二升）　芍药（半斤）　枳实（一斤）　大黄（一斤）　厚朴（一斤）　杏仁（一升）

上六味，末之，炼蜜和丸梧子大，饮服十丸，日三服，渐加，以知为度。

程林曰：脾为胃而行津液，胃热则津液枯，而小便又偏渗，大肠失传送之职矣，内经曰：燥者濡之，润以麻仁、芍药、杏仁，结者攻之，下以大黄、枳实、厚朴，共成润下之剂。

五藏病证方治表 （第三十四表）

心伤	其人劳倦，即头面赤而下重，心中痛而自烦，发热，当脐跳，其脉弦	
心虚	邪哭魂魄不安，血气少，畏惧，欲眠，梦远行精神离散，或癫，或狂	
肝着	常欲蹈共胸上，未发时，先欲饮热	旋覆花汤方
肾着	身体重，腰冷如坐水中，腰以下冷痛，腹坠重如水状，不渴小，便利	甘姜苓术汤方
脾约	趺阳脉浮涩，胃气强，小便数，大便坚	麻仁丸方
按原文肺病缺或系肺胀之文另立一门故此缺耳		

第二十三篇　饮病篇（包括慢性肺炎胃炎湿性肋膜炎胸水等）

第一四五条　其人素盛今瘦，水走肠间，沥沥有声，谓之痰饮，饮后水流在胁下，欬唾引痛，谓之悬饮，　欬逆倚息，不得卧，其形如肿，谓之支饮，　饮水流行归于四肢，当汗出而不汗出，身体疼重，谓之溢饮。

余无言曰：本篇之饮，分作四种症状，所谓痰饮，谓为水走肠间，沥沥有声，肠间包括胃府而言，此是腹中胃囊及肠间有饮，病在膈膜以下，亦即后文之心下有留饮者、是也，所谓悬饮，谓为水流胁下，欬唾引痛，胁下，即肋骨两旁之下缘，此是肋旁有饮，病在膈膜之间，亦即后文胁下有留饮者、是也，所谓支饮，谓为欬逆倚息不得卧，其形如肿，此是胸中有饮，脉脏被饮所迫而欬逆，病在膈膜以上，亦即后文胸中有留饮者、是也，至于溢饮，谓为饮水流行，归于四肢，当汗不汗，身体疼肿，须知四肢肌肉中，不能任饮之多量留滞，实在皮下结缔组织中也，此留于体外者，与留于体内胸腹胁助间者，又自不同，但病之部位虽不同，而为饮之留滞也则一，当于后文分释之。

　　本篇四种症状，皆名之曰饮，后水气病篇之种种证状，则名之曰水，是则水与饮，究有何别乎，须知饮病者，由饮入于胃，不化而生，其原因于内伤，水病者，由风寒封闭肝腺，不能分泌而生，其原因为外感，故本篇诸证，多无寒热，而水气病篇，多有寒热也，然此四种症候，究属西医书中何病，此不可不研究者，痰饮之病，西医名慢性胃卡他儿，（*Catarihus Ventriculi Chronicus*）丁福保氏，谓即古书所谓淡饮澼囊之类，此症每因急性胃卡他儿之不治，变为慢性或为其他之肝心肺胃等之慢性病，而累成本病，悬饮之病，西名浆液性肋膜炎，（*Pleuritis Serosa*）且属于慢性者，因其肋膜之渗出物中，富有浆液，故名，支饮之病，西名胸水，（*Hydrothorax*）此症乃胸膜腔内，有液体潴蓄之故，但非由急性炎而来，为全身水肿初步之一部分，心脏病及肾脏病，皆能致之，溢饮之病，西名皮肤水肿，（*Hyp surko*）中医则泛名之曰水肿，在西医命名，则不如是也，必根据解剖的变化，而有心脏性水肿，及肾脏性水肿之别，而其所述症候及原因，多不相同，不能为之强合，只得缺疑，以待考焉。

第一四六条 夫心下有留饮，其人背寒冷，如掌大，胁下有留饮，痛引缺盆，欬嗽则转甚，胸中有留饮，其人短气而渴，四肢历节痛，脉沉者，有留饮也。

余无言曰：心下者，胃脘之分，胃中倘有水饮，留而不化，乃其人胃中消化力弱，消者消其食，化者化其饮，消化力弱，胃中之热力微矣，故食少饮多，每易停蓄于胃中，潴留而郁为酸浊，吐则纯为清水，粘而透明，胸中胃脘，常有冷感，每喜热饮，但久之仍成冷浊，留于胃中，胃之后壁近背，故背亦寒冷如掌大也。

胁下有留饮者，即两胁之内，横膈之间，有饮潴留之谓，此亦胃中热力不足，水饮虽得升散，但不能蒸入上焦，循背下行而入肾，再经膀胱而排出，故留于两胁之间也，两胁向上，即肋骨排比之处，胸膜之相连，胸肌之相牵，神经之分布，故痛引缺盆，而欬嗽则转剧也。

219

　　胸中有留饮者，则其范围之大，不仅胁下已也，是整个胸中，皆有水饮，此由各人之饮多饮少，而有不同，但其为胃中热力不充，虽能蒸至上膈，而不能蒸入上焦，下行水道，则一，因其满胸皆饮，内自胀满，肺叶不得舒畅，故短气，饮上入胸，则胃中虚寒，欲热饮以自调，故口渴，若再四肢历节痛，则饮有溢于经络，窜至皮下之势矣，但不论为痰饮、悬饮或支饮者，其脉必沉，盖人之脉管，热则扩张，冷则收缩，故表病而有热者，则脉必浮，里病而属寒者，则脉必沉也。

痰饮（慢性胃加他炎）

第一四七条　夫病人饮水多，必暴喘满凡，食少饮多，水停心下，甚者则悸，微者短气，脉双弦者寒也，脉偏弦者饮也。

　　金鉴曰：凡病人食少饮多，小便利者，为消渴病，小便不利者，为留饮，留饮者，即今之停水饮之病也。

　　尤在泾曰：水溢犯肺者，则为喘满，水停心下者，甚则水气凌心而悸，微则气被水抑而短也，双弦者，两手皆弦，寒气周体也，偏弦者，一手独弦，饮气偏注也。

第一四八条　假令瘦人，脐下有悸，吐涎沫而颠眩，此水也，五苓散主之。

　　尤在泾曰：瘦人不应有水，而脐下悸，则水动于下矣，吐涎沫，则水逆于中矣，甚而颠眩，则水且犯于上矣，形体虽瘦，而病实为水，乃病机之变也，颠眩、即头眩，苓术猪泽，甘淡渗泄，使肠间之水，从小便出，用桂者，下焦水气，非阳不化也，曰、多服暖水汗出者，盖欲使表里分消其水，非挟有表邪，而欲两解之谓。

余无言曰：前条云，水停心下，甚者则悸，心下、为胃脘之分，心下悸，是悸动在上腹部也，本条云，脐下有悸，脐下、为膀胱之分，脐下悸，是悸动在下腹部也，此胃肠间之黏液膜及浆液膜，分泌旺盛、同时吸收机能障碍之故，总因三焦水道阳微，不能入肾，而下行膀胱，故以五苓散温阳利水，盖不温化，则气不转输，水不得下也。

五苓散方

泽泻（一两一分） 猪苓（三分去皮） 茯苓（三分） 白术（三分） 桂枝（二分去皮）

上五味，为末，白饮服方寸匕，日三服，多饮暖水，汗出愈。

第一四九条 心下有痰饮，胸胁支满，目眩，苓桂术甘汤主之。

尤在泾曰：痰饮，阴邪也，为有形，以形碍虚则满，以阴冒阳则眩，苓桂术甘，温中去湿，治痰饮之良剂，是即所谓温药也，盖痰饮为结邪，温则易散，内属脾胃，温则能运耳。

余无言曰：本条有胸胁支满字样，不得误认为悬饮，盖首句为心下有痰饮，是明胸胁之支满，系由心下胃脘间之痰饮多，而累及也，故不用十枣，而用苓桂术甘，其意可自知也。

苓桂术甘汤方

茯苓　桂枝　白术（各三两）　甘草（二两）

上四味，以水六升煮，取三升，分温三服，小便则利。

第一五〇条　大短气，有微饮，当从小便去之，苓桂术甘汤主之，肾气丸亦主之。

尤在泾曰：气为饮抑则短，欲引其气，必蠲其饮，饮水类也，治水必自小便去之，苓桂术甘，益脾气以行水，肾气丸，养阳气以化阴，虽所主不同，而利小便则一也。

苓桂术甘汤方　见上

肾气丸方　见后第三三六条

第一五一条　腹满，口舌干燥，此肠间有水气，己椒苈黄丸主之。

尤在泾曰：水既聚于下，则无复润于上，是以肠间有水气，而口舌反干燥也，后虽有水饮之入，只足以益下趋之势，口燥不除，而腹满益甚矣，防己疗水湿，利大小便，椒目、治腹满，去十二种水气，葶苈、大黄，泄以去其闭也，渴者、知胃热甚，故加芒硝，经云、热淫于内，治以咸寒也。

程林曰：痰饮留于中，则腹满，水谷入于胃，但下趋为痰饮，而不上升为津液，故口舌干燥也，上证曰：水走肠间，沥沥有声，故谓之痰饮，此肠间有水气，亦与痰饮不殊，故用此汤，以分消水饮。

余无言曰：此言肠间有水气，不言肠中，其旨微矣，若果肠中有水，则将渗滑而为下利矣，今言肠间，因肠盘曲腹内，肠与肠之间，有所谓肠间膜，以维系其固有之地位，但肠间必有空隙，若肠间膜分泌旺盛，则空隙间必有液积，故曰：肠间有水汽也。

己椒苈黄黄方

防己　椒目　葶苈　大黄（各一两）

上四味，末之，蜜丸如梧子大，先食饮服一丸，日三服，稍增，口中有津液渴者，加芒硝半两。

程林曰：此水气在肠也，防己、椒目，导饮于前，清者得从小便而出，大黄、葶苈，推饮于后，浊者得从大便而下也，此前后分消，则腹满减，而水饮行，脾气转而津液生矣，若渴，则其于口舌干燥，加芒硝佐诸药，以下腹满而救脾阳。

悬饮（浆液性肋膜炎）

第一五二条 脉沉而弦者，悬饮内痛，病悬饮者十枣汤主之。

赵良曰：脉沉，痛在里也，凡弦者，为痛、为饮、为癖，悬饮结积，在内作痛，故脉见沉弦。

徐彬曰：主十枣汤者，甘遂性苦寒，能泻经隧水湿，而性更迅速直达，大戟性苦辛寒，能泻脏腑之水湿，而为控涎之主，芫花性苦温，能破水饮窠囊，故曰破癖须用芫花，合大枣用者，大戟得枣，即不损脾也，盖悬饮原为骤得之证，故攻之不嫌峻而骤，若稍缓而为水气，喘息浮肿者，三因方以十枣汤药为末，枣肉和丸，以治之，可谓善于变通者矣。

余无言曰：悬者，如物之悬于半空，既不在上，又不在下之谓，饮而曰悬，亦明其上不及胸中，下不及腹中之义，此即两胁肋膜及膈膜，分泌旺盛，液体潴留也，故曰悬饮，地位较高，症情较重，不以十枣迅利之，何济于事乎。

十枣汤方

芫花（熬） 甘遂 大戟（各等分）

上三味，捣筛以水一升五合，先煮肥大枣十枚，取八合，去滓，内药末，强人服一钱匕，羸人服半钱，平旦温服之，不下者，明日更服半钱，得快利后，糜粥自养。

千金云：十枣汤，治病悬饮者，若下后不可与也，凡上气汗出而欬者，此为饮也，又云钱七者，以大钱上全抄之，若云半钱七者，则是一钱抄取一边尔，并用五铢钱也。

外台曰：深师朱雀汤，疗久病癖饮，停痰不消，在胸膈上液液，时头眩痛，苦挛，眼睛身体，手足十指甲，尽黄，亦疗胁下支满，饮辄引胁下痛，即本方，用甘遂芫花各一分，大戟三分，大枣十二枚。

第一五三条　欬家，其脉弦，为有水，十枣汤主之

魏荔彤曰：欬家，崀为痰饮在内，逆气上冲之欬嗽言也，故其脉必弦，无外感家之浮，无虚劳家之数，但见弦者，知有水饮在中为患也。

尤在泾曰：脉弦为水，欬而脉弦，知为水饮渍入肺也，十枣汤、逐水气，自大小便去，水去、则肺宁而欬愈，按许仁则论饮气欬者，由所饮之物，停澄在胸，水气上冲，肺得此气，便成欬嗽，经久不已，渐成水病，其状不限四时昼夜，遇诸动嗽物即剧，乃至双眼突出、气如欲断，汗出，大小便不利，吐痰饮涎沫无限，上气喘急，肩息，每旦眼肿，不得平眠，此即欬家有水之证也，着有干枣三味丸，亦佳，大枣六十枚，葶苈一升，杏仁一升，合捣作丸，桑白皮饮下七八丸，日再，稍稍加之，以大便通利为度。

第一五四条 病者脉伏，其人欲自利，利反快，虽利必下续坚满，此为留饮，欲去故也，甘遂半夏汤主之。

魏荔彤曰：病者脉伏，为水邪压溷，气血不能通，故脉反伏而不见也，其人欲自利，利反快，水流湿而就下，以下利为暂泄其势，故暂安适也，然旋利而心下续坚满，此水邪有根蒂以维系之，不可以顺其下利之势，而为消灭也，故曰此为留饮欲去故也，盖阴寒之气立其基，水饮之邪成其穴，非开破导利之不可也。

尤在泾曰：脉伏者，有留饮也，其人欲自利，利反快者，所留之饮，从利而减也，虽利、心下续坚满者，未尽之饮，复注心下也，然虽未尽，而有欲去之势，故以甘遂半夏，因其势而导之，甘草与甘遂相反，而同用之者，盖欲其一战而留饮尽去，因相激而相成也，芍药白蜜，不特安中，抑缓药毒耳。

甘遂半夏汤方

甘遂（大者三枚） 半夏（十二枚以水一升煮取半升去滓） 芍药（五枚外台作一两） 甘草（如指大一枚炙）

上四味，以水二升煮，取半升，去滓，以蜜半升和药汁煎，取八合，顿服之。

程林曰：留者行之，用甘遂以决水饮，结者散之，用半夏以散痰饮，甘遂之性直达，恐其过于行水，缓以甘草白蜜之甘，收以芍药之酸，虽甘草甘遂相反，而实用以相使，此酸收甘缓约之之法也。

支饮（胸水证）

第一五五条 膈间支饮，其人喘满，心下痞坚，面色黧黑，其脉沉紧，得之数十日，医吐下之不愈，木防己汤主之；虚者即愈，实者三日复发，复与不愈者，宜木防己汤去石膏加茯苓芒硝汤主之。

余无言曰：支饮之病，在膈上胸中，其人喘满，乃胸腔积水太多，压迫肺脏，呼吸不得伸舒所致，西医名之曰胸水，为全身水肿之一部分，乃属慢性病，故后文有久咳数岁，有支饮在胸中，有欬逆倚息不得卧，有支饮不得息之文（图十六）。

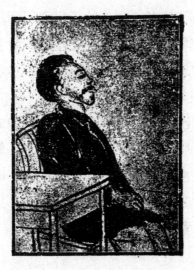

第十六图　支饮咳逆倚息不得卧之坐位

　　尤在泾曰：支饮上为喘满，而下为痞坚，则不特碍其肺，抑且滞其胃矣，面色黧黑者，胃中成聚，荣卫不行也，脉浮紧者为外寒，沉紧者为里实，里实可下，而饮气之实，非常法可下，痰饮可吐，而饮之在心下者，非吐可去，宜其得之数十日，医吐下之而不愈也，木防己桂枝，一苦一辛，并能行水气，而散结气，而痞坚之处，必有伏热，吐下之余，定无完气，书不尽言，而意可会也，故又以石膏治热，人参益虚，于法可谓密矣，其虚者，外虽痞坚，而中无结聚，即水去气行而愈，其实者，中实有物，气暂行而复聚，故三日复发也，魏氏曰：后方去石膏加芒硝者，以其既散复聚，则有坚定之物，留作包囊，故以坚投坚，而不破者，即以软投坚，而即破也，加茯苓者，亦引饮下行之用耳。

　　金鉴曰：得之数十日，医或吐之不愈者，是水邪不单结在上，故越之而不愈也，或下之不愈者，是水邪不单结在下，虽竭之亦不愈也，心下痞坚，饮结在中可知，故以木防己汤，开三焦水结，通上中之气，方中用人参，以吐下后伤正也，故水邪虚结者，服之即愈，若水邪结者，虽愈必复发也，即复与前方，亦不能愈，当以前方减石膏之寒凝，加芒硝峻开坚结，加茯苓直输水道，未有不愈者也。

木防己汤方

木防己（三两）　石膏（如鸡子大二枚）　桂枝（二两）　人参（四两）

上四味，以水六升煮，取二升，分温再服。

木防己去石膏加茯苓芒硝汤方

木防己　桂枝（各二两）　茯苓　人参（各四两）　芒硝（三合）

上五味，以水六升煮，取二升，去滓，内芒硝，再微煎，分温再服，微利则愈。

程林曰：防己利大小便，石膏主心下逆气，桂枝宣通水道，人参补气温中，正气王，则水饮不待散而自散矣，加芒硝之咸寒，可以软痞坚，茯苓之甘淡，可以渗痰饮，石膏辛寒，近于解肌，不必难于方内，故去之。

第一五六条　心下有支饮，其人苦冒眩，泽泻汤主之。

程林曰：内经曰，清阳出上窍，支饮留于心膈，则上焦之气，浊而不清，清阳不能走于头目，故其人苦眩冒也。

尤在泾曰：水饮之邪，上乘清阳之位，则写眩冒，冒者，昏冒而神不清，如有物冒蔽之也，眩者，目眩转，而乍见眩黑也，泽泻泻水气，白术补脾气，以胜水也，高鼓峰云，心下有水饮，格其心火，不能下行，而

229

但上冲头目也，亦通。

泽泻汤方

泽泻（五两）　白术（二两）

上二味，以水二升煮，取一升，分温再服。

第一五七条　支饮，胸满者，厚朴大黄汤主之。

尤在泾曰：胸满疑作腹满，支饮多胸满，此何以独用下法，厚朴大黄，与小承气同，设非腹中痛而闭者，未可以此轻试也。

金鉴曰：胸字，当是腹字，若是胸字，无用承气汤之理，是传写之讹，支饮胸满，邪在肺也，宜用木防己汤，葶苈大枣汤，支饮腹满，邪在胃也，故用厚朴大黄汤，即小承气汤也。

赵以德曰：凡仲景方，多一味，减一药，与分量之更改重轻，则易其名，异其治，有如转丸者，若此三味，加芒硝，则谓之大承气，治内热腹实满之甚，无芒硝，则谓之小承气，治内热之微甚，厚朴多，则谓之厚朴三物汤，治热痛而闭，今三味以大黄多，名厚朴大黄汤，上三汤，皆治实热而用之，此支饮胸满，何亦以是治之，或胸满之外，复有热蓄之病，变迁不一，在上在下，通宜利之耶，胸满者下之，然此水饮也，未有热症，况胸满未为心下实坚，且胸中痞硬、脉浮、气上冲咽喉者，则半表半里和解之，至有医误下为心下硬痛，名结胸者，以大陷胸汤下之，不甚痛犹不可下，以小陷胸利之，今支饮之胸满，遽用治中焦实热之重剂乎，是必有说，姑缺之。

厚朴大黄汤方

厚朴（一尺）　大黄（六两）　枳实（四两）

上三味，以水五升煮，取二升，分温再服。

第一五八条　支饮不得息，葶苈大枣泻肺汤主之。

徐彬曰：肺因支饮，满而气闭也，一呼一吸、曰息，是气既闭，而肺气之布，不能如常度也，葶苈苦寒，体轻，能泄肺中之闭，唯其泄闭、故善逐水，今气水相扰，肺为邪实，以葶苈泄之，故曰泻肺，大枣取其甘能补胃，且以制葶苈之苦，使不伤胃也。

葶苈大枣泻肺汤方　见第四八条

第一五九条　夫有支饮家，欬烦，胸中痛者，不猝死，至一百日或一岁，宜十枣汤。

徐彬曰：夫有支饮家，乃追原之词也，谓支饮本不痛，蔓延至胸痹而痛，气上逆为欬，火上壅为烦，已有死道矣，不猝死，甚至一百日，或经年之久，其虚可知，幸元气未竭也，原其病支饮为本，病本不拔，终无愈期，逡巡不愈，正医家以虚而畏缩，故因宜十枣汤，以见攻病不嫌峻，不得悠悠以毙也。

魏荔彤曰：不猝死，仲景之意，宜早治以十枣汤，至一百日或一岁，则难治矣，宜十枣汤者，宜于百日一岁之前也，若谓日久饮深，宜十枣汤，恐非圣人履霜坚冰之意，总之涵泳白文自明。

第一六〇条 久咳数岁，其脉弱者可治，实大数者死；其脉虚者必苦冒，其人本有支饮在胸中故也，治属饮家。

尤在泾曰：久欬数岁不已者，支饮渍肺而欬，饮久不已，则欬久不愈也，欬久者，其气必虚，而脉反实大数，则其邪犹盛，以犹盛之邪，而临已虚之气，其能久持乎，故曰死，若脉虚者，正气固虚，而饮气亦衰，故可治，然饮虽衰而正不能御，亦足以上蔽清阳之气，故其人必苦冒也，此病为支饮所致，去其饮则病自愈，故曰、治属饮家。

第一六一条 欬逆倚息不得卧，小青龙汤主之。

沈明宗曰：此表里合邪之治也，肺主声，变动为欬、胸中素积支饮，招邪内入，壅逆肺气，则欬逆倚息不得卧，是形客喘逆，不能撑持体躯，难舒呼吸之状也，故用小青龙之麻桂甘草，开始腠理，以驱外欬从表而出，半夏细辛，温散内伏之风寒，而逐痰饮下行，干姜温肺行阳，而散里寒，五味芍药以收肺气之逆，使表风内饮，一齐而解，此乃风寒挟饮，欬嗽之主方也（方见后一七〇条）。

第一六二条 青龙汤下已，多唾口燥，寸脉沉，尺脉微，手足厥逆，气从小腹上冲胸咽，手足痹，其面翕热如醉状，因复下流阴股，小便难，时复冒者，与桂苓五味甘草汤。

沈明宗曰：此下皆服小青龙汤，外邪解而里饮未除，扰动内阳之变也，表邪虽退，内饮未消，拒格胸间，心火不得下达，反刑于肺，则多唾口燥，犹如肺痿之类也，但饮为阴邪而内僻，则阳气衰微，上焦阳微，故寸脉沉，下焦阳微，故尺脉微，而手足厥逆，因服青龙散剂，扰乱下焦，虚阳即厥而上行，故气从小腹上冲胸咽，至于手足痹而不用，真阳已挟胃热上冲，其面翕热如醉状，冲气复反下流阴股，不归肾间而行决渎，故小便难，冲气往反，扰动胸中留饮，则时复冒，故易桂苓，以逐冲气归源，五味收敛肺气之逆，甘草安和脾胃，不使虚阳上浮，此乃救逆之变方也。

桂苓五味甘草汤方

桂枝　茯苓（各四两）　五味（半斤）　甘草（三两炙）
上四味，以水八升煮，取三升，去滓，分温三服。

第一六三条 冲气即低而反更欬胸满者用桂苓五味甘草汤去桂加干姜细辛以治其欬满。

尤在泾曰：服前汤已，冲气即低，而反更欬胸满者，下焦冲逆之气既伏，而肺中伏匿之寒饮续出也，故

去桂枝之辛而导气，加干姜细辛之辛而入肺者，合茯苓
五味甘草，消饮驱寒，以泄满止欬也。

成无已曰：桂枝泄奔豚，故桂枝加桂汤用五两以主
奔豚气从小腹上至心者，今冲气即低，乃桂之功著矣，
故去之。

苓甘五味姜辛汤方

茯苓（四两）甘草　干姜　细辛（各三两）　五味子
（半升）

上五味，以水八升煮，取三升，温服半升，日
三服。

第一六四条　欬满即止，而更复渴，冲气复发者，
以细辛、干姜为热药也，服之当遂渴，而渴反止老，为
支饮也，支饮者，法当冒，冒者必呕，呕者复内半夏，
以去其水。

沈明宗曰：此支饮内蓄而复发也，欬满即止，饮之
风寒已去，而更发渴，冲气复发者，饮滞外邪，留于胸
膈未除也，即以细辛干姜热药推之，若无痰饮内蓄，而
服细辛干姜热药，助其燥热，应当遂渴，而渴反止者，
是内饮上溢喉间，浸润燥热，故不作渴，但助胸中阳
气，反逆上行而冒，然冒家阳气上逆，饮亦随之而上，
故冒者必呕，呕者、于前苓甘五味姜辛汤，复纳半夏，
消去其水，呕即止矣。

苓甘五味姜辛半夏汤

茯苓（四两） 甘草 细辛 干姜（各二两） 半夏 五味（各半升）

上六味，以水八升煮，取三升，去滓，温服半升，日三服。

第一六五条 水去呕止，其人形肿者，加杏仁主之，其证应内麻黄，以其人遂痹，故不内之，若逆而内之者必厥，所以然者，以其人血虚，麻黄发其阳故也。

徐彬曰：形肿，谓身肿也，肺气已虚，不能遍布，则滞而肿，故以杏仁利之，气不滞，则肿自消也，其证应纳麻黄者，水肿篇云，无水虚肿者，谓之气水，发其汗则已，发汗、宜麻黄也，以其人遂痹，即前手足痹也，逆而纳之，谓误用麻黄，则阴阳俱虚而厥，然厥之意尚未明，故曰：所以必厥者，以其人因血虚不能附气，故气行涩而痹，更以麻黄汤药发泄其阳气，则亡血复汗，温气去而寒气多，焉得不厥，正如新产亡血复汗，血虚而厥也。

苓甘五味加姜辛半夏杏仁汤方

茯苓（四两） 甘草 干姜 细辛（各三两） 五味 半夏 杏仁（各半升）

上七味，以水一斗煮，取三升，去渣，温服半升，日三服。

第一六六条　若面热如醉，此为胃热上冲熏其面，加大黄以利之。

尤在泾曰：水饮有挟阴之寒者，亦有挟阳之热者，若面热如醉，则为胃热随经上冲之证，胃之脉上行于面故也，即于消饮药中，加大黄以下其热，与冲气上逆其面，翕热如醉者不同，冲气上行者，病属下焦，阴中之阳，故以酸温止之，此属中焦阳明之阳，故以苦寒下之。

苓甘五味加姜辛半杏大黄汤方

茯苓（四两）　甘草（二两）　干姜　细辛（各三两）　五味　半夏　杏仁（各半升）　大黄（三两）

上八味，以水一斗煮，取三升，去滓，温服半升，日三服。

第一六七条　呕家本渴，渴者为欲解，今反不渴，心下有支饮故也，小半夏汤主之。

尤在泾曰：此为饮多而呕者言，渴者饮从呕去，故欲解，若不渴，则知其支饮仍在，而呕亦未止，半夏味辛性燥，辛可散结，燥能蠲饮，生姜制半夏之悍，且以散结止呕也。

小半夏汤方

半夏（一升）　生姜（半升）

上二味，以水七升煮，取一升半，分温再服。

第一六八条 卒呕吐，心下痞，膈间有水，眩悸者，小半夏加茯苓汤主之。

尤在泾曰：饮气逆于胃则呕吐，滞于气则心下痞，凌于心则悸，蔽于阳则眩，半夏、生姜，止呕降逆，加茯苓去其水也。

小半夏加茯苓汤方

半夏（一升）　生姜（半升）　茯苓（四两）

上三味，以水七升煮，取一升五合，分温再服。

第一六九条 先渴后呕，为水停心下，此属饮家，小半夏加茯苓汤主之。

尤在泾曰：先渴后呕者，本无呕病，因渴饮水，水多不下，而反上逆也，故曰此属饮家，小半夏止呕降逆，加茯苓去其停水，盖始虽渴而终为饮，但当治饮，而不必治其渴也。

溢饮（皮肤水肿）

第一七〇条 病溢饮者，当发其汗，大青龙汤主之，小青龙汤亦主之。

余无言曰：此为西医之全身皮肤水肿是也，前第一四五条曰：饮水流行，归于四肢，当汗出而不汗出，身体疼重，谓之溢饮（图十七），故本条云，当发其汗。

西医于全身水肿，又有肾脏病水肿，及心脏病之别。先至足跗肿起，渐渐向上者，乃心脏病水肿之征，先至眼睑肿起，渐及全身者，乃肾脏病水肿之征，如单是腹部水肿，连及下肢，则为肝脏病门脉瘀血，而发为水肿之征也。

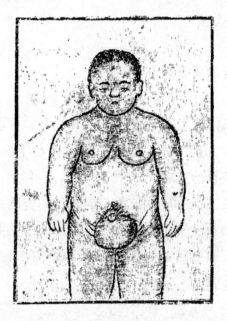

第十七图　溢饮患者症状示意图

徐彬曰：溢饮者，水已流行，归于四肢，以不汗而致身体疼重，盖表为寒气所侵而疼，肌体着湿而重，全乎是表，但水寒相杂，犹之风寒两伤，而内有水气，故以大青龙小青龙主之。然大青龙，合麻桂而去芍加石膏则气水不甚而挟热者，宜之。倘咳多而寒伏，则必小青龙为当，盖麻黄去杏仁，桂枝去生姜，而加五味干姜半夏细辛，虽为表散，而实欲其寒饮之下出也。

大青龙汤方

麻黄（六两去节）　桂枝（二两去皮）　甘草（二两炙）　杏仁（四十个去皮尖）　生姜（三两）　大枣（十二枚）　石膏（如鸡子大碎洗）

上七味，以水九升，先煮麻黄，减二升，去上沫，内诸药煮，取三升，去滓，温服一升，取微似汗，多者温粉扑之。

小青龙汤方

麻黄（三两去节）　芍药（三两）　五味子（半升）　干姜（三两）　甘草（三两炙）　细辛（三两）　桂枝（三两去皮）　半夏（半升洗）

上八味，以水一斗，先煮麻黄，减二升，去上沫，内诸药，煮取三升，去滓，温服一升。

余无言曰：中医以饮名病，是言此类水气之病，多由伤饮而来也，脾胃阳微，易为饮伤，故治饮方中，每兼顾脾胃，各方中佐以甘温之品，皆为扶持脾胃而设。盖非甘温之品，不能恢复脾胃之阳气，阳气不复，饮终难化，此乃治本之方，盖可忽乎哉，至于用药之方法，或汗，或下，或利，或和，则因饮之所在，或上下内外而异，剂量之轻重，则以病情之缓急，病期之新久而殊。至西医之治水气诸病，大体与中医从同，盖亦以汗下利等为法也，发汗之剂，以盐酸比鲁卡儿宾（Pilocarpinum hydrochloricum）为最效，以其水溶液1cc，注入皮下，则可于五分钟内，立即发汗，滚滚如珠，全身水肿，立见轻减，于溢饮症用之最宜。心脏病水肿，则多用强心利尿剂，如狄吉他斯（Digitalis）诸种制剂，及司笃洛仿斯酒（Tincturs Strophanthi）是也。肾脏病水肿，则以荻乌雷汀（Diuretinum）为最佳，且无副作用，醋酸钾（Kalium aceticum）亦佳。他如胸水腹水，及浆液性肋膜炎等，凡欲达加强渗出液之吸收作用者，皆得酌用以上各药，至慢性胃炎之有液体潴留于胃中，或肠间膜有积液者，用人工加尔儿斯泉盐（Sol Carolinum Factitium）泻下之，亦往往有效。

第一七一条　水在心，心下坚筑，短气，恶水不欲饮，水在肺，吐涎沫欲饮水，水在脾，少气身水重，水在肝，胁下支满，嚏而痛，水在肾，心下悸。

尤在泾曰：水、即饮也，坚筑，悸动有力，筑筑然也，短气者，心属火而畏水，水气上逼，则火气不伸也。

徐彬曰：脏中非真能蓄有形之水，不过饮气侵入耳，不可泥。

尤在泾曰：吐涎沫者，气水相激，而水从气泛也，欲饮水者，水独聚于肺，而诸经失溉也。

程林曰：连绵不断者，曰涎，轻浮而白者，曰沫。涎者，津液所化，沫者，饮水所成，酿于肺经则吐，吐多则津液亦干，故欲饮水。

尤在泾曰：脾为水困，故少气，水淫肌肉，故身重，土本制水，而水盛反能制土也。

徐彬曰：脾主肌肉，且恶湿，得水气，则濡滞而重，脾精不运，则中气不足，而倦怠少气。

尤在泾曰：肝脉布胁肋，水在肝，故胁下支满，犹偏满也，嚏出于肺，而肝脉上注肺，故嚏则相引而痛也，心下悸者，肾水盛而上凌心肺也。

程林曰：肝脉布胁肋，故胁下支满，水在肝，则条达之性，为水所郁，其气上走颃颡，至畜门而出鼻孔，因作嚏也，嚏则痛引胁肋，故嚏而痛，水在肾，则肾气凌心，故筑筑然悸也。

饮病名称部位证状表 （第三十五表）

诸饮病名	痰饮	水走肠间，沥沥有声，其人素盛今瘦
	悬饮	饮后水流在胁下，咳吐引痛
	支饮	咳逆倚息不得卧，其形如肿
	溢饮	饮水流行归于四肢，不出汗，身体疼肿
留饮部位	心下	背寒冷如掌大
	胁下	胁下痛引缺盆，咳嗽转甚
	胸中	短气，口渴，四肢历节痛，脉沉

诸饮病证方治表 （第三十六表）

诸饮病方类	痰饮诸证	病人饮水多，或食少饮多，水停心下，甚者悸微者短气，脉弦	
		瘦人脐下悸，吐涎沫，头眩	五苓散方
		心下有饮，胸胁支满，目眩	苓桂术甘汤方
		短气有微饮，当从小便去	苓桂术甘汤方，肾气丸方
		腹满，口舌干燥，肠间有水气	己椒苈黄丸方
	悬饮诸证	脉沉弦，悬饮内痛	十枣汤方
		咳家，脉弦为有水	
		脉伏欲自利，利反快心下续坚满，为饮欲去	甘遂半夏汤方
	支饮诸证	膈间支饮，喘满，心下痞坚，面黧黑，脉沉紧，医吐下之不愈	木防己汤方
		前证服木防己汤，三日复发，再服前方不效者	木防己汤去石膏加茯苓芒硝汤方
		心下支饮，其人苦冒眩	泽泻汤方
		支饮胸满	厚朴大黄汤方
		支饮不得息	葶苈大枣泻肺汤方
		支饮家，咳烦胸中痛，延至百日或一年者	十枣汤方
		咳逆倚息不得卧	小青龙汤方
		青龙汤下已多唾口燥，寸沉尺微，手足厥，气从小腹上冲胸咽，手足痹，面翕热如醉饮，复下流阴股，小便难，时复冒，当治其气冲	桂苓五味甘草汤方
		前证冲气即低，而反更咳胸满者	苓甘五味姜辛汤方

诸饮病方类	支饮诸证	前证咳满即止，而更渴冲气复发，而渴反止，当冒而呕	苓甘五味姜辛半夏汤方
		水去呕止，其人形肿而痹	苓甘五味加姜辛半杏汤方
		前证面热如醉，胃热上冲熏其面	苓甘五味加姜辛半杏大黄汤方
		呕家本渴，渴者为欲解，今反不渴心下有支饮	小半夏汤方
		呕吐，心下痞，膈间有水，眩而悸	小半夏加茯苓汤方
		先渴后呕，水停心下	
	溢饮	病溢饮者，水行四肢，无汗体重	大青龙汤方 小青龙汤方

第二十四篇　水气病篇（包括心肝脾肾性水肿等）

风水

第一七二条　风水者，其脉自浮，外证骨节疼痛而恶风。

余无言曰：前篇以饮名病，而本篇以水气名病，病名虽属有别，而治疗殆相伯仲，即汗利攻下诸法，是也。然则皆属水之为病，又何必强为之分乎，不知前篇之饮病，多由伤饮而来，痰饮固由于伤饮，悬饮支饮，亦由于伤饮，此皆胸胁脘腹间事，至于溢饮，由内而渐及于外，发为水肿，故曰溢，亦系由伤饮而来，更为可知，虽已病现于外，而究其来源，实自内生，故仍以饮名之也。综观饮病诸条，不论痰饮、悬饮、支饮，类多温阳利水之品，盖阳气既微，非温不壮，饮停既多，非利不行，至于悬饮之用十枣汤，及甘遂半夏汤，支饮之用木防己汤，厚朴大黄汤，葶苈大枣泻肺汤，十枣汤，小青龙汤，桂苓五味姜辛汤等，皆就病之所急，或在上在下，而变通以异其治也，至内饮既溢现于体外，则内外之水，浩浩莫御矣，不用大小青龙以急夺之，又将何待乎，是饮病诸证，皆内饮不化而生，即所谓内因者、是也。

本篇水气病诸证，特以风水居首，其脉自浮，外证骨节疼痛，恶风，是本篇之水气诸病，皆由外感而来也，明矣。即所谓外因者是也，观于后文风水之用防己黄芪汤，及越婢汤，皮水之用防己茯苓汤，里水之用越婢加术汤，及甘草麻黄汤，肾水之用麻黄附子汤，每方皆有表药，即使治疗目的，不完全在乎解表，要亦表里兼施，冀其两解也。故其治疗之方法，貌虽近似，而实则截然两途，且本篇诸方之中，无一方有甘遂芫花，或大黄芒硝者，更足为证，即就里水言之，其证状亦仅一身面目洪肿，脉沉及小便不利而已，无一如悬饮支饮溢饮之剧者，岂可混同以言治哉。

244

第一七三条 脉浮而洪，浮则为风，洪则为气，风气相搏，风强则为隐疹，身体为痒，痒者为泄，风久为痂癞，气强则为水，难以俯仰，风气相击，身体红肿，此为风水，汗出乃愈。

金鉴曰：六脉俱浮而洪，浮则为风，洪则为气。风气相搏之病，若风强于气，相搏为病，则偏于营，故为隐疹。身体为痒，痒者，肌虚为风邪外薄、故也，名曰泄风，即今之风燥疮是也，故日久不愈，则成痂癞，痂癞者，疥癣疡癞之类、是也。若气强于风，相搏为病，则偏于卫，故为水气，难以俯仰，若风气两相强击为病，则为风水，故通身浮肿也。以上诸证，皆属肌表，故当发汗，汗出乃愈也。

余无言曰：本条谓风气相击，身体红肿，此明风水之病原也。风自外来，气由内抗，相搏于皮表，而为水肿。气者，充而沛乎体腔之内，蒸发乎肌表之外者也。气之来源，禀于脾胃，水饮入胃，得脾助之，蒸而为气，脾胃消化力强，蒸发之力愈大，反是，则水停而病饮矣。本条谓风气相击，是明言气之不衰，即为脾胃之不弱，但以风邪中表，束于皮肤，妨碍气体之蒸发，盖分泌之来源不绝，而放散之去路障碍，故搏于皮下，而为风水浮肿也，推厥原因，总由风之为病，与气无涉。故治疗之法，仍以散风为要，故曰：汗出乃愈，盖一经汗出，则外而风邪得散、内而气郁得伸，水肿岂有不愈哉。

第一七四条 寸口脉沉滑者，中有水气，面目肿大有热，名曰风水;视人之目窠上微肿，如新卧蚕起伏，其颈脉动，时时咳，按之手足上，陷而不起者，风水。

余无言曰:寸口以候胸中，寸口脉见沉滑者，是不仅表有风水，而胸中亦有水矣，观下文曰:颈脉动，时时咳，更可知之，盖胸中为心肺所居，胸中有水淫溢，迫心、则颈脉自动，迫肺、则时时作咳，此定理也。然不可单作胸水治之也，因病由表起，而累及于里也，既曰有热，则必有恶风，此风邪盛于表也，面目肿大，手足按之不起，此水气盛于表也，风水两盛，总当汗解，越婢汤允为对证之方。

丹波元简曰:案水胀篇，以手按其腹，随手而起，如里水之状者，水也。其身尽肿，皮厚，按其腹，窅而不起者，肤胀也。肤胀者，寒气客于皮肤之间所致，寒气在于皮肤之间，按而散之，则不能猝聚，故窅而不起也。当知随手而起，为有水无气，窅而不起，为有气有水也。巢源燥水，谓水气溢于皮肤，因令肿满，以指画肉上，则隐隐成文字者，名曰燥水，以指画肉上，随画随散，不成文字者，名曰湿水。盖湿水，即灵枢所谓水也，燥水，即所谓肤胀也。上条云，皮水其脉亦浮，外证胕肿，按之没指，而此条云，陷而不起者，风水，则知皮水风，即巢源所谓燥水，而亦肤胀之属也。

第一七五条 太阳病，脉浮而紧，法当骨节疼痛，反不疼，身体反重而酸，其人不渴，此为风水，汗出即愈，恶寒者，此为极虚，发汗得之。

尤在泾曰：太阳有寒，则脉紧骨疼，有湿，则脉濡身重，有风，则脉浮体酸，此明辨也。今得伤寒脉，而骨节不疼，身体反重而酸，即非伤寒，乃风水外胜也，风水在表、而非里，故不渴，风固当汗，汗水在表者亦宜汗，故曰：汗出即愈。

余无言曰：风湿病篇云，"风湿相搏，一身尽疼痛，汗之病不愈者，盖发其汗，汗大出者，但风气去，湿气在，是故不愈也，若治风湿者，但微微似欲汗出者，风湿俱去也，"余意治风湿如是，治风水亦何尝不如是哉。本条首揭太阳病三字，是明其有恶寒发热之表证也，次曰脉浮而紧，是明言其为无汗，与后文汗出恶风，用防己黄芪汤之证有别，因其反无骨节疼痛，不得用麻黄、大青龙等大汗之，仍属越婢汤证也。故曰：汗出即愈，言所汗不在多也，若医不知此，而大发其汗，则必虚其表阳，而身冷恶寒，又非桂枝去芍药加附子汤，以救其逆，不为功矣。

第一七六条 风水，脉浮，身重，汗出恶风者，防己黄芪汤主之，腹痛者加芍药。

尤在泾曰：此条义详痓湿暍篇，虽有风水风湿之异，然而水与湿，非二也。

余无言曰：脉浮汗出恶风，桂枝汤证也，惟加一身重，肤有水肿，此为风水合病，故不用桂枝，而以防己黄芪汤治之，盖防己能通腠理，利诸窍，泻湿热，为水肿风肿要药，再佐以黄芪之走肌表，温分肉，白术甘草之补脾胃，行水湿，则事半而功倍矣。

第一七七条 风水，恶风，一身悉肿，脉浮不渴，续自汗出，无大热，越婢汤主之。

沈明宗曰：此风多水少之证也，风多伤表，外应肌肉，内连及胃，故恶风一身悉肿，胃气热蒸，其机外向，不渴、而续自汗出。无大热者，则知表有微热，而为实也。故以麻黄通阳气而散表，石膏入胃，能治气强壅逆风化之热，甘草姜枣，以和营卫。若恶风者，阳弱而为卫虚，故加附子，录验加术，并驱湿矣。

尤在泾曰：脉浮不渴句，或作脉浮而渴，渴者、热之内炽，汗为热逼，与表虚出汗不同，故得以石膏清热，麻黄散肿，而无事兼固其表也。

丹波元简曰：案大青龙汤，治伤寒烦躁。麻黄杏仁甘草石膏汤，治汗后汗出而喘，无大热。俱麻黄石膏并用之剂，而不言有渴，今再验之，不论渴与不渴，皆可用。然此断云不渴者，义可疑也，以理推之，作而渴为是，下文黄汗之条，汗出而渴，脉经注云，一作不渴，而渴、不渴，经有误错，是其明征也。

越婢汤方

麻黄（六两） 石膏（半斤） 生姜（三两） 甘草（二两） 大枣（十二枚）

上五味，以水六升，先煮麻黄，去上沫，内诸药煮，取三升，分温三服，恶风加附子一枚，风水加术四两。

魏荔彤曰：恶风甚者，加附子一枚，而壮阳，正所以除湿，用其流走之烈性，以治周身之肿。凡正阳所行之地，岂水湿之邪可留之区乎，此亦不崇治水，而水自治之法也，加术治风水者，必风邪轻而水气重，但治其表，不足以行水，加术以助水之堤防，水由地中行，而奏绩矣。

皮水

第一七八条 皮水者，其脉亦浮，外证胕肿，按之没指，不恶风，其腹如鼓，不渴当发其汗。

尤在泾曰：皮水者，水行皮中，内合肺气，故其脉亦浮，不兼风，故不恶风也。其腹如鼓，即内经罄罄然不坚之意，以其病在皮肤，而不及肠脏，故外有胀形，而内无满喘也，水在皮者，宜从汗解，故曰：当发其汗。

张氏医通曰：皮水者，皮肤胕肿是也。盖肺主气，以行营卫，外合皮毛，皮毛病甚，则肺气膹郁，当发其汗，散皮毛之邪，外气通而郁解矣。

余无言曰：西医名此证曰腹水，虽有与全身水肿并发者，但腹独肿大，故曰腹水（Asoites）。病在腹肌之内，腹膜之外，其中间蓄有大量液体，系由分泌及吸收两种作用失其平衡之故。或吸收寻常，而分泌亢进时，或分泌亢进，而吸收减退时，皆发腹水。西医每用套管针放水法，放去大量水液（图十八），颇得一时轻快，然不能根治，旋又复发。又谓腹水之证，多瘀血有关，心脏、肺脏诸病，静脉血压亢进，或肝脏诸病，门脉瘀血因而滤出机亢进，加以吸收障碍，积液愈多，乃为腹大。有水潴留于腹腔内者，有渗透于腹膜之间者，甚至皮下结缔组织中，亦充满水液，所谓按之没指是也。然论证虽详，独未言及外感，余意本条及以下之里水，仍是前举之风水，初未治愈，因之蔓延而成者，其外证为胕肿，按之没指其腹如鼓，因名之曰皮水，是水气尚在腹肌与腹膜之间也。后文之里水，是即西医所谓腹腔内积液之水鼓，可断言矣，总之本篇诸水气病，均初由外感之风水，逐步由表而达里者，若痰饮诸病，则均由内伤之水饮，逐步由里而达表者，故仲景分篇以论之，其意可知。

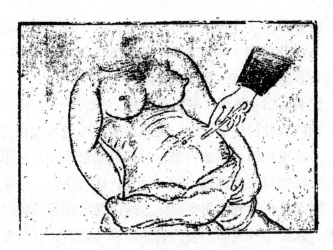

第十八图　西医放水法治疗腹水

第一七九条　渴而不恶寒者，此为皮水，身肿而冷，状如周痹。

尤在泾曰：渴而不恶寒者，则非病风，而独病水，不在皮外，而在皮中，视风水为较深矣，其证身肿而冷，状如周痹，周痹，为寒湿痹其阳，皮水，为水气淫于皮肤。

余无言曰：前条云，不恶风，此条云，不恶寒。两条文中，特一再举之，可知皮水较深之病，确系由恶风恶寒之风水，不治而成者，故曰、不恶风，不恶寒，言病较深入，在表之风邪已去，独水邪为病也。前条曰：不渴，而本条曰渴，非皮水有或渴或不渴之异，实前条为皮水初病，胃中未燥，故不渴，本条为皮水渐重，水以类聚，腹皮水多，胃反干燥，故渴也，何以知为渐重，由身肿而冷，状如周痹知之也，宜小青龙汤息之。

第一八〇条 皮水为病，四肢肿，水气在皮肤中，四肢聂聂动者，防己茯苓汤主之。

沈明宗曰：此邪在皮肤而肿也，风入于卫，阳气虚滞，则四肢肿，皮毛气虚，受风而肿，所谓水气在皮肤中，乃邪正相搏，风虚内鼓，故四肢聂聂眴动，是因表虚也，盖肺与三焦之气，同入膀胱，而行决渎，今水不行，则当使小便利，而病得除。故以防己茯苓，除湿而利水，以黄芪补卫而实表，表实而邪不能容，甘草安中而制水，桂枝以和营卫，又行阳化气，而实四末，俾风从外出，水从内泄矣。

防己茯苓汤方

防己　黄芪　桂枝（各三两）　茯苓（六两）　甘草（二两）

上五味，以水六升，煮取二升，分温三服。

第一八一条 厥而皮水者，蒲灰散主之。

尤在泾曰：厥而皮水者，水邪外盛，隔其体内之阳，不行于四肢也，此厥之成于水者，去其水则厥自愈，不必以附子桂枝之属，助其内伏之阳也。

蒲灰散方

蒲灰（七分）　滑石（三分）

上二味，杵为散，饮服方寸匕，日三服。

徐彬曰：蒲灰，即蒲席烧灰也，能去湿热，利小便，滑石能通九窍，去湿热，故主之。

丹波元简曰：案、蒲灰，类证本草甄权云，破恶血，败蒲席灰也，魏氏家藏方，用箬灰，楼氏纲目云，蒲灰，恐即蒲黄粉，其说难从。

曹颖甫曰：蒲灰散一方，今人不用久矣，世皆论蒲灰为蒲黄，其实不然。蒲灰，即溪涧中大叶菖蒲，味咸能降，味辛能开。王一仁在广益医院治病，有钱姓男子，腹如鼓，股大如五斗瓮，臂如车轴之心，头面皆肿，遍体如冰，气咻咻若不续，见者皆曰必死。一仁商于刘仲华，取药房中干菖蒲一巨捆，炽炭焚之，得灰半斤，随用滑石和研，用麻油调涂遍体，以开水调服一钱，日三，服明日肿减大半，一仁见有效，益厚涂之，改服二钱，日三服，三日而肿全消，饮食谈笑如常人，乃知经方之妙，不可思议也。前数年予在家乡，治谢姓小儿，茎及睾丸，明若水晶，令制而服之，一夕得小便甚多，其肿即消，惟腹满不减，继以姜辛术附，后以急于赴沪，不复知其究竟，甲戌十一月，闻此儿已十四岁矣。庚午秋，治海潮寺路宋姓小儿水肿，亦用之，但其人手足不冷，小便清，内服麻黄附子细辛汤，佐以五味、冬葵子、车前子，外敷蒲灰散，早晚调服一钱，五日而肿全消，每一日夜，小溲十七八次云。

里水

第一八二条　里水者，一身面目洪肿，其脉沉，小便不利，故令病水，甘草麻黄汤主之，假令小便自利，亡津液，故令渴，越婢加术汤主之。

余无言曰：此言里水，而又言面目洪肿，其脉沉，是因风水皮水，而渐及于里，表里同病水也。脉沉者，水邪溢于肌肤，脉为水隔，故指下不可见，非如少阴病之脉沉也，但病起于表，治当探源，故以甘草麻黄汤，及越婢加术汤治之。因两方中皆有麻黄故也，否则里病而表不病，不从内攻，反从表解乎，无怪金鉴疑本条里水之文，为皮水之误也，此两方之治不同者，盖上证无口渴，而小便不利，故只用甘草之调中通脉，麻黄之发表散水，表水解而气化行，则小便不利者，亦可自利，里证不急，此治表正所以治里也，否则里证急而表证微，岂有不用十枣之理哉，次证有口渴，而小便自利，故于麻黄甘草之外，加石膏之清热，白术之生津，则渴自止矣。原文将两节并作一条，末出越婢加术汤主之，复以里水两字，合甘草麻黄汤及越婢加术汤，另为一条，具不可解矣。

甘草麻黄汤方

甘草（二两）　麻黄（四两）

上二味，以水五升，先煮麻黄，去上沫，内甘草，煮取三升，温服一升，重复汗出，不汗再服，慎风寒。

越婢加术汤方 见前历节风附方第五方

第一八三条 水之为病，其脉沉小者，属少阴，宜麻黄附子汤。

余无言曰：此条原文中，夹有"浮者为风，无水虚胀者为气，水发其汗即已，"文义杂乱，多不相属，末曰："浮者，宜杏子汤，"但原方已轶，而于无水虚胀为气者，又未出方治，徒乱人意耳，今特删之。至谓水病脉沉小者，属少阴，尤在泾谓为"言肾水也，"是则肾水为里水之一，且少腹特肿也可知，盖中医以一切少腹病，皆责之于肾。一也，水肿苦里急者，多由小便不利，中医谓为肾气不化。二也，故尤氏曰：言肾水者，此也，今用麻黄附子汤者，因附子能与奋肾之排泄机能，增强心之搏动作用，再以麻黄亢进内外之排泄系统，发汗利尿，双管齐下，再佐以甘草之温中，以调胃通脉，里水其有不愈者哉。

麻黄附子汤方

麻黄（三两） 甘草（二两炙） 附子（一枚炮）

上三味，以水七升，先煮麻黄，去上沫，内诸药煮，取二升半，温服八分，日三服。

沈明宗曰：水病始得之源，未有不从肾虚，而受风寒，郁住卫气，胃关不利，水邪泛溢，以致通身肿满，故当于补阳之中，兼用轻浮通阳，开郁利窍之剂，则真阳宣而邪自去，正谓不治水而水自愈，今人不知通阳开窍，惟用肾气丸，阴重阳轻之剂，壅补其内，阳气愈益不宣，转补转壅，邪无出路，水肿日增，因药误事，不知凡几矣。

丹波元简曰：外台古今录验麻黄汤，疗风水身体面目尽浮肿，腰背牵引髀股，不能食，于本方中，加桂心生姜。

第一八四条 趺阳脉微而迟，微则为气，迟则为寒，寒气不足，则手足逆冷；手足逆冷，则荣卫不利；荣卫不利，则腹满肠鸣，相逐气转膀胱，荣卫俱劳，阳气不通，即身冷，阴气不通，即骨疼，阳气前通则恶寒，阴气前通则痹不仁。

阴阳相得，其气乃行，大气一转，其气乃散，实则失气，虚则遗溺，名曰气分，桂甘姜枣麻辛附子汤主之

尤在泾曰：微则为气者，为气不足也，寒气不足，寒而气血复不足也，寒气不足，则手足无气而逆冷，荣卫无源而不利，由是脏腑中，真气不充，而客寒独胜，则腹满肠鸣相逐，气转膀胱，即后所谓失气遗溺之端也，荣卫俱劳者，荣卫俱乏竭也。阳气温于表，故不通则身冷，阴气荣于里，故不通即骨疼，不通者，虚极而不能行，与有余而壅者不同，阳前通则恶寒，阴前通则痹不仁者，阳先行而阴不与俱行，则阴失阳而恶寒，阴

先行而阳不与俱行，则阳独滞而痹不仁也。盖阴与阳常相须也，不可失，失则气机不续，而邪乃着，不失则上下交通，而邪不容，故曰：阴阳相得，阳气乃行，大气一转其气乃散，失气遗溺，皆相失之征。曰气分者，谓寒气乘阳之虚，而病于气也，然不直攻其气，而以辛甘温药，行阳以化气，视后人之袭用枳朴香砂者，工拙悬殊矣。

桂甘姜枣麻辛附子汤方

桂枝　生姜（各三两）　细辛（二两）　甘草　麻黄（各二两）　附子（一枚炮）　大枣（十二枚）

上七味，以水七升，先煮麻黄，去上沫，内诸药煮，取二升，分温三服，当汗出，如虫行皮中即愈。

金鉴曰：用桂枝去芍药，加麻黄附子细辛汤者，温养荣卫阴阳，发散寒邪之气也。

尤在泾曰：当汗出如虫行皮中者，盖欲使既结之阳，复行周身而愈也。

第一八五条　心下坚，大如盘，边如旋盘，水饮所作者，枳术汤主之。

金鉴曰：心下坚，大如盘，边如旋盘，此里水所作也。赵良曰：心下，胃上脘也，胃气弱，则所饮之水，入而不消痞结而坚，必强其胃，乃可消痞，白术健脾强胃，枳实善消心下痞，逐停水，散滞气。

枳实汤方

枳实（七枚） 白术（二两）

上二味，以水五升，煮取三升，分温三服，腹中软即当散也。

金鉴曰：李彣曰，枳实消胀，苦以泄之也，白术去湿，苦以燥之也。后张文素治痞，用枳术丸，亦从此汤化出。但此乃水饮所作，则用汤以荡涤之，彼属食积所伤，则用丸以消磨之，一汤一丸，各有深意，非漫无主张也。

余无言曰：前条据金鉴将两条删节，续成一条者，后条则仍其旧，然余于两汤证，切有疑焉。前条既为气分所作，则何以不用枳术，后条明为水饮所作，则又何以不用桂麻辛附，真不可解矣。且少阴里水，既用麻附，此条亦里水也，又何能例外，设使枳术而可治里水，则里水之治，亦不见其难矣，或者气分者用枳术汤，水分者用桂枝去芍加麻附细辛，亦未可知。

第一八六条 妇人经水前断后病水者，病在血分，此为难治。先病水后经水断者，病在水分，此为易治，何以故，去水其经自下也。

尤在泾曰：此明血分水分之异，血分者，因血而病为水也，水分者，因水而病及血也，血病深而难通，故曰难治，水病浅而易行，故曰易治。

本事续方云，治妇人经脉不通，即化黄水，水流四肢，则遍身皆肿，名曰血分，其候与水肿相类一等，庸医不问源流，便作水疾治之，非唯无效，又恐丧命，此乃医杀之也，宜用此方。人参、当归，瞿麦穗，生大黄，桂枝，茯苓（各半两），苦葶苈（炒二分），共为细末，炼蜜丸如梧桐子大，每服十五丸，空心米饮下，渐加至二十丸，止于三十丸，无不效者。案此方为经水不通，而发于血分者设焉，若胃气衰者，宜另议方而可也。

第一八七条　病下利后渴饮水，小便不利，腹满，因肿者法当病水，若小便自利及汗出者，当自愈。

尤在泾曰：利后，阴亡无液，故渴欲饮水，而脾虚无气，不能制水，则又小便不利，腹满因肿，知其将聚水为病矣，若小便利，则从下通，汗出，则从外泄，水虽聚而旋行，故病当愈，然其所以汗与利者，气内复而机自行也，岂辛散淡渗所能强责之哉。

第一八八条　夫水，病人目下有卧蚕，面目鲜泽，脉伏，其人消渴，病水，腹大，小便不利，其脉沉绝者，可以下之。

赵良曰：水、阴也，目下、亦阴也，腹者、至阴之所居也，故水在腹便目下肿也。灵枢曰：水始起也，目下微肿如蚕，如新卧起之状，其人初由水谷不化津液，以成消渴，必多饮，多饮则水积，水积则气道不宣，故脉伏矣。腹者，至阴脾也，故病水必腹大也，水蓄于内，故小便不利也。其脉沉绝者，即伏脉之甚者也，脉沉腹大，小便不利，里水已成，故可下之，十枣神祐之类，酌而用之可也。

沈明宗曰：胃中津液水饮，外溢皮肤肌肉，不溉喉舌，故作消渴，诚非真消渴也。

第一八九条　脉得诸沉，当责有水，身体肿重，水病脉出者死。

尤在泾曰：水为阴，阴盛故令脉沉，又水行皮肤，荣卫被遏，亦令脉沉。若水病而脉出，则具气反越出邪水之上，根本脱离而病气独胜，故死也。出与浮迥异，浮者，盛于上而弱于下，出者，则上有而下绝无也。

第一九〇条　诸有水者，腰以下肿，当利小便，腰以上肿，当发汗乃愈。

金鉴曰：诸有水者，谓诸水病也，治诸水之病，当知表里上下分消之法，腰以上肿者，水在外，当发其汗乃愈，越婢青龙汤证也，腰以下肿者，水在下，当利小便乃愈，五苓猪苓汤证也。

第一九一条　心水者，其身重而少气，不得卧，烦而躁，其人阴肿，肝水者，其腹大，不能自转侧，胁下腹痛，时时津液微生，小便续通。肺水者，其身肿，小便难，时时鸭溏。脾水者，其腹大，四肢若重，津液不生，但若少气，小便难。肾水者，其腹大，脐肿腰痛，不得溺，阴下湿如牛鼻上汗，其足逆冷，面反瘦。

尤在泾曰：心阳藏也，而水困之，其阳则弱，故身重而少气也，阴肿者，水气随心气下交于肾也。

魏荔彤曰：又为明水气附于五藏，而另成一五水之证，盖水邪亦积聚之类也，贴近于其处，则伏留于是藏，即可以藏而名证。

尤在泾曰：肝病喜归脾，脾受肝之水而不行，则腹大不能转侧也，肝之府在胁，而气连少腹，故胁下腹痛也，时时津液微生，小便续通者，肝喜冲逆而主疏泄，水液随之而上下也。

魏荔彤曰：肝经有水，必存两胁，故腹大而胁下痛。少阳，阴阳往来之道路，有邪窒碍，故不能自转侧。肝有水邪，必上冲胸咽，故时时津液微生。口中有淡水也，及上升而下降，小便不利者，又续通，此水邪随肝木往来升降之气，上下为患也。

尤在泾曰：肺主气化，治节一身，肺以其水行于身则肿，无气以化其水，则小便难鸭溏，如鸭之后，水粪杂溏也。

金鉴曰：赵良曰，肺主皮毛，行荣卫，与大肠合，今有水病，则水充满皮肤，肺本通调水道，下输膀胱为尿溺，今既不通，水不得自小便出，反从其合，与糟粕混成鸭溏也。

尤在泾曰：脾主腹，而气行四肢，脾受水气则腹大，四肢重，津气生于谷，谷气运于脾，脾湿不运，则津液不生，而少气，小便难者，湿不行也。

尤在泾曰：半身以下，肾气主之，水在肾，则腰痛脐肿腹大也，不得溺，阴下湿，如牛鼻上汗，其足逆冷者，肾为阴，水亦为阴，两阴相得，阳气不行，而湿寒独胜也，面反瘦者，面为阳，阴盛于下，则阳衰于上也。

程林曰：肾者，胃之关也，关门不利，故令聚水而生病，是有腹大脐肿之证也。腰者肾之外候，故令腰痛。膀胱者，肾之府，故令不得溺也，以其不得溺，则水气不得泄，浸渍于睾囊，而为阴汗，流注于下焦，而为足冷。夫肾为水藏，又被水邪，则上焦之气血，随水性而下趋，故其人面反瘦，非若风水里水之面目洪肿也。

余无言曰：以上皆言五脏水病，与前诸饮病篇之五脏饮病，稍有异同，再以西医之学说证之，则更得其详矣。西医书中谓肾脏病之水肿，多始于眼睑面部，由上而下，渐渐作肿，阴部下肢，尤为明著，兼有腰痛，小便减少而混浊，富于赤色沉渣。心脏病之水肿，则反是，多始于足胕，由下而上，渐渐作肿，兼有心悸，及偻麻质斯性疼痛。肝脏病之水肿，以腹水为主征，全身瘦削，而肝脾均肿，以故两胁胀满，且因胆汁郁滞之故，致结膜亦发黄。肺脏病之水肿，以胸内症状为剧，必兼咳嗽，喘息不安，甚者不得平卧。脾脏病之水肿，以脾脏肿大为主证，更有食欲不振，面色苍白，及胃肠等症，总之由外感内伤等种种原因，促使某脏受病，为发生水肿之诱因，可断言也。然在生理上，凡毛细管漏出之液体较多时，则淋巴管吸收还流之作用，亦即旺盛，借以维持其平均，此其常也。若一旦毛细管漏出多量之液，且淋巴管不能尽量吸收时，则液体停滞于各组织及体腔中，而内外之水肿成矣。

诸病证方治表（第三十七表）

水病分类			
	风水诸证	脉浮，骨节疼痛恶风	当汗者
		脉浮而洪，风强为隐疹，气强为水，风气相击，身体红肿	同前
		寸脉沉滑，面目肿大，有热目窠上微肿，颈脉动，时时咳，手足上按之不起	补越婢汤方
		太阳病，脉浮紧，骨节不疼，身体酸重，不渴若恶寒者，为极虚发汗得之	补越婢汤方 桂枝去芍加附子汤方
		脉浮，身重，汗出恶风者，或腹痛者	防己黄芪汤方 本方加芍药
		恶风，一身悉肿，脉浮不渴，续自汗出无大热	越婢汤方
	皮水诸证	脉浮，外证胕肿，按之没指，不恶风，其腹如鼓，不渴	当发汗
		渴而不恶寒，身肿而冷状如风痹	拟小青龙汤方
		四肢肿，水气在皮肤，四肢聂聂动	防己茯苓汤方
		厥而皮水	蒲灰散方

续表

水病分类	里水诸证	一身面目洪肿，脉沉，小便不利，证状如前，小便自利，此亡津液，故令渴	甘草麻黄汤方 越婢加术汤方
		水为病，脉沉小，属少阴	麻黄附子汤方
		跌阳脉微而迟，手足逆冷，荣卫不利，腹满肠鸣，或身冷骨疼，或恶寒不仁，病在气分	桂甘姜枣麻辛附子汤方
		心下坚，大如盘，水饮所作	枳术汤方
	妇人水病	妇人经水前断，后病水者，病在血分	难治
		妇人先病水，后经水断者，病在水分，去其水，经自下	补本事续方丸方
	水病诊断及预后	病下利，后渴饮水，小便不利，腹满因肿者，当病水，若小便利，及汗出者	自愈
		水病人目下有卧蚕，面目鲜泽，脉伏，消渴病水，腹大，小便不利，脉沉绝	十枣汤方 神祐丸方
		脉得诸沉，当责有水，身体肿重，水病脉出者	死不治
		诸水，腰以下肿，当利小便，腰以上肿，当发汗	均可治

五脏饮病水病证候比较表 （第三十八表）

心	饮	心下坚筑，短气，恶水不欲饮
	水	身重而少气不得卧，烦躁，阴肿
肝	饮	胁下支满，嚏而痛
	水	腹大不能自转，胁下腹痛，时时津液微生，小便续通
肺	饮	吐涎沫，欲饮水
	水	身肿，小便难，时时鸭溏
脾	饮	少气体重
	水	腹大，四肢苦重，津液不生，但苦少气，小便难
肾	饮	心下悸
	水	腹大脐肿，腰痛不得溺，阴下湿，如牛鼻上汗，足逆冷，面反瘦

按此表以本篇与前篇末条合组而成俾便参证。

第二十五篇　消渴淋病篇

消渴（上中下三消包括糖尿病）

第一九二条　趺阳脉浮而数，浮即为气，数即消谷而大便坚，气盛则溲数，溲数则坚，坚数相搏即为消渴。

程林曰：趺阳，胃脉也。内经曰："三阳结，谓之消。"胃与大肠，谓之二阳，以其热结于中，则脉浮而数。内经又曰："中热，则胃中消谷。"是数为中热，即消谷也。气盛，热气盛也。谷消热盛，则水偏渗于膀胱，故小便数而大便硬。胃无津液，则成消渴矣。此中消脉也。

丹波元简曰：外台古今录验论云"消渴病有三，一、渴而饮水多，小便数，有脂似麸片，甘者，此是消渴病也。二、吃食多，不甚渴，小便少，似有油而数者，此是消中病也。三、渴饮水不能多，但腿肿，脚先瘦小，阴痿弱，数小便者，此是肾消病也。"又东垣试效方云："高消者，舌上赤裂，大渴引饮，逆调论云。心移热于肺，传为膈消者，是也。也调胃承气、三黄丸治之。下消者，烦渴引饮，耳轮焦干，小便如膏。叔和云，焦烦水易亏，此肾消也。以八味丸治之。"

第一九三条 男子消渴，小便反多，以饮一斗小便亦，肾气丸主之。

尤在泾曰：男子以肾为事，肾中有气，所以主气化，行津液，而润心肺者也。此气既虚，则不能上至。气不至，则水亦不至，而心肺失其润矣。盖水液属阴，非气不至，气虽为阳，中实含水。水之与气，未尝相离也。肾气丸中有桂附，所以斡旋肾中颓堕之气，而使上行心肺之分，故名丸曰肾气。不然，则滋阴润燥之品，同于饮水无济，但益其下趋之势而已，驯至阳气全消。有降无升，饮一溲二，不治而死。夫岂知饮入于胃，非得肾中真阳，焉能游溢精气，而上输脾肺耶。

陈自明外科精要云，一士大夫病渴，治疗累岁不安，一名医使服八味丸，不半载而疾瘳。因疏其病源云，今医多用醒脾生津止渴之药，误矣。其疾本起于肾水枯竭，不能上润，是以心火上炎，不能既济，煎熬而生渴。今服此药降心火，生其肾水，则渴自止矣，即用本方，以真北五味子代附子。

余无言曰：外台近效引李氏云："消渴者肾虚所致，每发即小便至甜。"征之前贤之理论，及近代西医之学理，则中医之所谓消渴，即西医之糖尿病（*Diabetes Mellitus*）是也。病原至为不一，如遗传、肥胖病、麦酒过度、粉食，或甘味食物之过多、吸烟及精神劳动之过度、霉毒、脑病、慢性胰炎皆能致之，而以胰炎为最多。其特别注意点为兰格汉斯（*Langerhans*）氏岛之变化，因发炎之故，其动脉变硬，形成萎缩，或呈脂肪坏死，或并发慢性肾炎者不少。因之肾脏亦有呈脂肪变性者，是则中医谓消渴为肾病，而主用肾气丸者，乃只见其一端也。

至胰腺发生慢性炎，何以能致糖尿病，此不可不研究者。盖胰腺又名甜肉，日本名膵脏，横于胃底，形如牛舌，为消化腺之一，又为内分泌腺之一。其由许多小导管所成之胰管，与输胆管，同开口于十二指肠。功用有二，一为营外分泌生理，即产生胰液，以资小肠之消化作用；一为营内分泌生理，能产生刺激素，以调节糖类之代谢作用。设胰腺发炎，而功能障碍，不能抑制肝内糖分过量之产生时，则新陈代谢作用一失，而糖尿病起矣。

其主要证状为食欲如常，或反善饥，而身体羸瘦特甚，咽头干燥，口渴引饮，而小便量多异常，此所谓饮水一斗，小便亦一斗也。其他倦怠、头痛、不眠、皮肤干燥、瘙痒、色欲消失、视力减弱，或发昏睡、阴痿等症，在妇人有发阴门瘙痒者，在昔时豫后多不良，概由昏睡、虚劳、痈疽及心脏衰弱而死。至近年胰岛素（Insulin）发明后，其治疗之成绩颇有可观。盖即由动物之胰腺中，抽出其有效成分而制成者，每次注射12cc，含10~20单位，至尿中不见糖分为度。其他治疗皆不过对证疗法。设现昏睡，宜内服大量之碳酸氢钠，或以灭菌生理食盐水注入静脉内。虚脱者，用强心兴奋剂。

然吾切有疑者，中西医之治疗，其目的不同，而收效不殊，何耶？一再思之，体内各部组织，其质同者，必相互通连。胰为腺体，而肾亦有肾上腺，均有分泌作用者也。故胰腺有病，而发生脂肪变性时，亦能累及肾上腺及肾脏，而生脂肪变性。今西医以胰腺制剂益其胰腺，胰病将愈，则肾病亦必不治而自愈，此为顺治法也。所谓开上流之源，广下流之水是也。中医用肾气丸益其肾脏，肾脏健，则肾腺强。肾腺强，则胰腺之分泌

亦必旺盛，此为逆治法也。所谓增灶下之火，熟灶上之梁是也。（方见后三三六条）

第一九四条 脉浮，小便不利，微热，消渴者，宜利小便，发汗，五苓散主之。

徐彬曰：脉浮微热，是表未清也。消渴小便不利，是里有热也。故以桂枝主表，白术苓泽主里。而多以热水，助其外出下达之势。此治消渴之浅而近也。按此与上条同是消渴。上条小便多，知阴虚热结。此条小便不利而微热，即为客邪内入，故治法迥异。然客邪内入，非真消渴也，合论以示辨耳。

余无言曰：徐氏谓非真消渴也，合论以示辨耳，此言甚是。盖伤寒金匮，条文每有互见者，此条实即伤寒论蓄水证之一，乃伤寒发汗后多饮水而致也。（参看拙著伤寒论新议第一一八条）

第一九五条 渴欲饮水，水入则吐，名曰水逆，五苓散主之。

尤在泾曰：热渴饮水，热已消，而水不行，则逆而成呕，乃消渴之变证，曰水逆者，明非消渴，而为水逆也，故亦宜五苓散去其停水。

余无言曰：沈明宗谓此亦非真消渴，盖此亦为伤寒蓄水证之一也。原文亦载伤寒论中，此特节录其条文之半耳。（参见伤寒新议第一一二条）

第一九六条 渴欲饮水不止者，文蛤散主之。

金鉴曰：渴欲饮水，水入则吐，小便不利，五苓散证也。渴欲饮水，水入则消，口干舌燥者，白虎加人参汤证也。今渴欲饮水，而不吐水，非水邪盛也。不口干舌燥，非热邪盛也。惟饮水不止，故以文蛤一味，不寒不温，不清不利，专意于生津止渴也。

余无言曰：此条文与伤寒论异，伤寒论谓意欲饮水，反不渴者，服文蛤散。此则曰渴欲饮水不止者，文蛤散主之。非证异治同也，实伤寒论所载为误治之证，因以冷水潠之灌之，故反不渴。今均用文蛤散以清导之，则饮水不止者，可止矣。意欲饮水者。亦不欲矣。（参看伤寒新议第一二二条）

第一九七条 消渴欲饮，水口干燥者，白虎加人参汤主之。

尤在泾曰：此肺胃热盛伤津，故以白虎清热，人参生津止渴，盖即所谓上消膈消之证。

喻嘉言曰：按此治火热伤其肺胃，清热救渴之良剂也。故消渴病之在上焦者，必取用之，东垣以治膈消，洁古以治能食而渴者。

第一九八条 脉浮，发热，渴欲饮水，小便不利者，猪苓汤主之。

沈明宗曰：此亦非真消渴也，伤寒太阳阳明，热邪未清，故脉浮发热。渴欲饮水，胃热下流，则小便不利。故以猪苓汤导热滋干，而驱胃邪下出也。文蛤散、猪苓散、五苓散，凡四条，编书者误入。

余无言曰：以上两条，亦伤寒论之文，节录于此者，此系引证消渴之文，示人以广闻及辨证也，不可与真消渴病同观。（参看伤寒新义第二〇四条）

第一九九条 厥阴之为病，消渴，气上冲心，心中疼热，饥而不欲食，食则吐蛔，下之利不止。

喻嘉言曰：消渴之证，内经有其论，无其治金匮有论有治矣。而集书者，采伤寒论厥阴经消渴之文凑入，后人不能抉择，斯亦不适于用也。盖伤寒热邪至厥阴而尽，热势入深，故渴而消水。及热解，则不渴且不消矣。岂杂证积渐为患之比乎。（参看伤寒新义第三一五条）

石淋（肾脏结石及膀胱结石证）

第二〇〇条 石淋之为病，小便如粟状，小腹弦急，痛引脐中。

尤在泾曰：淋病有数证。云小便如粟状者，即后世所谓石淋是也，乃膀胱为火热燔灼，水液结为滓质，犹海水煎熬而成咸碱也。小腹弦急，痛引脐中者，病在肾与膀胱也。按巢氏云：淋之为病，由肾虚而膀胱热也。肾气通于阴，阴，水液下流之道也，膀胱为津液之府。肾虚，则小便数。膀胱热，则水下涩。数而且涩，淋沥不宣，故谓之淋。其状小便出少起多，小腹弦急，痛引于脐，又有石淋、劳淋、血淋、气淋、膏淋之异，详见本论，其言颇为明晰，可补仲景之未备。

余无言曰：中医之所谓砂淋、石淋，不过以其排出物之细碎如砂者，曰砂淋；大如绿豆以上者，曰石淋，实为一病。故曰小便如粟状也（图十九），尤氏注颇为精当，然尚不如西说之翔实，兹纪之如次。西医名此证为肾脏结石（*Nephrolithiasis Renal Calculus*）及膀胱结石（*Nephrolithiasis Blasenstein*），凡新陈代谢病及肾脏膀胱尿道等疾患，以及职业习惯上能使小便起郁积作用者，皆能致之。此种砂石，皆由尿酸及其他沉淀成分，互相结合而成。其成因有三，一、溶解尿成分之物质减少时；二、使尿成分沉淀之物质增加时；三、能沉淀尿成分之物质新生时，皆能发生本病。如尿素有分解尿酸之作用，若尿素减少或消失，则尿酸即沉淀，此第一例也。食盐有助其沉淀之性，若食盐过量摄取，随尿分泌，则尿酸之沉淀物增加，此第二例也。乳酸能使心潮澎湃酸沉淀，若乳酸新生，则促进尿酸之沉淀，此等三例也。然必有某种原因，而使尿起郁积者，乃能诱成，比又不可不知者也。

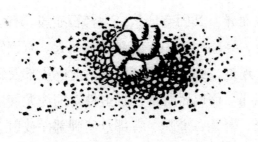

第十九图　石淋砂淋之内容物

　　结石形成之第二要素，即为结合物质。其结合物有柔软者，有黏稠者，如凝血、黏液膜及其炎性产物、脓质等皆是。构成结石时，即以此等物为其核心，而尿酸之成分沉着于其外围，渐成大小不一之结石，细菌亦与结石有关。因以上诸结合物，多由肾盂膀胱之黏膜炎而起，黏膜之卡他炎，亦多由细菌作用也。尤在泾谓为膀胱火热燔灼，水液结为滓质，犹海水煎熬而成咸碱也，小腹弦急，痛引脐中者，病在肾与膀胱也，其说殆近似矣。

　　结石之形状大小及其数量，亦不一致。形状因发生之部位而异，有球形、柱形、多角形、不正形或鹿角形等。大小亦无定，最小者曰砂，大如帽针头至稻谷者曰砾，大如豌豆至鸽卵者曰结石。数与大小成反比例。数个、数十至百数以上不等也。本条言小便如粟状者，此乃沙砾之类，必较多矣。肾石证状，全为实质上之障碍，或闭塞输尿管，或刺激输尿管。而损伤之或堵塞膀胱口，或刺激膀胱之黏膜，故其障碍轻重，视结石之大小及形状而异。其固有证状，为肾石疝痛。有因结石由肾盂下行，经输尿管中，瘀滞不下而起。有因堵塞膀胱口，小便逼迫，则愈形闭塞而起。此际患部及肾脏，俄然发生剧痛，而以肾脏部之反射性疼痛为尤甚。其疼痛多向膀胱、睾丸、上腿、背部及肩胛部而放射。提睾筋痉挛收缩，而睾丸向腹壁牵引。故本条云，小腹弦急，痛引脐中也，若塞在一侧之输尿管者，则患者身体每向患侧屈曲，畏痛故也。此外或起反射性症，如战栗、发热、呕吐、尿意频数而不利、面色苍白、手足厥冷、肤有冷汗、肌肉痉挛、神志丧失、恐怖惊惶等。

肾石疝痛之发作时间长短无定，有数小时即止者，有数日始止者。若肾盂有多数结石，陆续下行，或小便不通，结石向输尿管逆行时，则疝痛乃反复发作。若因药物关系，或自体关系，肾石忽然消失，则一切苦痛证状皆一扫而空矣。

第二〇一条 小便不利，有水气，其人若渴者，栝蒌瞿麦丸主之。

余无言曰：诸家于本条，均谓为小便不利。水气为病，故用附子、薯蓣温补阳气，茯苓、瞿麦通利水气。与石淋之病，漠然无关也。盖本条与前条中间相间两条，不知此条实紧接前条者，故均误解。试观水气及饮病诸篇，行气利水之方，无一用瞿麦者。须知瞿麦一品为治砂淋、石淋及血淋之要药。降火利水，逐膀胱邪热，破血利窍，决痈消肿，通经堕胎，性善下行，故本方用之。后世之八正散，亦用瞿麦以治淋，实师仲景此方之意也。诸家不知编次之误，而竟随文训释，亦可笑矣。

栝蒌瞿麦丸方

薯蓣　茯苓（各三两）　栝蒌根（二两）　附子（一枚炮）　瞿麦（一两）

上五味，末之炼蜜丸，如梧子大，饮服二丸，日三服，不知增至七八丸，以小便利，腹中温为止。

余无言曰：本方这家瞿麦，前已言之。用附子者，以其能温心肾之阳，强心以利水也。用薯蓣者，以其能壮脾胃之气，输注其他各脏也。用茯苓者，能助薯蓣以益气，又能助附子以行水也。至于用栝蒌者，则纯为热渴而设，借以除热生津也，反是若不渴者，则可以去而不用矣。

第二〇二条　小便不利，其人不渴者，蒲灰散主之，滑石白鱼散茯苓戎盐汤并主之。（其人不渴四字编者补）

余无言曰：本条亦为淋病之文，原文仅有小便不利句，而无其人不渴句，今增此句者何，因仅据小便不利四字，不足以识证。且前条明言有热渴之证，故用栝蒌瞿麦丸，明其为有热之急性淋也，则本条不言有热渴之证，故不用栝蒌瞿麦丸。明其为无热性之慢性淋也，故余特补其人不渴句以明之，注家不察，以为此是平常之小便不利，故亦随文训释。若果为水气及饮病之小便不利，何不用水病饮病诸方治乎，由此可推知此是淋病方也，再从药味论之，蒲灰之为物及功用，虽不能尽知，但滑石戎盐诸品，实治淋之要药也。此条之证，既无热渴之候，必不如前条证之剧，且必属慢性。故其治疗方法，亦不外滑利溶解之两途。滑石、本草称为偏主石淋，盖滑石滑利流行、专走膀胱，凡有砂淋石淋者，均可用之，以滑利水道，使砂石从小便而出。戎盐出自西羌，又名青盐，甘咸而寒，入肾经，平血热，通淋沥，利大小便，治目痛赤涩，吐血溺血，齿舌出血等，是青盐有消炎之功，溶解之力也，明矣。西医谓食盐能使尿成分沉淀物之增加，则戎盐必反是，而能溶解尿酸结石也，否则此种古方，何以不用食盐，而用戎盐乎。

蒲灰散方（见前水气篇）

滑石白鱼散方

滑石　乱发（烧）　白鱼（各二分）

上三味，杵为散，饮服方寸，七日三服。

尤在泾曰：白鱼开胃下气，去水气。血余疗转胞，小便不通，合滑石，为滋阴益气，以利其小便者也。

丹波元简曰：案乱发，本经主五淋。白鱼恐非鱼中之白鱼，本经云，衣鱼一名白鱼，主妇人疝瘕，小便不利，又南齐书明帝寝疾甚久，敕台省府署文簿，求白鱼以为治，是也。沈云，白鱼鲞，诸注并仍之，不可从。

茯苓戎盐汤方

茯苓（半斤）　白术（二两）　戎盐（弹九大一枚）

上三味，先将茯苓、白术煎成，入戎盐，再煎，分温三服。

尤在泾曰：纲目戎盐即青盐，咸寒入肾，以润下之性，而就渗利之职，为驱除阴分水湿之法也。

曹颖甫曰：用蒲灰散主之者，蒲灰咸寒泄水，滑石淡渗清热，水去而热亦除也。滑石白鱼散、茯苓戎盐汤并主之者，滑石白鱼散，为水与血并结膀胱之方治也。水蓄于下，与血混杂，乃生里热。热郁水道不通，故渗之以滑石，佐以善导血淋之发灰。白鱼俗名蠹鱼，喜蚀书籍，窜伏破书中，不见阳光，虽性味不可知，大约与土龟子、鼠妇相等。善于攻瘀而行血者，盖瘀热俱去，而小便自通矣。茯苓戎盐汤，为膏淋血淋阻塞水道，通治之方也。茯苓、白术以补水而抑水，戎盐以平血热、泄瘀浊，而小便乃无所窒碍矣。

余无言曰：西医谓欲借种种药物之内服，冀溶解尿酸结石者，其效不尽可恃。盖足以溶解结石之多量药物，不能大量移行于尿中故也。最常用者为由罗笃罗

277

品（*Urotropin*），因其溶解尿酸之力较强，分内服及注射之两种。而以注射剂为佳，因能直接入血，以循环至肾脏而下行也。他如马格内辛（*Magnesium*）、匹派拉金（*Piperasin*）、硝基甘油（*Nitroglycerin*）、来悉丁（*Lysidin*）等，亦可用之。

消渴淋病病证方治合表 （第三十九表）

消渴诸病	中消	趺阳脉浮数，消谷而大便坚，气盛溲数	调胃承气汤方、三黄丸方
	下消	男子消渴，小便反多，饮一斗小便一斗	肾气丸方
	太阳消渴	脉浮，小便不利，微热，消渴	五苓散方
		渴欲饮水，水入则吐，曰水逆	
		渴欲饮水，不止者	文蛤散方
	阳明消渴	渴欲饮水，口干燥者	白虎加人参汤方
		脉浮，发热，渴欲饮水，小便不利	猪苓汤方
	厥阴消渴	消渴，气上冲心，心中疼热，饥而不欲食，食则吐蛔下之利不止	补乌梅丸方
淋病	石淋	石淋病，小便如粟状，小腹弦急，痛引脐中	栝蒌瞿麦丸方
		小便不利，有水气，其人或渴者	
	小水淋沥	小便不利，其人不渴	蒲灰散方、滑石白鱼散方、茯苓戎盐汤方

278

下　卷

江苏射水余无言编著

	曹向平　陈正平	
	袁正刚　陈小兰	
受业	朱佐才　潘纫娴	同校
	季雨苍　周秉常	
	周汉良　郭文忠	

第二十六篇　黄瘅病篇(急慢性卡他性黄疸)

第二○三条　风寒相搏，食谷即眩，谷气不消，胃中苦浊，浊气下流，小便不通，阴被其寒，热流膀胱，身体尽黄，名曰谷瘅。

尤在泾曰：湿热相合，其气必归脾胃。脾胃者，仓廪之官也。谷入而助其热，则眩。谷不消，而气以瘀。则胃中苦浊，浊气当出下窍。若小便通，则浊随溺去。今不通，则浊虽下流，而不外出。于是阴受其湿，阳受其热，转相流被，而身体尽黄矣。曰谷瘅者，病虽始于风寒，而实成于谷气耳。

巢源曰：黄瘅之病，此由酒食过度，府藏未和，水谷相并，积于脾胃，复为风湿所搏，瘀积不散，热气郁蒸。故食已如饥，令身体面目及爪甲小便尽黄，而欲安卧。黄疸也，谷疸之状，食毕头眩，心忪怫郁不安而发黄，由失饥大食，胃气冲熏所致也。

第二〇四条　心中懊侬，而热不能食，时欲吐，名曰酒瘅。

尤在泾曰：懊侬、郁闷不宁之意，热内畜则不能食，热上冲、则时欲吐，酒气熏心，而味归脾胃也，此得之饮酒过多所致，故名酒瘅。

曹颖甫曰：酒者，水与谷蕴蒸而后成，随体气强弱以为量。体气强，则从三焦水道，下走膀胱。体气弱，则留于中脘，而成湿热之媒介。胃络上通于心，胃中酒气，上熏于心，故心中懊憹而热，酒气郁而成热，胃气大伤，故不能食。酒性上泛，故时欲吐。得甘味则益剧，此酒瘅之渐也。

第二〇五条　额上黑，微汗出，手足中热，薄暮即发，膀胱急，小便不利，名曰女劳瘅，腹如水状不治。

金鉴曰：女劳疸，则额上黑，肾病色也。微汗出，湿不瘀也。五心热，薄暮发，肾阴热也。膀胱急，小便利，下焦虚也。腹满如水状，脾肾两败，故谓不治也。

余无言曰：上列三条，所以明黄疸之病源也，所谓

风寒相搏云云，乃外因也。伤食、伤饮、伤色，乃内因
也。以素有之内因，触偶感之外因，相因而为病。不得
以谷、酒、女劳。为单纯之原因也，此与伤寒论中之阳
明发黄证，由表邪不解，辗转而入里者，又不同。宜参
看之。

金鉴谓："胃脉数，是热胜于湿，则从胃阳热化。
热则消谷，故能食。而谓之阳黄。若胃脉紧，是湿胜于
热，则从脾阴寒化。寒则不能消谷，故不能食，而谓之
阴黄也。"按此说较为得体。然不如西说之详确，中说
之阳黄，即西说之家答儿性黄疸也。又名热性黄疸，中
说之阴黄，即西说之瘀滞性黄疸也，又名无热性黄疸，
其详已见于拙着伤寒新义（参看该书第二二八条余注）。
兹就上述三者，分别言之。

首条言："风寒相搏，食谷即眩，谷气不消，胃
中苦浊，浊气下流，小便不通，身体尽黄者，名曰谷
疸。"而言不及热，则是无热也，可知，是即所谓阴黄
也。次条言："心中懊忱而热，不能食，时欲吐，名曰
酒疸。"既言及懊忱而热则是有热也，可知是即所谓
阳黄也。又次言："额上黑，微汗出，手足中热，薄暮
即发，膀胱急，小便不利（原作小便自利），名曰女劳
疸。"此亦无热候之阴黄证也。不得以局部之手足心热，
误为全身之热候。额上黑者，伤色之人，血气枯竭。平
时即额上暗淡无光，眼围绕以黑晕，一旦发黄，则胆汁

281

色素溢于皮下，额上更见黄黑。微汗出，手足心热，薄暮即发，此即虚损痨怯之初徵，故曰女劳疸也。膀胱急，小便不利，此为连带关系。换言之小便果利，则膀胱必不急也。原文作小便自利，不可通，特为订正。且伤寒论有云："小便自利者，不能发黄。"由此观之，更足见本条原文之误。末谓腹如水状，不治，则是小便不利之剧甚者也，亦足证小便自利为不利之误。小便不利，而致腹如水状，并非不治之证。盖有女劳之内因，攻补两难，故曰不治耳。

第二〇六条 阳明病脉迟，腹满，食难用饱，饱则发烦头眩，小便必难此欲作谷瘅，虽下之，腹满如故，所以然者，脉迟故也。

余无言曰：此条已见于伤寒论第二二八条，伤寒论中采之者，以伤寒那传阳明。胃弱脉迟者，有此一侧，本篇亦采之者。以首节有风寒相搏之说，言不必寒邪始有此证，只是素来胃弱者，不论感风冒寒，则必脉迟。

强食不化，则成谷疸也。此种黄疸，必无热候，又必暗淡，而非所谓身黄如橘子色者。在西医名之曰瘀滞性黄疸。这其原因，由于患者素来胃弱，有慢性滑化不良之证，气血必然不充。气不足则胃必阳微，血不足则脉必迟滞。此时切宜小心将息，不可强食多量，故曰食难用饱，言不可饱食也。饱则微烦头眩，小便难，欲作谷疸。设不饱食，则谷疸必不能作也。

西医名曰：瘀滞性黄疸者，言输胆管发慢性炎，有瘀滞也。其原因大抵由于胆道有凝血或黏液，障碍胆汁之通过，或胆道发慢性炎，黏膜分泌增加。因而狭窄或闭塞，胆汁郁滞，逆行于肝而入血，遂发为黄疸也（图二十）。盖胆汁系以极微之自然压力而分泌者，故不论有无热性病，苟有某种原因，能使胆道有极轻微之障碍者，均易促成发生黄疸。患者设勉强多食，脾胃不能消化，脾胃不能消化，瘀滞于中，不能下行入肠，潴为粘浊，浸渍十二指肠，而发慢性炎，波及输胆管，亦同。

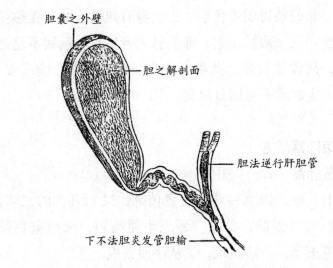

第二十图　胆汁不下逆行入肝而成黄疸

样发炎因之胆汁不能下行，故逆行入血，而发黄疸。此证之不可下者盖有三点：一、其人素来胃弱身体呈不足之象。二、身体无热候。三、两脉俱迟。此非实热之黄疸证，故不可攻。只当以温化为法，如甘草干姜汤、茵陈四逆汤、理中、五苓等，加减斯可矣。

第二〇七条 谷疸之病，寒热不食，食即头眩，心胸不安，久久发黄，为谷疸茵陈蒿汤主之。

余无言曰：前条云，虽下之，腹满如故，是言其不当攻也。而本条云，茵陈蒿汤主之，是言其可攻也。何以同一谷疸，而可攻、不可攻，乃矛盾若此。曰非谷疸有不可攻也，乃胃弱无热脉迟者，不可攻也。至本条亦名曰谷疸，其可攻者，盖亦有三点：一、其人素无胃弱之病，非前条胃弱者比也。二、身有热候，非前无热候者比也。三、两脉不迟，非前脉迟者比也。前属不足之谷疸，故仅见微烦。此属有余之谷疸，故见心胸不安。一虚一实，盖不可同日语矣。

茵陈蒿汤方

茵陈蒿（六两）　栀子（十四枚）　大黄（二两）

上三味，以水一斗，先煮茵陈，减六升，内二味，煮取三升，去滓，分温三服。小便当利，尿如皂角汁状，色正赤，一宿腹减，黄从小便去也。

程林曰：茵栀以导之，则湿热行矣。大黄以下之，则宿谷去矣，苦以泄之之剂也。徐氏伤寒类方云，先煮茵陈，则大黄从小便出，此秘法也。

第二〇八条　夫病酒黄疸，必小便不利，其候心中热，足下热，是其证也。

程林曰：夫小便利，则湿热行。不利，则热留于胃。胃脉贯膈，下足跗。上熏胃脘，则心中热。下注足跗，则足下热也。

第二〇九条　酒黄疸者，或无热清言了了，腹满，欲吐，鼻燥其脉浮者，先吐之，沉弦者先下之。

尤在泾曰：酒黄疸者，心中必热，或亦有不热，静言了了者，则其热不聚于心中。而或从下积为腹满，或从上冲为欲吐鼻燥也。腹满者，可下之。欲吐者，可因其势而越之。既腹满且欲吐，则可下，亦可吐。然必审其脉浮者，则邪近上，宜先吐；脉沉弦者，则邪近下，宜先下也。

沈明宗曰：详先字，要知吐下之后，再以清解余热，不待言矣。

第二一〇条　酒疸，心中热，欲吐者，吐之愈，宜瓜蒂汤。

余无言曰：酒疸心中热，热在病者心中，设病者不自诉，医者何由知之，曰、由懊恼而知之。前第二二〇四条曰，心中懊恼而热，是心中热者，必见懊恼也。亦即伤寒论栀豉汤证之心中懊恼，反复颠倒之也。再加时时欲吐，而至不能食，其不安之情况，更可知，盖酒性上冲，故酒疸必有此证状也。凡欲吐者，必当吐之，即内经在上者，因而越之之意。但原文只云，吐之愈，而未立方。后附方载有瓜蒂汤一方，云治诸黄，与此正相符合，故特补之。

瓜蒂汤方 见第四七条

删繁方曰：服讫，吐出黄汁，亦治脉浮欲吐之法也。

沈明宗曰：瓜蒂汤，吐药也，若邪冲于胸膈，或心烦懊恼欲吐，而无他病者，当用此汤吐去黄水，因其高而越之也。

第二一一条 酒疸，心中懊恼，或热痛，栀子大黄汤主之。

徐彬曰：前酒疸正条，尚有不能食、欲吐，后各变证，如小便不利、足下热、腹满不一。此独举心中懊恼，为酒疸第一的据也。

喻嘉言曰：此治酒热内结，昏惑懊恼之剂，然伤寒论中有云："阳明病无汗，小便不利，心中懊恼者身必发黄。"是则诸凡热甚于内者，皆足致此，非独酒也。

余无言曰：前条曰："心中热，欲吐者，吐之愈。"此条曰："心中懊恼，或热痛，栀子大黄汤主之。"果何故耶。

盖以证论，欲吐者，吐之；不欲吐而腹满，或热痛者，下之。以脉论，脉浮者，吐之；服弦者，下之。前文已言之矣。由此观之，欲吐者，其脉乃浮；腹满或热痛者，其脉乃弦。审证察脉，必有相应者矣。

栀子大黄汤

栀子（十四枚）　大黄（二两）　枳实（五枚）　淡豉
（一升）

上四味，以水六升，煮取二升，分温三服。

魏荔彤曰：为实热之邪立法也，栀子、大黄，大苦寒之品以泄之，枳实以开破之，香豉以升散之，酒家积郁成热，非此不当其施也。

肘后云：酒疸者，心懊痛，足胫满，小便黄，饮酒发赤斑、黄黑，由大醉当风入水所致，治之方，即本方。

第二一二条　酒疸，下之久久，为黑疸。目青、面黑，心中如啖蒜状，大便正黑，皮肤爪之不仁，其脉浮弱，虽黑微黄故知之。

尤在泾曰：酒疸虽有可下之例，然必审其腹满、脉沉弦者，而后下之。不然，湿热乘虚陷入血中，则变为黑疸。目青面黑，皮肤不仁，皆血变而瘀之徵也。然难曰黑疸，而其原，则仍是酒家。故心中热气熏灼，如啖蒜状，一如懊恼之无奈也。且其脉当浮弱，其色虽黑，当微黄，必不如女劳疸之色纯黑，而脉必沉也。

巢源曰：黑疸之状，苦小腹满，身体尽黄，额上反黑，足下热，大便黑，是也。夫黄疸、女劳疸，久久多变为黑疸。

曹颖甫曰：心中热，而误下之，则在上之热未除，在下之阴先积，积久遂成黑疸。伤其血分，故目青。湿热不除，面色熏黄。此与湿家身色如熏黄同，但彼为黄中见黑，此为黑中见黄，为小异耳。心热仍在，懊恼欲死，故如噉蒜状，犹谚所谓猢狲吃辣胡椒也。酒少饮则能和血，多饮反能伤血。热瘀在下，熏灼胞中血海，热血上行，则瘀积肠中，故大便色黑。血不荣于肌表，故皮肤爬搔，而不知痛痒。酒气在上，故脉仍见浮，特因误下而见弱耳。面色黑而微黄，故知非女劳之比。窃以此证，黄连阿胶汤或可疗治，或借用百合病之百合地黄汤，以清血热，而滋肺阴，附存管见，候海内明眼人研核之。

第二一三条 黄家日晡所发热，而反恶寒，此为女劳得之。膀胱急，少腹满，小便不利，身尽黄，额上黑，足下热因作黑疸，当与虚劳小建中汤次治其疸。其腹胀如水状，大便必黑，时溏，此女劳之病，非水病也。硝石矾石散主之，腹满者难治。

余无言曰：本条文长中无"当与虚劳小建中汤，次治其疸"十二字，而末又另出一条曰："男子黄，小便不利，当与虚劳小建中汤。"因知小建中汤是本条证之主方也，特补于此，至为合理。夫黄家日晡发热，颇有伤寒阳明发黄之疑，然阳明发黄，当但发热，而不恶寒，今日晡发热，而反恶寒，是知属于伤色虚劳之证，非阳明传腑实热之证也。且因肾亏血虚之故，是以额上黑，足心热，因作黑疸，又非阳明病，身黄如橘子色者比也。原方未谓"硝石矾石散主之"，此峻利之剂，而用于女劳疸，似乎难通。且前文已云："腹如水状不治。"本条又云："腹胀如水状，腹满者难治。"既曰不治、难治，而又用硝石矾石散主之，不可解矣。余意至因作黑疸止，是一证，应有"当与虚劳小建中汤，次治其疸"之句。盖建中者，建后天之脾胃气也，中气既建，血即充盈，恶寒自去。然后再治其疸，则无投鼠忌器之难也。自腹胀如水状以下，又是一证，是三焦水道失利，肾脏与膀胱气化俱竭，热不得消，湿不得利，并于大肠，致有瘀血，故大便必黑，时或便溏也。此时以硝石矾石散以峻利之，或急则治标之义耳，腹胀能消，则渐可就治。否则利之不行，而更加腹满者，则难治矣。

硝石矾石散方

硝石（熬黄）　矾石（挠等分）

上二味，为散，大麦粥汁和服方寸匕，日三服。病随大小便去，小便正黄，大便正黑，是其候也。

虚劳小建中汤方　见七四条

第二一四条　诸病黄家，但利其小便，假令脉浮，当以汗解之，宜桂枝加黄耆汤主之。

尤在泾曰：小便利，则湿热除，而黄自已，故利小便。乔黄家通法，然脉浮，则邪近在表，宜从汗解。亦脉浮者，先吐之之意。因欲出汗，则桂枝发散之中，必兼黄着固卫，斯病去而表不伤，抑亦助正气以逐邪气也。

沈明宗曰：此邪机向表通治之方也。诸病黄家，乃胃中湿热酿成，而湿性下流，当从下驱为顺，故但利小便，而为常法。假令脉浮，则湿少风多，而风性轻扬，邪机在表，当以汗解，不可拘利小便为常矣，故用桂枝汤和营卫，而解肌表之邪。风为表虚，加黄着而实腠理，啜热稀粥为助，使周身微微小汗，则肌表之邪去，而虽有里湿，亦从下渗矣。

徐杉曰：黄疸家，不独谷疸、酒疸、女劳疸，有分别。即正黄疸病，邪乘虚所着亦不同，予治一黄疸，百药不效，而垂毙者，见其偏于上，令服鲜射干一味，数斤而愈。又见一偏于阴者，令服鲜益母草一味，数斤而愈。其凡黄疸初起，非系谷疸酒疸女劳疸者，辄令将车前根叶子合捣，取自然汁，酒服数碗而愈。甚有卧床不起者，令将车前一味，自然汁数盅，置床头，随意饮之而愈。然则汗下之说，亦设言以启悟，其可无变通耶。案此等治法，出于绳墨之外，所谓草头药者，亦有效验，故附载之。

桂枝加黄芪汤方　见水气篇

第二一五条　黄瘅腹满，小便不利而赤，自汗出，此为表和里实，当下之，宜大黄硝石汤。

李彣曰：腹满，小便不利而赤，里病也。自汗出，表和也。里病者，湿热内甚，用栀子清上焦湿热，大黄泻中焦湿热，黄檗清下焦湿热，硝石则于苦寒泄热之中，而有燥烈发散之意，使药力无所不至，而湿热悉消散矣。

尤在泾曰：腹满，小便不利而赤，为里实。自汗出，为表和。大黄硝石亦下热去实之法，视栀子大黄及茵陈蒿汤为猛也。

大黄硝石汤方

大黄　黄檗　硝石（各四两）　栀子（十五枚）

上四味，以水六升，煮取二升，去滓内硝，更煮取一升顿服。

喻嘉言曰：湿热郁蒸而发黄，其当从下夺，亦须仿治伤寒之法，里热者始可用之，重则用大黄硝石汤，荡涤其湿热，如大承气汤之例。稍轻则用栀子大黄汤，清解而兼下夺，如三黄汤之例。更轻则用茵陈蒿汤，清解为君，微加大黄为使，如栀鼓汤中。加大黄如博棊子大之例，是则汗法固不敢轻用，下法亦在所慎施，以瘅症多夹内伤，不得不回护之耳。

第二一六条 黄瘅病，小便色不变，欲自利，腹满而喘，不可除热，热除，必哕哕者，小半夏汤主之。

尤在泾曰：便清自利，内无热徵，则腹满非里实，喘非气盛矣，虽为瘅热，亦不可以寒药攻之。热气虽除，阳气则伤，必发为哕。哕，呃逆也，魏氏谓胃阳为寒药所坠，欲升而不能者，是也。小半夏温胃止哕，哕止，然后温理中藏，使气盛而行健，则喘满除。黄病去，非小半夏能治瘅也。

小半夏汤方　见一六七条

第二一七条 诸黄，腹痛而呕者，宜柴胡汤。

程林曰：经曰："呕而腹满，视其前后，知何部不利，利之则愈。"今黄家腹痛而呕，应内有实邪，当是大柴胡以下之，若小柴胡则可呕，未可疗腹痛也，明者详之。

金监曰：呕而腹痛，胃实热也，然必有潮热便鞭，始宜大柴胡汤两解之，若无潮热，便软，则当用小柴胡汤，去黄芩，加芍药和之可也。

余无言曰：徐意，腹痛或为胁痛之误。胁痛而呕者，则宜小柴胡汤。若果腹痛而呕者，则宜从金监说，用小柴胡，去黄芩加芍药和之。若果腹痛是实邪，而又呕者，则又当从程说矣。尤在泾谓柴胡止痛呕，非能治诸黄也，此言极当。

第二一八条 黄瘅病，小便不利者，茵陈五苓散主

之。(小便不利者五字据金监补)

徐杉曰：此表里并解之方，然五苓中有桂术，乃为稍涉虚者设也。

尤在泾曰：此正治湿热成瘅者之法，茵陈散结热，五苓利水去湿也。

金监曰：黄疸病之下，当有小便不利者之五字，茵陈五苓散，方有着落，必传写之遗。

茵陈五苓散方

茵陈(十分末)　五苓散(五分)

上二味，和先食，饮服方寸匕，日三服。

证治准绳曰：茵陈五苓散，治伤寒、温湿、热病、感冒后发为黄疸，小便黑赤，烦渴发热，不得安宁。此盖汗下太早，服药不对证，因感湿热病，以致遍身发黄。右用生料五苓散一两，加入茵陈半两，车前子一钱，木通柴胡各一钱半，酒后得证，加干葛二钱，灯芯五十茎，水一碗，煎八分，连进数服，小便清利为愈。

第二一九条　诸黄，猪膏发煎主之。

程林曰：扁鹊有疗黄经，明堂有烙三十六黄法，皆后人所未见。唯圣济总录载三十六黄，方论详明，治法始备，今猪膏发煎亦能治诸黄，当是黄之轻者，可从小便而去。至若阴黄、急黄、女劳之属，岂猪膏发煎所能治乎，翳者审之。

尤在泾曰：此治黄瘅不湿而燥者之法，按伤寒类要云，男子女人黄瘅，饮食不消，胃胀热，生黄衣在胃中，有燥屎使然，猪膏煎服则愈。盖湿热经久变为坚燥，譬如酱面热久，则湿去而干也。本草猪膏利血脉，解风热，乱发消瘀，开关格，利水道，故曰病从小便出。

猪膏发煎方

猪膏（半斤）　乱发（如鸡子大三枚）

上二味，发和膏中煎之，发消药成，分再服，病从小便出。

千金云：太医校尉史脱家婢，黄病服此，胃中燥粪下，便差神验。

肘后曰：女劳疸者，身目皆黄，发热恶寒，少腹满急，小便难，由大劳大热，交接后入水所致，治之方，即本方。

徐杉曰：予友骆天游，黄疸，腹大如鼓，百药不效。用猪膏四两，发灰四两，一剂而愈，仲景岂欺我哉。

第二二〇条　瘅而渴者，其瘅难治。瘅而不渴者，其瘅可治。发于阴部，其人必呕。发于阳部，其人振寒而发热也。

沈明宗曰：此言表病易治，里病难治也。胃中湿热，蒸越皮肤，则一身尽黄。虽发于外，当以表里阴阳辨证，则知可治与难治。若疸而渴者，邪难外越，胃中湿热，半居于内，耗竭津液则渴。津枯血燥，阳火亢极，表里皆邪，故曰难治。不渴者，热邪一发，尽越于表，里无余蕴，一解表而即散，故曰可治。然邪在胸膈胃腑之里，为发阴部，内逆上冲，其人必呕，其邪尽发皮谷之表，为发阳部，乃太阳所主，故振寒而发热也。

余无言曰：匮中黄疸证治，列举如上，其有费解者，特删去之。综其大要有三：曰、谷疸、酒疸、女劳疸。至第二四一条以下，则一般黄疸之通治法也。本篇首条，虽有风寒相搏之文。但以有谷酒女劳之内伤，而治法遂亦有同异。故列之于金匮杂病中，虽有风寒之因，亦不作风寒传经之发黄论也，于此得一结论。伤寒论之阳明发黄证，系属单纯之外感传里而成，实外因也。金匮中发黄诸证，均夹有种种之内伤，实内因也。故治法亦即出于其间，不可与伤寒论中之发黄，同日语矣。

中医旧说，谓为湿热为发黄之因，其理殊欠明确，盖湿热所能致之证，指不胜屈。以中医之学理观之，如湿热证、湿温证、寒湿证、风湿证、皮肤各种湿疮、湿癣、痔疾、带下、霍乱、痢疾、疟疾、白喉等等，无不有湿之关系。若谓湿与热搏，即足发黄，则上举诸证，何以多半不如是耶。若谓湿证不尽发黄，则此黄疸之证，不由于湿也，可知确切的言之。所谓湿者，不过体内外各组织中一种不清洁之液体起蓄积作用，或过甚分泌耳。兹据生理解剖学，乃知黄疸之病，实在输胆管因种种原因发急性炎或慢性炎。胆汁不得下行于十二指肠，逆行于肝，散走入血所致。除根据解剖外，其唯一铁凭，即患黄疸者，大便必色白，因无胆汁色素濡染之故也，是中医所谓湿热为黄者，不及西说之翔实可信矣。

　　西医于本证，大别为加答儿黄疸及瘀滞性黄疸之两种。加答儿性者，多由暴饮、暴食、胃及十二指肠发急性炎症，延及输胆管而成，多有热候，其症状胃部膨满，食欲不振，舌被厚苔，大便秘结，恶心呕吐，头痛眩晕，小便黄赤，一二日或三四日后，眼球皮肤，均发黄色，肝脾两脏，均肿大而有压痛，同时皮肤瘙痒。瘀滞性者，凡有某种原因，例如胆砂、石凝、血黏液等。能障碍胆汁通过时，即能发生本病，每无热候，其症状皮肤呈暗黄或黑黄色，小便为暗黄赤色，大便灰白色，消化障碍，大便秘结，体力消耗等。治之之法，两证无大区别，禁食脂肪、肉类、鸡卵等。治其胃肠炎证，投以盐类下剂，如人工加尔斯泉盐、硫酸镁等注射剂，则用一克太拏散（Icerosan）、胆素灵（Decnlin）、乌罗脱罗亚（Urotropin）、硫酸镁注射液等均可应用，而尤以一克太拏散最有效力，利胆剂之胆盐（Bile salt）及提可灵

（Deoholin）能使胆汁稀释，亦可用之以内服。

附方

麻黄醇酒汤　千金方，治黄疸。

麻黄（三两）

上一味，以美酒五升，煮取二升半，顿服尽，冬月用酒，春月用水煮之。

黄瘅病证方治表　（第四十表）

黄瘅	谷瘅	风寒相搏，食谷即眩，胃中苦浊，小便不通，热流膀胱，身体尽黄	
		阳明病，脉迟，腹满饱由烦，头眩，小便难，虽下之，腹满如故	
		谷瘅，寒热不贪，食即头眩，心胸不安，久久发黄	茵陈蒿汤方
	酒瘅	心中懊恼，而热不能食，时欲吐	
		病酒黄疸，小便不利，心中热，足下热	
		酒黄瘅，清言了了，腹满欲吐	脉浮者吐之脉弦者下之
		酒瘅，心中热，欲吐者	瓜蒂汤方
		酒瘅，心中懊恼，或热痛	栀子大黄汤方
		酒瘅，下之久久为黑瘅，目青，面黑，心中如嗽蒜状，大便黑，皮肤不仁，其脉浮弱	

分类	女劳疸	额上黑，微汗出，手足中热，薄暮即发，膀胱急，小便不利	
		黄家，日晡发热，反恶寒，膀胱急，少腹满，小便不利，身尽黄，额上黑，足下热，因作黑疸，此谓女劳	虚劳小建中汤方
		前证腹胀如水状，大便黑，时溏，此女劳，非水病	硝石矾石散方
	其他黄疸	诸病黄家，但利其小便，假令脉浮，当呕、汗解	桂枝加黄芪汤方
		黄疸，腹满，小便不利而赤，自汗出，此表和里实	大黄硝石汤方
		黄疸，小便色不变，欲自利，腹满而喘，不可除热，热除必哕	小半夏汤方
		诸黄，腹痛而呕	宜柴胡汤方
		黄疸，小便不利	茵陈五苓散方
		诸黄	猪膏发煎

第二十七篇　黄汗篇（包括慢性黄疸中）

　　第二二一条　黄汗之为病，身体肿，发热，汗出而渴，状如风水，汗沾衣，色正黄，如柏汁，脉自沉。以汗出入水中浴，水从汗孔入得之，宜着芪桂酒汤主之。

　　尤在泾曰：黄汗之病，与风水相似。但风水脉浮，而黄汗脉沉。风水恶风，而黄汗不恶风为异。其汗沾衣，色正黄，如柏汗，则黄汗之所独也。风水，为风气外合水气。黄汗，为水气内遏热气，热被水遏，水与热得，交蒸互郁，汗液则黄。按又云："不恶风者，小便通利，上焦有寒，其口多涎，此为黄汗。"又云："身肿而冷，状如周痹。"又云："剧者不能食，身疼重，小便不利。"此云："黄汗之病，身体肿，发热汗出而渴。"何前后之不侔也，岂新久微甚之辨欤。夫病邪初受，其未郁为热者，则身冷，小便利，口多涎。其郁久而热甚者，则身热而渴，小便不利，亦自然之道也。

金监曰：黄芪、桂枝，解肌邪以固卫气。芍药、苦酒，止汗液以摄营气。营卫调和，其病已矣。李升玺曰：按汗出浴水，亦是偶举一端言之耳，大约黄汗由脾胃湿久生热，积热成黄，湿热交蒸，而汗出矣。

潘氏医证续焰曰：黄汗一证，仲景金匮要略收入水气病中，其主治与治疸亦自悬绝，后人以其汗黄，遂列为五疸之一，实非疸也。

芪芍桂酒汤方

黄芪（五两）　芍药（三两）　桂枝（三两）

上三味，以苦酒一升，水七升，相和煮取三升温服一升，当心烦服至六七日乃解，若心烦不止者，以苦酒阻故也。

尤在泾曰：苦酒阻者，欲行而未得剧行，久积药力，乃自行耳，故曰服之六七日乃解。

第二二二条 又从腰以上汗出，下无汗，腰髋弛痛，如有物在皮中状剧者，不能食，身疼重烦躁，小便不利，此为黄汗，桂枝加黄芪汤主之。

尤在泾曰：其病之剧，而未经得汗者，则壅于胸中而不能食，壅于肉理而身体重，郁于心而烦躁，闭于下而小便不通利也。此其进退微甚之机，不同如此，而要皆水气伤心之所致。

桂枝加黄芪汤方

桂枝　芍药　甘草　黄芪（各二两）　生姜（三两）　大枣（十二枚）

上六味，以水八升，煮取三升，温服一升，须臾啜热稀粥一升余，以助药力，温覆，取微汗，若不汗更服。

尤在泾曰：桂枝、黄芪，亦行阳散邪之法，而尤赖饮热稀粥取汗，以发交郁之邪。

第二二三条 若汗出已，反发热者，久久其身必甲错，发热不止者生恶疮，若身重汗出已，辄轻者，久久必身瞤，即胸中痛。

程林曰：黄汗之证，汗出已，而热不为汗衰，反发热而热不止，薄于外，则销铄皮肤，故令身体枯槁。薄于里，则溃脉烂筋，故令生恶疮也。夫湿胜则身重汗出，虽湿去身轻，而正气未必不损，如此久久，必耗散诸阳，故身瞤而胸痛。

第二二四条 黄汗之病，两胫自冷，假令发热，此属历节，食已汗出，又身尝暮卧盗汗出者，此劳气也。

余无言曰：此条为辨证法也，言黄汗两胫自冷，设两胫发热者，则为历节，而非黄汗也。黄汗常常汗出，设食已汗出，或暮卧盗汗出者，则为虚劳，而亦非黄汗也。

第二二五条 黄汗其脉沉迟，身发热，胸满，四肢头面肿久不愈，必致痈脓。

尤在泾曰：黄汗出，沾衣如柏汁，得之湿热交病，而湿居热外，其盛于上，而阳不行，则身热胸满四肢头面肿，久则侵及于里，而荣不通，则逆于肉理，而为痈肿也。

第二二六条 身体红肿恶风者，此为风水。不恶风者，小便不利，上焦有寒，其口多涎，此为黄汗。

余无言曰：此亦辨证法也，言黄汗与风水之辨，身体红肿虽同，而恶风与不恶风则异。小便不利，原作通利，不可通，特改正之。既云："上焦有寒，其口多涎。"似宜以瓜蒂散吐之，及吴茱萸汤温之，斯为当矣，学者不可不知。

第二二七条 身肿而冷，状如周痹，痛在骨节，胸

301

中窒不能食，反聚痛，暮躁不得眠，此为黄汗。

尤在泾曰：胸中窒，不能食者，寒袭于外，而气窒于中也。反聚痛，暮躁不得眠者，热为寒郁，而寒甚于暮也。寒湿外淫，必流关节，故曰痛在骨节也。

余无言曰：身肿而冷之身字，疑为足字或胫字之误，方与两胫自冷句合，否则黄汗之病，有胫冷、身冷轻重之不同，二者必居一于此矣。

无言又曰：黄汗之病，金匮列之于水气篇中，不与黄疸并论，失之远矣。潘氏以为"黄汗收入水气病中，其主治与黄疸悬绝，后人例为五疸之一，谓为非是。"此随文训释之过也，总之汗液之黄，乃胆汁为之，是可断言者，不能以其云"汗出入水得之。"而即谓为非黄疸也。

就病源言之，以汗出入水中浴，而即得之。推知此证，必多生于常在水田中劳苦之农夫，又必生于夏令，曰两胫自冷，曰痛在骨节，曰腰以上汗出，下无汗。皆足为农夫两腿入水之铁证，否则何以独两胫自冷痛在骨节，而腰以下无汗耶。夏令天气酷热，农人每多冷饮食，设偶尔过多，则必伤其脾胃之阳。因脾络之网于胃底，输注血液，以供胃之蒸化水谷者，被冷气所逼，血行迟缓，即不能消化也。故又有"上焦有寒，其口多涎，胸中窒，不能食，反聚痛"等之证状也。此证原因，一为半身入水，一为冷饮冷食，胃即不化而瘀滞，因之发急性或慢性炎，胆管亦被波及，而亦起瘀滞，遂发为黄疸也。非因外感风寒之邪，故无恶风之候。

就症状言之，全身水肿，而足胫尤甚，甚则头面俱肿，状如风水，腰以下或股以下无汗，两胫冰冷，上半身及头面，汗出如黄檗汁，以有水气，故不似前举诸黄之有黑疸也。两脉沉迟，沉为在里，迟则为寒。身多发热，或兼烦躁，盖相因而至者。胸中冷结聚痛，以致不能饮食。膀胱气化不行，因而小便不利。以上皆必有之候。至热久甲错，而生恶疮及痈脓，或汗多身瞤，或烦躁不眠，是又当依其变证而施治矣。

就治法言之，本篇只出两方，一为蓍芍桂酒汤，一为桂枝加黄芪汤。皆为解表之方，不过大同小异，稍有轻重之差耳。至第二二三条以下诸变证，皆未出方治，未免遗憾。余意解表之后，而黄汗久久不退者，当视其里证之何如，而分别治之。例如上焦有寒，口吐涎沫者，当以瓜蒂散吐之，吴茱萸汤温之。胃脘结痛，不能饮食者，当以理中汤、真武汤、五苓散等化行之。汗出发热，久久甲错，肌肤生疮或痈脓者，则当以疡科清热败毒之方治之。汗出热退，久久身瞤胸痛者，则当以真武法合补气之剂治之。设腹胀里实，不妨以大黄硝石汤下之，徒守一二经方，未免守株待兔，缘木求鱼矣。

附方

蔓精子（一味为末）平旦以井华水服一匙，逐日渐加至两匙，以知为度。每夜小便时，浸少许帛于内，加以记号，其黄色必渐淡，至色白则瘥。不过五升即愈。

黄汗主证及变证与辨证法 （第四十一表）

黄汗主证	身体肿，发热，汗出而渴，状如风水，黄汗沾衣，脉沉，汗出入水	芪芍桂酒汤方
	从腰以上汗，下无汗，腰髋弛痛，如物在皮中，剧者不能食身疼肿，烦躁，小便不利，黄汗	桂枝加黄芪汤方
黄汗变证及辨证法	若汗出已，反发热久久身，必甲错，热不止，生恶疮	
	若身重，汗出已辄，轻者久久必身瞤，瞤即胸中痛	拟真武法
	黄汗之病，两胫自冷，假令发热，此属历节	
	食已汗出，又身尝暮卧盗汗出，此属劳气	
	黄汗，脉沉迟，发热胸满，四肢头面肿久不愈，必致痈脓	
	身体红肿，恶风者为风水	
	身体红肿，不恶风者，小便不利，上焦有寒，口多涎为黄汗	拟瓜蒂散方吴茱萸汤方
	身肿而冷，状如周痹，胸中窒不能食及聚痛，暮躁不得眠，为黄汗	

第二十八篇　血证篇（胃出血，鼻出血，肠出血等）

第二二八条　病人面无血色，无寒热，脉沉弦者衄，脉浮弱，手按之，绝者下血，烦咳者必吐血。

尤在泾曰：面无色。血脱者，色白不泽也。无寒热，病非外感也。衄因外感者，其脉必浮大。阳气重也，衄因内伤者，其脉当沉弦，阴气厉也。若脉浮弱，按之绝者，血下过多，而阴脉不充也烦咳者，血从上溢，而心肺焦躁也，此皆病已成而后见之脉证也。

第二二九条　衄家不可汗，汗出必额上陷，脉紧急，目直视，不能眴不得眠。

尤在泾曰：血与汗，皆阴也。衄家复汗，则阴重伤矣。脉者血之府，额上陷者，额上两旁之动脉，因血脱于上，而陷下不起也。脉紧急者，寸口之脉，血不荣而失其柔，如木无液，而枝遒劲也。直视、不眴、不眠者，阴气亡则阳独胜也。经云，夺血者无汗，此之谓矣。

第二三〇条　亡血，不可发其表，汗出，即寒慄而振。

尤在泾曰：亡血者，亡其营也，更发其表，则卫亦伤矣。卫伤者，外不固，故寒慄。营亡者，内不守，故振振动摇，前衄血复汗，为竭其阴。此则并亡其阳，皆

305

所谓粗工嘻嘻者也。

余无言曰：上条及本条。已见拙著伤寒新义第六十及六十一条，宜参看之。

第二三一条　夫吐血，咳逆，上气，其脉数而有热，不得卧者死。

尤在泾曰：脉数身热，阳独胜也。吐血、咳逆、上气，不得卧，阴已烁也。以既烁之阴，而从独胜之阳，有不尽不已之势，故死。

第二三二条　夫酒客咳者，必致吐血，此因极饮过度所致也。

尤在泾曰：酒之热毒，积于胃，而熏于肺，则咳。久之肺络热伤，其血必随咳而吐出。云：此因极饮过度所致者，言当治其酒热，不当治其血也。

三因方曰：病者因饮食过度伤胃，或胃虚不能消化，致翻呕吐逆，物与气上冲蹙胃口，决裂所伤吐出。其色鲜红，心腹绞痛，白汗自流，名曰伤胃吐血。理中汤能止之者，以其功最理中脘，分利阴阳，安定血脉。或只煮甘草干姜汤饮之，亦妙，方见养生必用。

第二三三条　病人胸满，唇痿，舌青，口燥，但欲漱水，不欲咽，无寒热，脉微大，来迟，腹不满而言满，为有瘀血。

尤在泾曰：胸满者，血瘀而气为之不利也，唇痿舌青，血不荣也。口燥欲漱水者，血结则气燥也。无寒热，病不由表也。脉微大来迟，血积经隧，则脉涩不利也。腹不满而其人言满，外无形而内实有滞，知其血积在阴，而非气壅在阳也，故曰为有瘀血。

第二三四条 病者如有热状，烦满，口干，燥而渴，其脉反无热，此为阴伏，是瘀血也，当下之。

尤在泾曰：如有热状，即下所谓烦满口干燥而渴也。脉无热，不数大也。有热证，而无热脉，知为血瘀不流，不能充泽所致。故曰此为阴伏，阴伏者，阴邪结，而伏于内也，故曰当下。

金监曰：如热状，即所谓心烦胸满，口干燥渴之热证也。其人当得数大之阳脉，今反见沉伏之阴脉，是为热伏于阴，乃瘀血也。血瘀者当下之，宜桃核承气、抵当汤丸之类也。

第二三五条 心气不足，吐血、衄血，泻心汤主之。

尤在泾曰：心气不足者，心中之阴气不足也。阴不足，则阳独盛，血为热迫，而妄行不卡矣。大黄、黄连、黄芩，泻其心之热，而血自宁。寇氏云：若心气独不足，则当不吐衄，此乃邪热因不足而客之，故令吐衄。以寒泄其热，以苦补其心，盖一举而两得之，此说亦。济众方用大黄生地汁治衄血，其下热凉血，亦泻心汤类耳。

余无言曰：心气不足，而致吐血、衄血，皆阴血虚而生内热也。是吐也衄也，皆热为之，热止，则吐血衄血自止矣，故以三黄为泻心法也。釜中沸者，增其水，则沸自止，去其薪，则沸亦自止。今以清热下热为目的，则大黄芩连尚矣，然此为后人立法耳。非此方能治一切吐血衄血也，症情之兼夹，各自不同，宜参考诸书，而广求治法，不能以一得为已足也。

今再就病原而论之，本条首句即曰：心气不足。心气者，心中之血气也，然何为而至不足，则不可不研究者，余每诊吐血、咯血、衄血之人，细探其致病之由，则无不由躁急愤怒，忧思郁结而来者，中医于此等病原，称之为肝气、肝郁。或则环境不佳，或则诸事拂逆，因之不能释然。在血循环上即发生障碍，肝家之郁气愈甚，则肝中之血液愈形壅滞。肝血壅滞，则他处之血必少，心以郁而气盛，血以少而行速，血行之速，只以气盛之故，每每激破某部之血管，而致出血。在鼻道则为衄，在胃中则为吐。此本条以心气不足四字，为吐血衄之总原因也。

余曾治一衄血患者，症颇凶险，且在五分钟内，霍然而愈，记之以备参考焉。患者许昌霖近五旬，身体素胖而强后以环境不佳，时时忧郁，有时夜间失眠，体重大减，夜间三时，下床小溲，忽觉涕从鼻出，扪之则鲜血也，初以偶然衄血，稍停未止，且料愈来愈多，甚至直射而出，大惊而延医。医用涩血之剂，不止，用清热之剂，又不止。时轻时重，或急或徐，至次日上午十句钟，所出之血，多至两个痰盂。计每痰盂中，约有五碗之谱。面如黄蜡，口唇苍白，气息不平，惊恐万状，至为骇人。复延西体注射麦角精（Ergotin）两支，仍然无效，嗣延余诊，余以前医用麦角精之无效，乃决改用止血特效药凝血梅母（Hemostntic Serum），又名止血血清者是也。此药之主成分内有阿胶，取5cc者一支，置温水中使溶，为之缓缓注入静脉，约五分钟，始得毕事。盖其液颇浓厚了民，针甫起时，病者自扪其鼻曰止矣。索温水毛巾，拭去口鼻间之血，自嗤其鼻，血果止矣。病者由卧位一跃而起，喜形于色曰：好灵药与真良医，药虽百金不为巨，医虽终身不敢忘也。

泻心汤方

大黄（二两） 黄连 黄芩（各一两）

上三味，以水三升，煮取一升，顿服之。

第二三六条 吐血不止者，柏叶汤主之。

徐彬曰：此重不止二字，是谓寒凉止血药，皆不应矣，吐血本由阳虚，不能导血归经，然血亡而阴亏，故以柏叶之最养阴者为君，艾叶走经为臣，而以干姜温胃为佐，马通导大便下为使。愚意无马通，童便亦得。按本草载此方，乃是柏叶一把，干姜三升，阿胶一挺，炙，合煮，入马通汗一升，未知孰是候参。

程林曰：中焦受气取汁，变化而赤，是谓血。血者，内溉藏府，外行肌肤，周流一身，如源泉之混混。得热，则迫血妄行，而作吐衄，即前泻心汤之证是也。得寒，则不与气俱行，渗于胃中，而作吐，故有随渗随出，而令不止。柏叶汤者，皆辛温之剂，神农经曰：柏叶主吐血，干姜止唾血，艾叶止吐血。马通者，白马屎也，凡屎必达洞肠乃出，故曰通，亦微温，止吐血。四味皆辛温行阳之品，使血归经，遵行隧道，而血自止。

仁齐直指曰：血遇热则宣行，故止血多用凉药。然亦有气虚挟寒，阴阳不相为守，荣气虚散，血亦错行者，此干姜艾叶之所以用也。而血既上溢，其浮盛之势，又非温药所能御者，故以柏叶抑之，使降，马通引之使下，则妄行之血，顺而能下，下而能守矣。

柏叶汤方

柏叶　干姜(各三两)　艾(三把)

上三味，以水五长，取马通汁一升，合煮，取一升，分温再服。

余无言曰：千金方于本方内，加阿胶三两，尤佳。如无马通汁，以童便(哺乳儿之未能食饭者)代之，亦有大效。常考此方以柏叶名，其主要之功用，当在柏叶。本经虽谓其主吐血，然其理未详，盖柏叶无论鲜者、干者，皆含有植物性胶质甚富，且经冬不凋，气辛性寒，故用以凉血止血而有效也。乡村妇女，以柏叶用开水泡之，其液粘如白胶水，刷于发上，以代凡士林，风吹不乱，其为有胶质也可知。阿胶为动物性胶质，柏叶含植物性胶质，故皆能止血也。

　　第二三七条　下血者，先便后血，此远血也，黄土汤主之。

　　余无言曰：程林云："夫肠有夹层，其中脂腊联络，当其和平，则行气血。及其节养失宜，则血从夹层渗入肠中，非从肠外而渗入肠中也。渗而即下，则色鲜，渗而留结，则色黯。"此乃程氏之曲解也，不知肠壁虽有内外两层，中间有肠间织缔织以维系之。下血者，肠内壁之黏膜，有许多小血管破裂而出血，亦即所谓肠癖、痢疾、便血者是也。跌扑内伤，亦能致肠中出血。附于肠外之血管，由下行大动脉分枝而来，网于肠外壁，通于肠内壁，而达肠内黏膜，内外交通。一旦肠内黏膜出血，则肠外血管必与内相通，非如程氏所谓非从肠外渗入肠中也，此当纠正者，一也。赵良曰："肠胃，阳明经也，以下血言，胃居大肠之上，若聚于胃，必先便后血，去肛门远，故曰远血。若聚大肠，必先血后便，去肛门近，故曰近血。"此乃赵氏之曲解也，不知胃中果有血聚，则当吐血，即使吐之不尽者，渗入肠中经过大小肠许多曲折，亦必如饮食之渣粕混合，而成黑色之大便。如阳明篇所云者，是，绝无不混合而先便后血之一是。今以胃血为远血，肠血为近血，殊难为训。余意肠中出血为远血，直肠及肛门出血为近血，乃为合理。盖肠之深处出，而近直肠处不出血，故先便而后血也。反之，直肠及肛门出血，而肠中之深处不出血，故先血而后便也。非如赵氏所谓胃血为远血，肠血为近血，此当纠正者二也。

黄土汤方

甘草　干地黄　白术　附子（炮一两）　阿胶　黄芩（各三两）　灶中黄土（半斤）

上七味，以水八升，煮取三升，分温三服。

尤在泾曰：黄土温燥入脾，合白术、附子，以复健行之气，阿胶、生地黄、甘草，以益脱竭之血。而又虑辛温之品，转为血病之厉，故又以黄芩之苦寒，防其太过，所谓有制之师也。

余无言曰：黄土，即灶心土也。然何以有止血之功耶，盖血之出也，遇黏性之胶质，可止，遇涩性之粉质，亦可止。黄土涂于灶腔，经灶火千煅万炙，取以煎汤，则溶为极细之粉浆水，服之入于肠中，功能护肠、杀菌、涩血、止泻，西医之用高林土（即白垩所制成），用于霍乱、赤痢、水泻、便血等，亦即以其有护肠涩血之功也，彼随文训释者，安知此义。

第二三八条　下血者，先血后便，此近血也，赤豆当归散主之。

余无言曰：前条为肠之深处出血，即古肠癖、痢疾、便血之类是也，故曰远血。本条为近于直肠肛门之处出血，即脏毒、肠风、痔疮、下血之类是也，故曰近血。程氏谓本条为肠癖下血云云，实沿赵良胃血远血，肠血近血之误，不可为训。

赤豆当归散方（见狐惑篇附方第三方）

程林曰：当归以和血脉，赤豆以清藏毒，与黄土汤不侔也。梅师方云：热毒下血，或食热物发动，以赤小豆为末，水调服，则知此方治藏毒下血。黄土汤治结阴下血，有霄壤之分也。

丹波元简曰：按千金诸下血，先见血，后见便，此为远血，宜服黄土汤。先见便，后见血，此为近血，宜服赤小豆散。此远近二字互误。三焦虚实门有远血、近血二方，主疗与本经同，而千金翼论及外台引崔氏亦误。张氏医通，却以金匮为传写之误，尤非也。巢源云：大便下血，鲜而腹痛，冷气在内，亦大便下，其色如小豆汁，出时疼，而不甚痛，前便后下血者，血来远，前下血后便者，血来近，此亦可以证耳。

余无言曰：本篇分写三种证状，曰衄血，曰吐血，曰下血。然述证论治，两皆不详，而处方亦颇简略，亦不过仅得大意而已。总之有某种素因或诱因，而致鼻黏膜出血，胃粘膜出血，肠黏膜出血可断言也。后世方书至为完备，宜择其合理者而参证之，庶可于治疗有裨益也。然凉血以止血，收涩以止血，健脾以和血，温经以散血，大法已备于此，是经方实时方之母也，兹再以西说证之，则中西治法，大体亦从同也。

西医于鼻出血，亦称鼻衄（*Eprstaxis Nasenblutung*），大多发于鼻黏膜炎、血友病、重症贫血病、坏血病、酒客以及外伤等，他如伤寒、痘疮、麻疹、肺炎等传染病之初起，亦往往有之。轻者片时即止，无大危险。重者呈大出血，持久不已，则现急性贫性症候。轻者以冷水湿巾，覆于鼻背及额头，少时即止，或用脱脂棉塞之亦佳。若以明矾（*Pulv Alumen*）、单宁酸（*Acid Jarnic*）、醋酸铅（*Plumbum aceticum*）、过盐化铁液（*Liquar Feui Sesguichlorati*）、夏士莲止血药水（*"Hazenile" Hamamelis Virginiana*）等，浸渍棉球，塞入鼻道，更为有效。重症之有危险，则当施以止血剂之注射，如爱儿过汀（*Ergotin*）、凝血糇母（*Hemostntic Serum*）等。胃出血，亦名吐血（*Haematemesis*），原因为胃癌、胃溃疡、月经闭止、心肺肝等疾患、胃黏膜瘀血或咽下腐蚀药等，症状为胃部疼痛，痞满压重，呕吐及吐血，血色或红或紫，含有食物之残渣，易凝成块，如便中混有血液，则诊断更确。内服药为铅糖（*Plumbum aceticum*）、麦角膏（*Extrao Secalis Cornuti*）、过气化铁液（*Liquor Ferri Sosquechlorati*）等，注射剂如白阿胶（*Del-atina Alba*）、食盐水（*Natricum Chloratum*）等均属有效。肠出血，亦名便血（*Enterorrhagin Darmblutung*），原因为肠溃疡、肠肿疡、肠黏膜炎、伤寒、赤痢以及痔核等，症候为大便下血，少量时，殆无全身症候，多量时，则失神、颜面苍白、四肢厥冷。凡肠上部出血时，其便呈黑色，下部出血时，则近鲜血色。治法，宜使肠道安静。每用阿片（*Opuin*）镇止其蠕动，止血剂如阿特列那林（*Adrenalin Hydrochloricum*）、爱儿过丁（*Ergotin*）、盖来丁（*Delatina*）等，均可应用。

附方

血痢方　预备百要方。

赤小豆（三升炒令熟）　当归（三两）

上二味，捣筛为散，服方寸匕，日三，薄粥温下。

余无言曰：此方与狐惑篇附方之赤小豆当归散同。惟彼方以赤豆水渍令生芽，再晒干为末，而此方则以赤豆炒熟为末，为不同耳。意者狐惑为热毒蚀喉蚀阴之症，火气炒之，不相宜耶。

伏龙肝汤　千金方。

治下焦虚寒损，或先见血，后便转，此为近血，或利或不利方。

伏龙肝末（五合）　干地黄（五两）　阿胶　牛膝　甘草　干姜　黄芩　地榆（各三两）　发灰（二合）

上九味，㕮咀，以水九升，煮取三升，去滓，下胶，煮消，下发灰，分为三服。

续断止血汤　千金方。

治下焦虚寒损，或先便转，后见血，此为远血，或利或不利，好因劳冷即发。

续断　当归　桂心　蒲黄　阿胶（各一两）　甘草（二两）干姜　干地黄（各四两）

上八味，㕮咀，以水九升，煮取三升半，去滓，下胶，取烊，下蒲黄，分三服。

阿胶丸　医林方。

治便血，先便而后血谓之湿毒。

阿胶（一钱）　黄连（三钱）　白茯苓（二钱）　白芍药（四钱）

上为细末，水和为丸，如桐子大，每服五十丸，加至一百丸，温水送下，日进四五服。

血病辨证及方治表 （第四十二表）

血病诸证	血病辨证	面无血色，无寒热，脉沉弦者，衄，浮弱按之绝者，下血，烦咳者，吐血	
		衄家不可汗，汗出必额上陷，脉紧，急目直视，不能眴，不得眠	
		亡血，不可发其表，汗出即寒慄而振	
		吐血，咳逆上气，其脉数而有热，不得卧者死	
		酒客，咳者必致吐血，此极饮过度所致	
		病人胸满，唇痿，舌青，口燥但欲嗽水不欲咽，无寒热，脉微大来迟，腹不满而言满为有瘀血	
		病者如有热状，烦满，口干燥而渴，其脉反无热，此为阴伏，是瘀血也当下之	
	吐衄血	心气不足，吐血、衄血	泻心汤方
	吐血	吐血不止者	柏叶汤方
	下血	下血者，先便后血，此远血也	黄土汤方
		下血者，先血后便，此近血也	赤豆当归散方

血证附方表 （第四十三表）

	血痢方	治血痢	预备百要方
血证方	伏龙肝汤	治下焦虚寒损，或先见血后便，转此为近血，或利，或不利	千金方
	续断止血汤	治下焦虚寒损，或先便转后见血，此为远血，或利，或不利	
	阿胶丸	治便血，先便而后血，谓之湿毒	医林方

第二十九篇　呕吐哕病篇（急慢性卡他性胃炎及呃逆）

余无言曰：金匮原文，将呕吐哕下利合为一篇，条文错乱，不能卒读。考其原文，呕吐及下利之条文为多，而哕症只三条，今特将条文整理，分为两篇。以呕吐诸证为一篇，哕证附之。因其近于呕吐也，以下利诸证为一篇，气利殿之，因其同为下利也。本篇所载，均呕吐证，但总括言之，呕吐之证，有寒热之分，新久之异。凡属热者，宜寒凉之品；凡属寒者，宜温热之剂；凡新病，治宜急；凡久病，治宜缓。规矩准绳，本篇大端已具，加以诸家阐明，毋庸辞费，兹将西医学说，亦略举于首，以备参证。西医谓呕吐一证，为胃卡他炎之主要证状，然有急性与慢性之差。急性胃卡他炎（*Chtarrhus ventriculi noutus*），谓由暴食暴饮，不消化物，酸败物，或寒热太过，或鱼菌中毒等而发，有为剧烈热病之前驱证者，有为肠卡他炎之波及者，有为外伤及胃部或全身冷却所致者。其轻证现烦渴、舌苔、食欲缺乏、胃部痞满、嫌食、嗳气、呕吐、胃痛、吞酸等。重证则除以上入诸证外，复现发热、不眠、谵语、疲劳、头重，或便秘，或下利等。通常经一二日即治愈，间有至二周左右者。其疗法，令病者胃中安静。停进饮食，口渴时，与以苏打水，尚有食物留于胃中者，与以温汤，而后以指压咽头部，促其吐出。或用胃之洗涤法，呕吐之，甚者，则用吗啡之内服或注射，不消化物已至肠内者，则投下剂。胃部因呕吐而患疼痛者，则施以温罨法，内服每用重炭酸钠（*Natrinm bicarbonicum*）、稀盐酸（*Acidum hydrochloricum dilutum*）、配浦辛（*Pepsinum*）、甘汞（*Calomelas*）等品。注射每用吗啡（*Morp-hinum*）、歇鲁因（*Heroinum*）、可地因（*Codeinum*）等麻醉品，以镇止其呕吐。惟麻醉品，有时能隐匿病情，非至不得已时，不可用之。尤其急性伤食之呕吐，不宜用麻醉品，盖伤食欲其呕吐，一用麻醉品，反不得呕吐也，至于中医治呕吐，寒者温之，热者凉之，认证用药，有立竿见影之功。似较西药之不分药性，其见理又进一步矣。至于慢性胃卡他炎（*Chtanhns ventrieuli chronious*）谓起于急性胃卡他炎之失治，或再发咀嚼不足之食物，饮酒吸烟过度，胃之饮食经久刺激，及肝心肺疾患之累及胃部，以及胃溃疡胃癌，贫血萎黄等，其呕吐等证状，略如急性炎，惟较轻缓。其他胃液盐酸减少，患者多属神经质，发头痛、睡眠不安，久之营养不良，呈贫血状。其治法，限制食物，并禁固形食物及脂肪香料酒类等。常食者，以流动体及易消化之肉类，如牛乳半熟卵为佳，内服药以稀盐酸为主，他如次硝酸苍铅（*Bismutum Subnitricum*）、利锁尔辛（*Resorcin*），人工加尔儿斯泉盐（*Sol carolinum factitium*）等品，亦所常用。前急性症诸药，亦可酌用，至哕证西名吃逆（*Singultus*），其原因与呕吐证不同，说见后第二五八条。

第二三九条 夫呕，家有痈脓，不可治呕，脓尽自愈。

金监曰：呕家呕吐，或谷或水，或痰涎，或冷沫。今呕而有脓，此内有痈，脓溃而呕，非呕病也，故曰不可治呕，脓尽自愈。

赵以德曰：上卷肺痈证，必先咳，而久久吐脓如米粥，桔梗汤白散皆主之。而此不言痈之所在，知其非肺痈可知。经曰：热聚于胃口而不行，胃脘为痈，胃脘属阳明经，阳明气逆则呕，故脓不自咳出，而从呕出。脓亦不似肺痈之如米粥者也，出胃脘从湿化而聚结，若结痰如蛤肉者，谓不可治。不必治其呕，呕自脓之瘀薰蒸谷气，故呕，若脓出，则呕自愈。

余无言曰：此条乃胃痈症也，凡咳脓血者，为肺痈。呕吐脓血者，为胃痈。治详外科书中，兹不补出方治，以乱注经之例。且本条乃系举胃痈有呕吐之证状，以与后文种种呕吐，作别诊断耳，盖他种呕吐可止，此独不可止之也。

第二四〇条 先呕却渴者，此为欲解。先渴却呕者，为水停心下，此属饮家。呕家本渴，今反不渴者，心下有支饮故也，此属支饮。

尤在泾曰：呕家必有停痰宿水，先呕却渴者，痰水已去，而胃阳将复也。故曰：此为欲解。先渴却呕者，因热饮水过多，热虽解，而饮旋积也，此呕因积饮所致。故曰：此属饮家。呕家本渴，水从呕去故也，今反不渴者，以宿有支饮在心下，愈动而愈出也，故曰：此属支饮。

外台曰：张仲景杂方，此证当用小半夏加茯苓汤，方在支饮门中。

第二四一条　趺阳脉浮而涩，浮则为虚，涩则伤脾，脾伤则不磨，朝食暮吐，暮食朝吐，宿谷不化，名曰胃反，脉紧而涩，其病难治。

程林曰：趺阳脉浮而涩，知脾气不足，胃气虚也。夫浮为虚，涩为血不足，趺阳得之，必知脾气不治。华佗曰：脾主消磨水谷，闻声则动，动则磨胃而主运化，今胃能纳，而脾不能磨，则胃中之谷，必不能消。是以朝食而暮吐，暮食而朝吐，为胃反之证也。

尤在泾曰：浮则为虚者，胃之阳虚也。涩则伤脾者，脾之阴伤也。谷入于胃，而运于脾，脾伤则不能磨，脾不磨则谷不化。而朝食者，暮当下，暮食者，朝当下。若谷不化，则不得下，不得下，必反而上出也。脉反紧，则肝有余，脉反涩，则血不足。藏真不足，而贼邪有余，故曰难治。

余无言曰：程林引华佗胃纳脾磨之说，尤在泾亦

321

因之以立论，脾胃关系，其说理已近似，但尚隔一间。至脾能助胃腐热水谷之理，请参看拙著伤寒论义，第一五六条阳明病提纲及第二六一条太阴病提纲，至西医不明此理，谓脾除制造白细胞外，别无用处，岂确论耶。

第二四二条　病人欲吐者，不可下之。

尤在泾曰：病人欲吐者，邪在上，而气方逆，若遽下之，病气必与药气相争，而正乃蒙其祸矣，否则里虚邪入，病气转深，或痞或利，未可知也，故曰不可下之。

曹颖甫曰：湿痰阻于胸膈，则上泛而欲吐。考太阳将传阳明，则上湿下燥，固有当用瓜蒂散吐之者。盖湿邪黏滞，非一下所能尽，或恐留滞肠胃，转为他病，为其病在上膈也。尝见病呕逆之人，自用吴茱萸以止之者，腹中胀懑欲死，浸成里热，以致匝月昏愦，几于不救。由此观之，病人欲吐者，不惟不可下，并且不可止，为胸中自有湿痰也。内经不云，在高者引而越之乎。

第二四三条　呕而发热者，小柴胡汤主之。

魏荔彤曰：呕而皮肤发热者，伤寒病，少阳经证也。合以口苦、咽干、目眩，而少阳病全，但见呕而发热，虽非伤寒正病，亦少阳经之属也，主之以小柴胡，表解里和而病愈。

小柴胡汤方

柴胡（半斤）　半夏（一升）　黄芩　人参　甘草　生姜（各三两）　大枣（十二枚）

上七味，以水一斗，煮取六升，去滓，再煎取三升，温服一升，日三服。

余无言曰：患者张石舟，感冒未解，邪传少阳，心烦喜呕，片刻难安，诸医不效。予察其发热胸满，时而恶寒，舌苔不腻，与小柴胡汤一服而瘥。然切怪时医之不读伤寒论及金匮，故不能治此发热而呕耳。

余又治一剧烈之热而呕吐者，颇为奇特，一时传为惊人之治。蔡生南君之幼儿，才四岁，庶出，爱之逾恒，素喜杂食，家长不之节也。忽于四月底患生热病，时已在夏至后矣，故中医学说，不称温病，而称热病也。一日有友人冯顺康介予往诊，甫登楼，即见其家人，皆泪流满面。予见床上病儿，片刻难安，烦躁反复，时时呕吐，虽少饮开水亦吐，额上有汗，而颈下全身皆无汗，扪之肤干炙手，目赤口干。唇焦齿垢，口气喷人。按其脘口作痛，手足反现微厥。问其时日，曰才四日耳。问其大便，曰四日未解也。问前医与服之药，情形如何，曰点水已不能下，饮水且呕吐不止，何况于药。问西药服过否，曰诊过中西医共六七人之多，药不能下，故均不效耳。予沉思有顷，即问蔡君曰：汝夫妇尚要此孩否，蔡君垂涕泣曰：吾儿焉得不要，先生是何言耶。余曰汝若不要汝儿，则吾有一法试之，汝要汝儿，则吾丝毫无法矣。蔡曰：先生出此奇言，是何意耶。于曰：令郎之病，以剧呕不止，而药不下咽，若呕止则有办法矣。今有一法，恐若不肯照行耳，然而不用予言，则断然危矣。蔡君问何法。予曰：汝果不要汝儿，可将置之地上，以泥土地为佳，但上海无泥土地，可将水门汀之地上，以水冲之使洁。再以大毛巾濡湿，置地上，将汝子抱置其上，任其反复，使过一夜，至明晨，再看其情形如何也，然恐汝心不舍耳。蔡曰：此何意耶。予曰：此时病急，不是讲医理之时，信否随汝也。有顷，蔡忽呼仆曰：来来，如余先生言，速为办来。于是仆人将灶间内水门汀地上，洗刷一清，再将大毛巾濡湿，置于其上，蔡即抱儿仰卧之。初尚反覆身体，一刻钟后。已烦躁渐减矣。予去后，即不知其情况如何。次日上午九时，又延予去，蔡即欢然告予，谓睡至夜间十时后，即不再呕吐，身有微汗，热亦渐退而安眠，直至此时，神志大清，尚得无碍否。予见危机已去，脉象已平，乃处增液承气，加葛根生石膏以治之，大便解后，奇臭难当，复得微汗，再剂减量与服，表里热清，而病遂霍然。

他日，蔡君问予曰：先生之治，曾救小儿一命，然其医理，可得闻乎。予曰：今可以告君矣，夫炭置炉中，燃之片时，则成灰矣。若将已燃之炭，置之潮湿土地上，片时即熄，而炭则依然为炭也，何哉？盖地上潮湿之水气，被炭吸收，而炭中火气，又被湿地吸收，水火之气，成交换作用，故火熄矣。令郎之症，亦犹是也。温热内传，与胃家实，合而为病，中脘不通，胃气为逆，因呕吐不止，热与实不去其一，则呕吐不止。然药已不下，其将听其死耶，故不得已，用此一法。断为热实之证，故敢卧之于冷湿地也，果然一卧而热退，热退而呕止。再用大承气汤，夺其早成之实，合增液法，救其将竭之阴，故治之效耳。君如要此爱儿，不肯弃置于湿地，则不可救矣。蔡君惊骇叹服，一时传为奇治云。

第二四四条 胃反呕吐者，大半夏汤主之。

尤在泾曰：胃反呕吐者，胃虚不能消谷，朝食而暮吐也。又胃脉本下行，虚则反逆也。故以半夏降逆，人参、白蜜、益虚安中。东垣云：辛药生姜之类治呕吐，但治上焦气壅、表实之病，若胃虚谷气不行，胸中闭塞而呕者，惟宜益胃、推扬谷气而已，此大半夏汤之旨也。

金监曰：高世式云：朝食暮吐，宿谷不化，名曰胃反。胃反但吐不呕，然吐不离乎呕，故曰胃反。呕吐者，用半夏助燥气以消谷，人参补元气以安胃，白蜜入水扬之，使甘味散于水中，水得蜜而和缓，蜜得水而淡渗，庶胃反平而呕吐愈。李升玺云：呕家不宜甘味，此用白蜜何也？不知此胃反，自属脾虚，经所谓甘味入脾，归其所喜，是也。况君以半夏，味辛而止呕，佐以人参，温气而补中，胃反自立止矣。

大半夏汤方

半夏（二升） 人参（三两） 白蜜（一升）

上三味，呕水一斗，二升，和蜜扬之，二百四十遍煮药，取二升半，温服一升，余再分服。

第二四五条 诸呕吐，谷不得下者，小半夏汤主之。

尤在泾曰：呕吐，谷不得下者，胃中有饮，随气上逆，而阻其谷入之路也，故以半夏消饮。生姜降逆，逆止饮消，谷斯下矣。

小半夏汤方 见一六七条。

第二四六条 呕而肠鸣，心下痞者，半夏泻心汤主之。

尤在泾曰：邪气乘虚陷入心下，则中气痞。中气既痞，升降失常，于是阳独上逆而作呕，阴独下走而肠鸣。是虽三焦俱病，而中气为上下之枢，故不必治其上下，而但治其中。黄连、黄芩，苦以降阳。半夏、干姜，辛以升阴。阴升阳降，痞将自解。人参、甘草，则补养中气，以为交阴阳通上下之用也。

徐彬曰：亲见一乳母，吐呕五日，百药不能止，后服干姜黄连二味立止，即此方之意也。

半夏泻心汤方

半夏（半斤洗）　黄芩　干姜　人参（各三两）　甘草（三两炙）　黄连（一两）　大枣（十二枚）

上七味，以水一斗，煮取六升。去滓，再煮，取三升，温服一升，日三服。

第二四七条　干呕而利者，黄芩加半夏生姜汤主之。

徐彬曰：伤寒论芩甘枣芍四味，为黄芩汤，治太阳少阳合病。盖太少之邪，合而内入，则协热而利，故以黄芩为主也。然邪既内入，或有复搏饮者，呕多，此其明证矣，故加半夏生姜。

程林曰：干呕者，无物呕出也。中焦不和，则气逆于上而作呕，迫于下而为利。故用半夏、生姜，入上焦以止呕。甘草、大枣，入中焦以和脾。黄芩、芍药，入下焦以止利。如是，则正气安而邪气去，三焦和而呕利止。

黄芩加半夏生姜汤方

黄芩　生姜（各三两）　甘草（二两）　芍药（一两）　半夏（半升）　大枣（十二枚）

上六味，以水一斗，煮取三升，去滓，温服一升。日再夜一服。

第二四八条 干呕吐，涎沫，头痛者，吴茱萸汤主之。

徐彬曰：干呕者，有声无物也，物虽无，而吐涎沫。仲景曰：上焦有寒，其口多涎。上焦既有寒，寒为阴邪，格阳在上，故头痛。比胸满而呕，似有轻重表里不同，然邪必乘虚，故亦用茱萸汤。兼补以驱浊阴，谓呕有不同，寒则一也。（按本条已见伤寒论新义第三三一条）

吴茱萸汤方

吴茱萸（一升） 人参（三两） 生姜（六两） 大枣（十二枚）

上四味，以水五升，煮取三升，温服，七合，日三服。

第二四九条 呕而胸满者，吴茱萸汤主之。

尤在泾曰：胸中，阳也。呕而胸满，阳不治而阴乘之也，故以吴茱萸散阴降逆，人参姜枣，补中益阳气。

第二五○条 食已即吐者，大黄甘草汤主之。

金鉴曰：吐者，有物无声之谓也。朝食暮吐者，寒也食已而吐者，火也，以寒性迟，火性急也。故以大黄甘草汤，缓中泻火，火平自不吐也，王肯堂谓：病人欲吐者，不可下之。又用大黄甘草治食已即吐，何也？曰：欲吐者，其病在上，因而越之可也。而逆之使下，则必抑塞愤乱而益甚，故禁之。若既已吐矣，吐而不已，有升无降，则当逆而折之，引令下行，无速于大黄，故取之也。

余无言曰：食已即吐，是明言吐因食多而来，即西医所谓急性胃粘膜炎是也，皆因暴饮暴食荤腻生冷等而起。每有吐后即愈者，设饱食太过，吐之仍觉饱胀者，则必须用大黄下之，又恐伤胃，故又合甘草以调胃，如此为治，万无一失矣。

然而或者谓，前第二四一条，朝食暮吐，而名胃反。则此条之食已即吐，恐系噎膈症，可与胃反条并论。余曰不然，噎膈虽有为热者，但系久病，不任攻伐，大黄攻利，乌可用哉。

大黄甘草汤方

大黄（四两）　甘草（一两）

上二味，以水三升，煮取一升，分温再服。

第二五一条　呕吐而病在膈上，后思，水者解，急与之蓄，水者，猪苓散主之。

尤在泾曰：病在膈上，言膈间有痰饮也。后思水者，知饮已去，故曰欲解。即先呕却渴者，此为欲解之义。夫饮邪已去，津液暴竭，而思得水，故当与之。惟呕吐之余，中气未复，不能胜水，设过与之，则旧饮方去，新饮复生，故宜猪苓散，以健脾而逐水也。

余无言曰：伤寒论第一一八条曰："欲得饮水者，少少与饮之，令胃和则愈。"故五苓散证，即为饮水过多之所致。而本条殆亦同之，言思水而少少与饮之者则解，设急与之，因而蓄水者，则当以猪苓散主之也。蓄水，原作思水误，今改正。

猪苓散方

猪苓　茯苓　白术（各等分）

上三味，杵为散，饮服方寸匕，日三服。

第二五二条　胃反，吐而渴欲饮水者，茯苓泽泻汤主之。

金监曰：李彣云：吐而渴者，津液亡而胃虚燥也。饮水，则水停心下，茯苓、泽泻，降气行饮，白术补脾生津，此五苓散原方之义也。然胃反因脾气虚逆，故加生姜散逆，甘草和脾，又五苓散，治外有微热，故用桂枝。此胃反无表热，而亦用之者。桂枝非一于攻表药也，乃彻上彻下，达表达里，为通行津液、和阳治水之剂也。

茯苓泽泻汤方

茯苓（半斤）　泽泻（四两）　甘草　桂枝（各一两）　白术（三两）　生姜（四两）

上六味，以水一升，煮取三升，内泽泻，再煮取二升，温服八合，日三服。

第二五三条 吐后渴，欲得水，而贪饮者，文蛤汤主之。兼主微风脉紧头痛。

尤在泾曰：吐后水去热存，渴欲得水，与前猪苓散证同。虽复贪饮，亦止热甚而然耳，但与除热导水之剂足矣。乃复用麻黄、杏仁等发表之药者，必兼有客邪，郁热于肺，不解故也。观方下云，汗出即愈，可以知矣。曰兼主微风脉紧头痛者，以麻杏石甘，本擅祛风发表之长耳。

文蛤汤方

文蛤（五两） 麻黄 甘草 生姜（各三两） 石膏（五两） 杏仁（五十粒） 大枣（十二枚）

上七味，以水六升，煮取二升，温服一升，汗出即愈。

第二五四条 干呕吐逆，吐涎沫，半夏干姜散主之。

魏荔彤曰：干呕吐逆，吐涎沫者，亦胃中虚寒，津液变为涎沫，随逆气上冲作呕也，干姜呕无物，止有涎沫虚邪而非实邪可知矣。主之以半夏干姜散方，犹之小半夏汤，惟易生姜为干姜，以生姜性潜上而发越不如干姜之辛温为守，专功理中也，用意亦其微矣。

尤在泾曰：干呕吐逆，胃中气逆也。吐涎沫者，上焦有寒，其口多涎也，与干呕吐涎沫头痛不同。彼为厥阴阴气上逆，此是阳明寒涎，逆气不下而已。故以半夏止逆消涎，干姜温中和胃，浆水甘酸，调中引气，止呕哕也。

半夏干姜散方

半夏　干姜（各等分）

上二味，杵为散，取方寸匕，浆水一升半，煮取七合，顿服之。

第二五五条　病人胸中似喘不喘，似呕不呕，似哕不哕，彻心中愦愦无奈者，生姜半夏汤主之。

尤在泾曰：寒邪搏饮，结于胸中，而不得出，则气之呼吸往来，出入升降者阻矣。似喘不喘，似呕不呕，似哕不哕，皆寒饮与气相搏，互击之证也。欲却不能，欲受不可，则彻心中愦愦然无奈也。生姜半夏汤，即小半夏汤，而生姜用汁，则降逆之力少，而散结之力多，乃正治饮气相搏，欲出不出者之良方也。

生姜半夏汤方

半夏（半升）　生姜（汁一升）

上二味，以水三升，半夏取二升，内生姜汁煮取一升半，小冷分四服，日三，夜一，呕止停后服。

金监曰：李彣云：生姜半夏辛温之气，足以散水饮而舒阳气，然待小冷服者，恐寒饮固结于中，拒热药而不纳，反致呕逆。今热药冷饮，下嗌之后，冷体既消，热性便发，情且不违，而致大益，此内经之旨也。此方与前半夏干姜汤略同，但前温中气，故用干姜；此散停饮，故用生姜。前因呕吐上逆，顿服之则药力猛峻，足以止逆降气，呕吐立除；此心中无奈，寒饮内结，难以猝消，故分四服，使胸中邪气，徐徐散也。

第二五六条 呕而脉弱，小便复利，身有微热，四逆汤主之，见厥者难治。

余无言曰：小便复利句之小字，疑或为大字之误。外则微热而厥，内则便利而呕，属虚属实，据证尚难肯定，再验之于脉弱，乃确知为虚寒，故用四逆以急挽之也。原文见厥者难治，在四逆汤主之句下，误也。盖上文身有微热，明其阳气未亡，故主以四逆。设微热俱无，而见厥冷者，则阳已尽亡，为不可治矣，故改正之。（按已见伤寒新义第三二八条，并参看之）

四逆汤方

附子（一枚生用） 干姜（一两半） 甘草（二两炙）

上二味，以水三升，煮取一升，二合去渣，分温，再服，强人可大附子一枚，干姜三两。

第二五七条 干呕哕，若手足厥者，橘皮汤主之。

程林曰：呕哕，则气逆于胸膈间，而不行于四末，故手足为之厥。橘皮能降逆气，生姜为呕家圣药，小剂以和之也，然干呕非反胃，厥非无阳，故下咽，气行即愈。

橘皮汤方

橘皮（四两） 生姜（半斤）

上二味，以水七升，煮取三升，温服一升，下咽即愈。

第二五八条 哕逆者，橘皮竹茹汤主之。

余无言曰：哕之一证，西医名曰吃逆（*Singultus*），谓此种证状，系因胃病及急食，或有神经质者，所起之横膈膜痉挛，而发生也。定型性发作者，用奎宁剂，若非定型性，而反复发作者，则用吗啡之注射，及缬草酒之内服。

魏荔彤曰：哕逆者，胃气虚寒固矣，亦有少挟虚热作哕者，将何以为治？仲景主之橘皮竹茹汤，橘皮、竹茹，行气清胃，而毫不犯攻伐寒凉之忌。佐以补中益气温胃之品，而胃气足，胃阳生，浮热不必留意也。

橘皮竹茹汤方

橘皮（二斤） 竹茹（一升） 大枣（三十枚） 生姜（半斤） 甘草（五两） 人参（一两）

上六味，以水一斗，煮取三升，温服一升，日三服。

金监曰：李彣云：哕有属胃寒者，有属胃热者。此哕逆因胃中虚热，气逆所致，故用人参、甘草、大枣、补虚，橘皮、生姜散逆，竹茹甘寒，疏逆气，而清胃热，因以为君。

第二五九条 哕而腹满，视其前后，知何部不利，利之愈。

赵以德曰：哕者，无物有声之谓也。腹满为实，实则气上逆而作哕，故必审其证，视前后何部不利以利之，则满去而哕自止矣。

魏荔彤曰：胃气上逆，冲而为哕。治法当视其前后，审大小便调不调也。前部不利者，水邪之逆也，当利其小便而哕愈。后部不利者，热邪实也，当利其大便而哕愈。

余无言曰：丹徒王炳臣之子，年十八，因事为炳臣责打时，在午膳之后，乃气愤而睡卧不起。傍晚即发生呃逆，时断时续，数日未愈，延医治之。医以丁香柿蒂治之，不愈，又易一医，以代赭旋覆治之，又不愈。其父大惧，乃延余诊，余细询发病之端倪，乃在食后被责，肝郁而逆脾，以致胃不能化。治当抑肝、醒脾以调胃，为处调胃承气汤，加广郁金三钱，柴胡一钱半，焦白术三钱，鸡内金三钱，二剂而痊，此即后部不利，利之愈也。

呕吐哕病证方治表 （第四十四表）

呕吐诸证	呕吐辨证	呕家，有痈脓，不可治呕，脓尽自愈	
		先呕却渴者，此为欲解，先渴却呕者，为水停心下，此属饮家，呕家本渴，今反不渴者，心下有支饮故也，此属支饮	
		跌阳脉浮而涩，浮则为虚，涩则伤脾，脾伤则不磨，朝食暮吐，暮食朝吐，宿谷不化，名曰胃反，脉紧而涩，其病难治	
		病人欲吐者，不可下之	
	呕吐诸证	呕而发热者	小柴胡汤方
		胃反呕吐者	大半夏汤方
		诸呕吐谷不得下者	小半夏汤方
		呕而肠鸣，心下痞者	半夏泻心汤方
		干呕而利者	黄芩加半夏生姜汤方
		干呕，吐涎沫，头痛者	吴茱萸汤方
		呕而胸满者	
		食已即吐者	大黄甘草汤方
		呕吐，而病在膈上，后思水者，解急与之，蓄水者	猪苓散方
		胃反吐而渴，欲饮水者	茯苓泽泻汤方
		吐后渴欲得水，而食饮者，兼主微风脉紧头痛	文蛤汤方
		干呕吐逆，吐涎沫	半夏干姜散方
		病人胸中似喘不喘，似呕不呕，似哕不哕，彻心中愦愦无奈者	生姜半夏汤方
		呕而脉弱，小便复利，身有微热，见厥者难治	四逆汤方

续表

呕吐诸证	哕证	干呕哕，若手足厥者	橘皮汤方
		哕逆者	橘皮竹茹汤方
		哕而腹满，视其前后，知何部不利，利之愈	

第三十篇　下利病篇（急慢性卡他性肠炎）

余无言曰：下利一证，原文与前呕吐哕，合为一篇。虽有呕吐与下利并发者，然呕吐自呕吐，下利自下利，见证用药，可合可分。因原文杂乱，特分篇而整理之，以清眉目，读者无暗中摸索之苦矣。中医于下利证，治法颇详，于病之寒热，认证用药尤为清晰。至西医于下利一证，谓为系肠卡他炎之主要症状，亦有急性与慢性之别，急性肠卡他炎（*Catarhus intesteni acutus*）由不良之饮食物、暴食、冷食、中毒等而发，与急性胃卡他合并时，则成急性胃肠卡他炎。其他如蛔虫之刺激，腹膜炎之波及，伤寒霍乱赤痢等，皆发本病。其证状为持续性腹痛，雷鸣下利，所利为稀水或薄粥状、液状，淡黄色，而合有多量之上皮、黏液及不消化之食物，多呈酸性反应，鼓肠，尿量减少等，并发头痛，热候多不见，间有发轻热者，发高热者极少。侵及直肠，

337

则发里急后重，在小儿能发痉挛，尤易生于夏令。其疗法，原因于饮食物者，即投下剂，勿进饮食，可内服阿片（*Opinum*）、碱式硝酸铋（*Bismutum subnitricum*）等品，以镇痛及止泻，但阿片只能用之于痛极时。设食滞未尽，用之反为不佳。有虚脱之兆者，与以兴奋剂，饮食之摄生，尤当注意，他如市上所售之十滴水，亦可用之。至慢性肠卡他炎（*Catarrhus intesteni chronicus*）多由急性肠卡他之失治，转变而成。此外因于肝心肺等病之门脉系瘀血症，小儿之食饵不摄生，饮酒过度，肠溃疡等而成。其症状为长时下利，即偶尔大便恢复常态，不数日又复下利，便中混合黏液或脓状物，雷鸣腹痛，鼓肠，下腹压重，痞满，风气，全身违和及衰弱等。疗法以严守食饵摄生为第一，用易消化之食物，准时少少与之。腹部宜温包，慎防寒冷。下利甚者，用收敛剂，忌食鱼肉等品。收敛剂如前次硝苍外，尚有单宁酸（*Aoidum tannicum*）、单那尔并（*Ta-malbinum*）、次水杨酸苍铅（*Bismutum subsalicylicum*）等品。下利而兼腹痛者，前举之阿片玛琲等亦可用。食气不振，可用苦味酒（*Tinctuna amma*）、番木别酒（*Tinctura stlychni*）等品，以健其胃。至于灌肠之法，不论急性慢性症，凡确因食滞不化而留于肠中者，皆可行之。如至下利过久，体温低降，手足发厥者，虽有完谷不化，不可再用灌肠法。盖此时已阳微欲绝，一用灌肠，则肠中欲绝之阳，必下泄无余，而速其死也。在中医学说，此为四逆汤证，即伤寒所谓少阴厥阴病，下利清谷，脉微肢厥之证也，学者不可不知。

第二六〇条 夫六腑气绝于外者，手足寒，上气脚缩。五脏气绝于内者，利不禁下，其者手足不仁。

程林曰：手足寒者，阳不行于四末也。上气者，宗气衰微也。平人宗气积于胸中，出于喉咙，以贯心脉而行呼吸。宗气衰，则奔促上气也。脚缩者，寒主收引，无阳以伸也，此六府气绝于外者如此。下利不禁者，下焦不阖也，脾衰则四藏俱衰。故经曰：脾气孤弱，五液注下，下焦不阖，清便下重，即不禁之谓也。下甚而至于手足不仁者，四体绝也，此五藏气绝于内者如此。

第二六一条 下利脉沉弦者，下重，脉大者，为未止。脉微弱数者，为欲自止，难发热不死。

尤在泾曰：沉为里为下，沉中见弦，为少阳之气滞于下而不得越，故下重。大为邪盛，又大则病进，故为未止。

汪琥曰：此辨热利之脉也。脉沉弦者，沉主里，弦主急，故为里急后重。如滞下之证也，脉大者，邪热甚也。经云：大则病进。故为利未止也，脉微弱数者，此阳邪之热已退，真阴之气将复，故为利自止也。下利一候，大忌发热，兹者脉微弱而带数，所存邪气有限，故

339

虽发热，不至死也。

第二六二条 下利手足厥冷，无脉者，灸之不温，若脉不还，反微喘者，死。

尤在泾曰：下利厥冷无脉，阴亡而阳亦绝矣，灸之所以引既绝之阳，乃厥不回。脉不还，而反微喘，残阳上奔，火气下脱，故死。

第二六三条 下利有微热而渴，脉弱者，令自愈。

尤在泾曰：微热而渴者，胃阳复也。脉弱者，邪气衰也。正复邪衰，故令自愈。

第二六四条 下利脉数，有微热，汗出，令自愈。设脉紧，为未解。

程林曰：寒则下利，脉数有微热，则里寒去。汗出，则表气和，表里俱和，故令自愈。设复紧者，知寒邪尚在，是为未解也。

第二六五条 下利脉数而渴者，令自愈。设不差，必圊脓血，以有热故也。

程林曰：脉数而渴，则寒邪去而利当正。经曰：若脉不解，而下不止，必挟热而便脓血。此有热陷于下焦，使血流腐而为脓也。

第二六六条 下利脉反弦，发热身汗者，自愈。

程林曰：脉弦为寒，发热则阳气复，汗出则寒邪去，故知自愈。

尤在泾曰：弦脉阴阳两属，若与发热身汗并见，则弦亦阳也，与脉数有微热汗出正同，故愈。按上数条，皆是伤寒邪气入里之候，故或热或渴，或汗出，或脉数，阳气既复，邪气得达，自愈。若杂病湿热下利之证，则发热口渴脉数，均非美证。内经云：下利身热者死。仲景云：下利手足不逆冷，反发热者，不死。盖内经所言者，杂病湿热下利之，仲证景所言者，伤寒阴邪内入之证，二者不可不分也。

第二六七条　下利寸脉反浮数，尺中自涩者，必圊脓血。

徐彬曰：下利果属寒，脉应沉迟，反浮数，其阳胜可知。而尺中自涩，涩为阳邪入阴，此亦热多，故曰必圊脓血。

第二六八条　下利清谷，不可攻其表，汗出必胀满。

程林曰：寒不杀谷，寒胜则下利清谷也，若发其表，汗出，则胃中之阳益虚，其寒益胜，故作胀满。

第二六九条　下利脉沉而迟，其人面少赤，身有微热，下利清谷者，必郁冒汗出而解，病人必微厥。所以然者，其面戴阳，下虚故也。

汪琥曰：下利脉沉而迟，里寒也。所下者清谷，里寒甚也。面少赤，身微热，下焦虚寒，无根失守之火，浮于上、越于表也，以少赤微热之故。其人阳气虽虚，犹能与阴寒相争，必作郁冒，汗出而解。郁冒者，头目之际，郁然昏冒，乃真阳之气能胜寒邪，里阳回而表和顺，故能解也。病人必微厥者，此指未汗出郁冒之时而言。面戴阳，系下虚，此申言面少赤之故。下虚，即下焦元气虚。按仲景虽云出汗而解，然于未解之时，当用何药。郭白云云：不解，宜通脉四逆汤。

第二七〇条 下利后脉绝，手足厥冷，晬时脉还，手足温者生，脉不还者死。

尤在泾曰：下利后脉绝，手足厥冷者，阴先竭而阳后脱也。是必俟其晬时，经气一周，其脉当还。其手足当温，设脉不还，其手足亦必不温，则死之事也。

第二七一条 下利后，腹胀满，身体疼痛者，先温其里，乃攻其表，温里宜四逆汤，攻表宜桂枝汤。

尤在泾曰：下利腹胀满，里有寒也。身体疼痛，表有邪也。然必先温其里，而后攻其表。所以然者，里气不充，则外攻无力，阳气外泄，则里寒转增，自然之势也。而四逆用生附，则寓发散于温补之中，桂枝有甘芍，则兼固里于散邪之内，仲景用法之精如此。

四逆汤方 见第二五六条。

桂枝汤方

桂枝　白芍　生姜(各三两)　甘草(二两)　大枣(十枚)

上五味，㕮咀，以水七升，微火煮取三升，去滓，适寒温，服一升，服已须臾，啜稀热粥一升，以助药力。温覆，令一时许，遍身漐漐微似有汗者，益佳，不可令如水流漓，病必不除。若一服汗出，病差，停后服。

第二七二条 下利，三部脉皆平，按之心下坚者，急下之，宜大承气汤。

沈明宗曰：三部脉皆平，下利而按之心下坚者，脉证不符，是非风寒所属，当责食填胃中，未伤血气，而不形于脉也，故用大承气汤。峻攻有形之滞，则下利自止，此通因通用之法也。

大承气汤方 见第七条。

第二七三条 下利脉迟而滑者，实也，利未欲止，急下之，宜大承气汤。

沈明宗曰：此亦食滞之利也，食壅于胃，气道不利，故脉来迟。然脉虽迟而非虚寒之比，但迟为气壅。滑为血实。血实气壅。水谷为病。故为实也。内滞中气不和。利未欲止。但恐成停搁之患，故宜大承气汤，急夺其邪也。尤在泾曰：脉迟为寒，然与滑俱见，则不为寒，而反为实，以中实有物，能阻其脉行之机也。夫利因实而致者，实不去，则利不已，故宜急下。

第二七四条 下利脉反滑者，当有所去，下乃愈，宜大承气汤。

赵良曰：下利，虚证也；脉滑，实脉也。以下利之虚证，而反见滑实之脉，故当有所去也。

第二七五条 下利已差，至其年月日时复发者，以病不尽故也，当下之，宜大承气汤。

曹颖甫曰：血热盛壮之人，遇天气酷蒸，往往以多汗而胃中化燥，始则大便不行，继则口燥饮冷。夏令伏阴之体，饮冷太暴，或且转为下利，究之利者自利，胃中燥实，依然不去，故仍宜用大承气汤以下之。予子湘人辛未六月，在红十字会治一山东人，亲见之。一剂后，不再来诊，盖已瘥矣。壬申六月，复见此人来诊，诊其脉，洪大而滑疾，已书大承气汤方治矣。其人曰：去岁之病，承先生用大黄而愈，湘人告以亦用大黄，其人欣然持方而去，不复来，盖又瘥矣。又江阴街烟纸店主严姓男子，每年七月上旬，大便闭而腹痛，予每用调胃承气汤，无不应手奏效。殆亦血热外高，暑汗经其排泄，胃中易于化燥，可见此证。不忌冷饮，则湿流太阴部分而兼下利，不敢饮冷，则但病大实满痛，要之为承气汤证。若仲师所云：下利已差，至其年月日复发，为病不尽，世岂有病根不拔，能安然眠食，待来岁今日而复发者乎，故知病不尽，为仲师失辞，不可为训。

第二七六条 下利谵语者，有燥屎也，小承气汤主之。

曹颖甫曰：大便燥结之证，当有谵语，为肠胃浊热上蒙脑气，心神为之恍惚也，若夫下利一证，正复不当谵语。仲师主之以小承气汤，而决其有燥屎，按此即世俗所谓热结旁流。张隐庵注伤寒论，以此证为必无，特未观其通耳、说解详伤寒发微厥阴篇，不赘。

金监曰：下利，里虚证也；谵语，里实证也。何以决其有燥屎也，若脉滑数，知有宿食也，其利秽粘，知有积热也。然必脉证如此，始可知其有燥屎也，宜下之以小承气汤，于此推之，而燥屎又不在大便鞭不鞭也。

小承气汤方

大黄（四两） 厚朴（三两炙赵本作二两） 枳实（大者三枚炙）

上三味，以水四升二合，去滓，分温二服，得利则止。

第二七七条　下利便脓血者，桃花汤主之。

尤在泾曰：此治湿寒内淫，藏气不固，脓血不止者之法。赤石脂理血固脱，干姜温胃驱寒，粳米安中益气。崔氏云：粳米加黄连当归，用治热利，乃桃花汤之变法也。

金监曰：初病下利，便脓血者，大承气汤或芍药汤下之。热盛者，白头翁汤清之。若日久滑脱，则当以桃花汤养肠固脱可也。

桃花汤方

赤石脂（一斤半到一半节末）　干姜（一两）　粳米
（一升）

上三味，以水七升，煮米令热，去滓温七合，内赤
石脂末方寸匕，日三服，若一服愈，余勿服。

第二七八条　热利下重者，白头翁汤主之。

程林曰：热利下重，则热客于肠胃，非寒不足以除
热，非苦不足以坚下焦，故加一热字，别于已上之寒
利。魏荔彤曰：滞下之病多热，不同于泻泄下利之证多
寒也，故名之曰热利，而以下重别之。

白头翁汤方

白头翁（三两赵本及伤寒论作二两）　黄连　黄檗　秦
皮（各三两）

上四味，以水七升，煮取二升，除滓，温服一升，
不愈更服。

钱璜曰：白头翁，神农本经言其能逐血止腹痛，陶
弘景谓其能止毒痢，故以治厥阴热痢。黄连苦寒，能清
洁热，厚肠胃。黄檗泻下焦之火，秦皮亦属苦寒，治下
痢崩带，取其收涩也。

第二七九条　下利后，更烦，按之心下濡者，为虚
烦也，栀子豉汤主之。

尤在泾曰：下利后更烦者，热邪不从下减，而复上

动也，按之心下濡，则中无阻滞可知，故曰虚烦，香豉栀子能解热而除烦。

栀子豉汤方

栀子（十四枚劈）　香豉（四合绵里）

上二味，以水四升，先煮栀子得二升半，内豉，煮取一升半，去滓，分二服，温进一服，得吐则愈。

第二八〇条　下利清谷，里寒外热，汗出而厥，通脉四逆汤主之。

尤在泾曰：挟热下利者，久则必伤脾阴，中寒清谷者，甚则并伤肾阳。里寒外热，汗出而厥，有阴内盛而阳外亡之象。通脉四逆，即四逆加干姜一倍，所谓进而求阳，以收散亡之气也。

通脉四逆汤方

附子（一枚生用）　干姜（三两强人可四两）　甘草（二两炙）

上三味，以水三升，煮取一升二合，去滓，分温再服。

程林曰：厥甚者，脉必绝，附子辛热，用以复脉回阳。下清谷者，胃必寒，干姜辛温，用以温胃止利。甘草甘平，用以佐姜附之热，而回厥逆。

第二八一条　下利肺痛，紫参汤主之。

程林曰：肺痛未详，或云肺痛，当是腹痛。本草云：紫参治心腹积聚，寒热邪气。

紫参汤方

紫参（半斤）　甘草（三两）

上二味，以水五升，先煮紫参取二升，内甘草，煮取一升半，分温三服。

第二八二条　下利气者，诃梨勒散主之。

金监曰：气利，所下之气秽臭，所利之物稠粘，则为气滞不宣。或下之，或利之，皆可也。若所利之气不臭，所下之物不粘，则为气陷肠滑。故用诃梨勒散以固肠，或用补中益气，以举陷亦可。

尤在泾曰：气利，气与尿俱失也。诃梨勒涩肠而利气，粥饮安中，益肠胃，顿服者，补下治下，制以急也。

诃梨勒散方

诃梨勒（十枚煨）

上一味，为散，粥饮和，顿服。

程林曰：寇宗奭曰，诃梨勒，能涩便而又宽肠。涩便能治利，宽肠能治气，故气利宜之。调以粥饮者，藉谷气以助肠胃也。论曰：仲景治气利，用诃梨勒散，详其主治，不知其义。及后读杜壬方，言气利里急后重，始知诃梨勒散用以调气。盖有形之伤，则便垢而后重，无形之伤，则气坠而后重。便肠垢者，得诸实；气下坠者，得诸虚，故用诃梨勒温涩之剂也。唐贞观中，太宗苦气利，众医不效，金吾长张宝藏以牛乳煎荜拨进，服之，立差。荜拨温脾药也，刘禹锡传信方，治气利，用矾石。矾石亦涩气药也。大都气利得之虚寒，气下陷者，多用温涩之药，可见矣。

丹波元简曰：案杨氏直指方牛孔汤，治气痢泄如蟹渤，荜拨末二钱，牛乳半升，同煎减半，空腹服。今验之气坠而后重，气与尿俱失者，其所泄多如蟹渤，程注得直指，而义尤明焉。

附方

黄芩汤方 外台秘要方。

黄芩 人参 干姜（各三两） 桂枝（二两） 大枣（十二枚） 半夏（半升）

上六味，以水七升，煮取三升，温分三服。

尤在泾曰：此与前黄芩加半夏生姜汤治同，而无芍药、甘草、生姜，有人参、桂枝、生姜，则温里益气之意居多，凡中寒气少者，可于此取法焉。

下利病辨证及变证方治表 （第四十五表）

下利病证	下利辨证及变证	六脏气绝于外者，手足寒，上气脚缩，五脏气绝于内者，利不禁，下甚者，手足不仁	
		下利，脉沉弦下重，脉大者，为未止，脉微弱数者，为欲自止，虽发热不死	
		下利，手足厥冷无脉者，灸之，不温，若脉下还，反微喘者死	
		下利，有微热而渴，脉弱者，令自愈	
		下利，脉数有微热，汗出令自愈，设脉紧为未解	
		下利，脉数而渴者，令自愈，设不差，必清脓血以有热故也	
		下利，脉反弦，发热身汗者自愈	
		下利，寸脉反浮数，尺中自涩者，必清脓血	
		下利清谷，不可攻其表，汗出必胀满	
		脉沉而迟，面少赤，身微热，下利清谷者，必郁冒，汗出而解，病人必微厥，面戴阳而下虚	
		下利后，脉绝，手足厥冷，晬时脉还，手足温者生，脉不还者死	
		下利后，腹胀满，身体疼痛者，先温其里乃攻其表	
	下利诸证	下利三部脉皆平，按之心下坚者，急下之	大承气汤方
		下利脉迟而滑者，实也，利未欲止，急下之	
		下利脉反滑者，当有所去，下乃愈	
		下利已差，至其年月日时复发者，以病不尽故也，当下之	

续表

下利病证	下利诸证	下利谵语者，有燥屎也	小承气汤方
		下利便脓血者	桃花汤方
		热利下重者	白头翁汤方
		下利后更烦，按之心下濡者，为虚烦也	栀子豉汤方
		下利清谷，里寒外热，汗出而厥	通脉四逆汤方
		下利肺痛	紫参汤方
		下利气者	诃梨勒散方
	附方	中寒气少而下利	黄芩汤方

第三十一篇　疮痈肠痈金疮浸淫疮篇
（脓肿肠脓肿金刃伤脓疱疹）

疮痈

第二八三条　诸浮数脉，应当发热，而反洒淅恶寒，若有痛处，当发其痈。

尤在泾曰：浮数脉，皆阳也。阳当发热，而反洒淅恶寒者，卫气有所遏而不出也。夫卫主行荣气者也，而荣过实者，反能阻遏其卫。若有痛处，则荣之实者已兆，故曰当发其痈。

周扬俊曰：病之将发，脉必兆之，夫浮数，阳也，热也。浮数兼见，为阳中之阳，是其热必尽显于外矣。而反洒淅恶寒，证实不应，何哉？必其血有凝滞，气不得越，如经所谓荣气不从，逆于肉理，乃生痈肿。阳气有余，荣气不行，乃发为痈，是也。况其身已有痛处乎，夫浮数脉之见者，阳也，其将发而痛者，亦属阳也，故曰当痈。

第二八四条 诸痈肿，欲知有脓无脓，以手掩肿上，热者有脓，热者为无脓。

程林曰：灵枢经曰：荣卫稽留于经脉之中，则血涩而不行，不行则卫气从之而不通，壅遏而不得行，故热。大热不止，热胜则肉腐，肉腐则为脓。故知热聚者，则作脓，热未聚者，但肿而未作脓也，皆以手掩知之。

陈实功曰：轻按热甚便痛者，有脓且浅且稠。重按微热方痛者，有脓且深且稀。按之陷而不起者，脓未成。按之软而复起者，脓已成。按之都硬不痛者，无脓，非是脓，即瘀血也。按之都软不痛者，有脓，非是脓，即湿水也。余无言曰：以上二条，为痈疽之普通诊断法，他无明文，可供参证。反不若内经之较详，金匮之有缺文，于此更足为证。后世外科专书，如外科准绳、医宗金监、疡医大全、外科正宗、外科全生集等，均足为研究参考之资，兹不欲旁引，以乱注经之例，拙著混合外科学，可供读者探讨焉。

肠痈

第二八五条 肠痈者，少腹肿痞，按之即痛，小便数如淋，时时发热，自汗出，复恶寒。其脉迟紧者，脓未成，可下之。当有血脉洪数者，脓已成，亦可下也。大黄牡丹汤主之。（肠痈原作肿痈，今从赵沈程金监本，改正亦可下也，原作不可下也）

程林曰：肿则形于外，痞则着于内，少腹既已痞肿，则肠痈已成，故按之即痛也。如淋者，以小腹为厥阴经脉所通，厥阴脉循阴器，故按少腹而痛引阴，有如淋状也。灵枢经曰：有所结气归之，内既有痈，则荣卫稽留于内，而不卫外。故令有发热汗出恶寒也，脉迟紧者，则热未聚，而肉未腐，故宜大黄牡丹汤下之，以消其肿痞。若脉洪数则脓已成，将成溃疡，不可下也，大黄牡丹汤。在当有血句下，以古人为文法所拘，故缀于条末，伤寒论中多有之。按后证痈在小肠，以小肠在上，痈近于腹，则位深。但腹皮急，而按之有如肿形，故用前汤，导其毒从小便而出。此证痈在大肠，以大肠在下，痈隐少腹，其位浅，则有痞肿之形，其迹易见，其按即痛，故用大黄牡丹汤排其脓血，从大便而下也。

尤在泾曰：不可下者，谓虽下之，而亦不能消之也。大黄牡丹汤，肠痈已成未成，皆得主之。故曰：有脓当下，无脓当下血。（按、方后末二句，皆可用也，故将不字改为亦字。）

大黄牡丹汤方

大黄（四两） 牡丹（一两） 桃仁（五十个） 瓜子（半斤） 芒硝（三合）

上五味，以水六升，煮取一升。去滓，内芒硝，再煎沸，顿服之。有脓当下，如无脓当下血。

程林曰：诸疮疡痛，皆属心火，大黄芒硝，用以下实热。血败肉腐则为脓，牡丹桃仁，用以下脓血。瓜子味恶寒，神农经不载主治，考之雷公曰血泛经过，饮调瓜子，亦肠中血分药也，故别录主溃脓血，为脾胃肠中内壅要药，想亦本诸此方。

张氏医通曰：肠痈下血，腹中疠痛，其始发热恶寒，欲验其证，必小腹满痛，小便淋涩，反侧不便，即为肠痈之确候。无论已成未成，俱用大黄牡丹汤，加犀角急服之。

肠疽

第二八六条 肠疽之为病，其身甲错，腹皮急，按之濡，如肿状，腹无积聚，身无热，脉数，此为肠内有疽脓，薏故附子败酱散主之。（本条两疽字原皆作痈编者改正）

尤在泾曰：甲错者，皮肤干起，如鳞甲之交错，由荣滞于中，故血燥于外也。腹皮急，按之濡，气虽外鼓，而病不在皮间也。积聚为肿胀之根，脉数为身热之候。今腹如肿状，而中无积聚，身不发热，而脉反见数，非肠内有痈荣郁成热而何。薏苡破毒肿、利肠胃为君，败酱一名苦菜，治暴热火疮、排脓、破血为臣，附子则假其辛热，以行瘀滞之气尔。

巢氏病原曰：肠痈者，由寒温不适，喜怒无度，使邪气与荣卫相干，在于肠内。遇热加之，血气蓄积，结聚成痈，热积不散，血肉腐坏，化而为脓。其病之状，小腹重而微强，抑之即痛，小便数似淋，时时汗出，复恶寒，其身皮肤甲错，腹皮急，如肿状。诊其脉，洪数者，已有脓也，其脉迟紧者，未有脓也。甚者腹胀大，转侧闻水声，或绕脐生疮，穿而脓出，或脓自脐中出，或大便出脓血，惟宜急治之。又云：大便脓血，似赤白利下而实非者，是肠痈也。

余无言曰：吾国古医书，于痈疽之辨，不甚明晰。后世外科有专书，始详分之，大体浅者为痈，深者为疽。热甚者为痈，热微或无热者为疽。急者为痈。慢者为疽。高肿者为痈，平塌者为疽。色红者为痈，色白者为疽。如前条及本条，统名曰肠痈，似有未当。后人注解，亦随文训释，诚憾事也。不知前条为肠痈，本条为肠疽。症状显然有别，故治方亦大异也。前条曰少腹肿痞，按之即痛，而本条曰腹皮急，按之濡，如肿状，此证之急慢不同也。前条曰时时发热，自汗出，复恶寒，而本条曰其身甲错，身无热，此证之阴阳不同也。前条曰大黄牡丹汤主之，本条曰薏苡附子败酱散主之。此药之温寒又不同也，何得牵扯而妄为之注乎。考中医之所谓肠痈、肠疽，实即西医之蚓突炎（*Appendicitis*）或盲肠炎（*Typhlitis*）（图二十一），有急性及慢性之别。急性者，多属蚓突炎，其证在右肠骨窝部，顿发剧痛，波及于其下方，右腿屈曲不伸，腹内肿胀，局部浊音，恶寒，体温及脉搏增加，呕吐、便闭，三五日即可成脓，或并发急性腹膜炎而致死。慢性者，多属盲肠炎，其发生之部位及情形，略如蚓突炎，唯一切均属缓慢。腹皮虽急，而疼痛不甚，恶寒无有，而体温不高，往往三四星期后，始可成脓，并发腹膜炎者极少。此两证在西医多用手术疗法，技术精良，迥非中医之火针穿刺法，所可比矣。

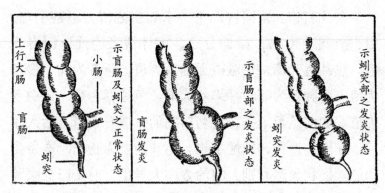

第二十一图　盲肠蚓突正常及发炎比较图

薏苡附子败酱散方

薏苡仁（十分）　附子（二分）　败酱（五分）

上三味，杵为末，取方寸匕，以水二升，煎减半，顿服，小便当下。

魏荔彤曰：薏仁下气，则能泄脓，附子微用，意在直走肠中，屈曲之处可达。加以败酱之咸寒，以清积热，服后以小便下为度者。小便者，气化也。气通，则疽脓之结者可开，滞者可行，而大便必泄污秽脓血，则肠痈可已矣。顿服者，取其快捷之力也。

周扬俊曰：血积于内，然后甲错于外，经所言也，肠疽何故亦然耶？疽成于内，血泣而不流也，惟血不流而气亦滞，遂使腹皮如肿，按之仍濡。虽其患在肠间，究非腹有积聚也。外无热而见脉数者，其为疽脓在里可知矣。然大肠与肺相表里，腑病而或上移于脏，正可虞也，故以保肺而下走者。使不上乘，附子辛散以逐结，败酱苦寒，以祛毒而排脓。务令脓化为水，仍从水道而出，将血病解而气亦开，抑何神乎。

金疮

第二八七条　寸口脉微而涩，法当亡，血若汗出，设不出汗，乃身有疮，被刀斧所伤，亡血故也。

尤在泾曰：血与汗，皆阴也。阴亡则血流不行，而气亦无辅，故脉微而涩也。经云：夺血者无汗，夺汗者无血。兹不出汗而身有疮，则知其被刀斧所伤，而亡其血，与汗出不止者，迹难异而理则同也。

第二八八条 病金疮，王不留行散主之，排脓散及排脓汤亦主之。

沈明宗曰：此金刃所伤皮肉筋骨，故为金疮，乃属不内外因。

尤在泾曰：金疮，金刃所伤，而成疮者，经脉斩绝，营卫沮驰，治之者必使经脉复行，营卫相贯而后已。王不留行散，则行气血，和阴阳之良剂也。

王不留行散方

王不留行（十分） 蒴藋细叶（十分） 桑东南根（白皮十分） 甘草（十八分） 川椒（三分） 黄芩（二分） 干姜（二分）

上九味，桑根皮以上三味，烧灰存性，勿令灰过。个别杵筛合治之，为散服方寸匕，小疮即粉之，大疮但服之，产后亦可服。如风寒，桑东根勿取之。前三物。皆阴干百日。

魏荔彤曰：王不留行为君，专走血分止血收痛，而且除风散痹，是收而兼行之药，于血分最宜也。佐以蒴藋叶，与王不留行性共甘平，入血分清火毒、祛恶气。倍用甘草，以益胃解毒。芍药黄芩，助清血热。川椒干姜，助行瘀血。厚朴行中带破，唯恐血乃凝滞之物，故不惮周详也。桑根曰：皮性寒，同王不留行蒴藋细叶，烧灰存性者，灰能入血分止血也，为金疮血流不止者设也。小疮则合诸药为粉以敷之，大疮则服之，治内以安外也，产后亦可服者，行瘀血也。风寒之日，桑根勿取者，恐过于寒也。前三物皆阴干百日，存其阴性，不可日曝及火炙也，此金疮家之圣方，奏效如神也。

丹波元简曰：若风寒此属经络邪，桑皮止利肺气，不能逐外邪，故勿取。沈及金监义同，此解似不允当。王不留行，本经云：治金疮，止血逐痛。蒴藋，本草不载，治金疮。而接骨木，一名木蒴藋，唐本草云：治折伤、续筋骨，盖其功用，亦同桑根白皮。本经云：治绝脉，别录云，可以缝金疮。知是三物，为金疮之要药。

排脓散方

枳实（十六枚）　芍药（六分）　桔梗（二分）

上三味，种为散，取鸡子黄一枚，以药散与鸡黄相等，揉和令相得，饮和服之，日一服。

尤在泾曰：枳实苦寒，除热破滞为君，得芍药则通血，得桔梗则利气，而尤赖鸡子黄之甘润，以为排脓化毒之本也。

排脓汤方

甘草（二两）　桔梗（三两）　生姜（一两）　大枣（十枚）

上四味，以水三升，煮取一升，温服五合，日再服。

尤在泾曰：此亦行气血和荣卫之剂，案以上二方，徐注为疮痈概治之方。沈云：此两方专治躯壳之内、肠胃之痈而设。魏云：排脓散，为疮痈将成未成治理之法也。排脓汤，甘草枯梗，即桔梗汤，盖上部胸喉之间，有欲成疮痈之机，即当急服也，数说未知孰是。程本金监，并不载此两方，似有所见矣。

浸淫疮

第二八九条 浸淫疮，从口流向四肢者，可治。从四肢流来入口者，不可治。

医宗金监曰：浸淫疮者，浸谓浸润，淫谓不已，谓此疮浸淫流连不已也。从口流向四肢者轻，以从内走外也，故曰可治。从四肢流走入口者重，以从外走内也，故曰不可治。

丹波元简曰：案玉机真藏论：身热肤痛，而为浸淫。汉书五王传，师古注：浸淫，犹渐染也。巢源浸淫疮候云：浸淫疮，是心家有风热，发于肌肤，初生甚小，先痒后痛，而成疮汁出，侵溃肌肉，浸淫渐阔，乃偏体。其疮若从口出，流散四肢者轻。若从四肢生，然后入口者则重。以其渐渐增长，因名浸淫也。千金云：浸淫疮者，浅搔之，蔓延长不止。瘑痒者。初如疥，搔之转生

汁相连着是也。又云：疮表里相当，名浸淫疮，乃知此
癞疥湿疮之属。沈云脱疽游丹之类。金监云：犹今之癞
疬之类，皆非。

余无言曰：此浸淫疮，初生如疥，搔痒无时，蔓延
不止，破流黄水，浸淫成片。旧说谓为心火脾湿，受
风而成，乃一种蔓延性之皮肤疮也。西医则称之曰脓
疱疹，谓为黄色及白色之酿脓葡萄球菌所传染，性最
蔓延。

第二九〇条　浸淫疮，黄连粉主之。

尤在泾曰：方未见，大意以此为湿热浸淫之病故取
黄连一味，为粉粉之。苦以燥湿，寒以除热也。魏荔彤
曰：按外科精义以一味黄檗散调涂，本此。

附方

黄连胡粉散　千金方。

黄连（二两）　胡粉（十分）　水银（一两）

上三味，黄连为末相和，觅皮里熟挼之，自能和
合，纵不得成一家，亦得水银细散入粉中也。以敷乳
疮、诸湿疮、黄烂肥疮等，若干著甲，煎为膏，案外台
删繁，疗癞疮多汁方，用黄连粉，盖此类也。

疮痈病证方治表 （第四十六表）

疮痈诸证	疮痈诊法	诸浮数脉，应当发热而反洒淅恶寒，若有痛处，当发其痈	
		诸痈肿，欲知有脓无脓，以手掩肿上，热者有脓，不热者为无脓	
	肠痈	肠痈者，少腹肿痞，按之即痛，小便数，如淋，时时发热，自汗出，复恶寒，其脉迟紧者，脓未成，可下之，当有血，脉洪数者，脓已成，亦可下也	大黄牡丹汤方
	肠痈	肠痈之为病，其身甲错，腹皮急，按之濡，如肿状，腹无积聚，身无热，脉数，为肠内有痈脓	薏苡附子败酱散方
	金疮	寸口脉微而涩，法当亡血，若汗出，设不出汗，乃身有疮，被刀斧所伤，亡血故也	王不留行散方 排脓散方 排脓汤方
		病金疮	
	浸淫疮	浸淫疮，从口流向四肢者，可治，从四肢流来入口者，不可治	黄连粉方（失）
		浸淫疮	
	附方	乳疮，诸湿疮黄烂肥疮痈疮等	黄连胡粉散

362

第三十二篇 转筋狐疝蚘虫篇（腓肠筋痉挛睾丸炎蛔虫）

转筋

第二九一条 转筋之为病，其人臂脚直，脉上下行，微弦，转筋入腹者，鸡屎白散主之。

沈明宗曰：此木土不和，风邪而转筋也。风邪乘于脾胃，风湿相搏，以故表里皆病。若风湿盛于经表，则臂脚直，脉上下行而微弦。经谓诸强直，皆属于风，亦风淫未疾之义也。或中气虚，而木邪内逆，直攻于藏，则转筋入腹。当以鸡屎白，下气清积，去风安脾之治，非治臂脚直之方也。

丹波元简曰：案金监云：臂同背，古通用，臂脚直，谓足背强直，不能屈伸，是转筋之证也，误转筋不必足背。故肘后有疗两背脚及胸胁转筋之方。巢源云：冷入于足之三阴三阳，则脚转筋。入于手之三阴三阳，则手转筋。随冷所入之筋，筋则转，转者，由邪冷之气，击动其筋，而移转也。

余无言曰：上二注在诸家，较为有得说，然终属牵强。余意明明为转筋，非霍乱不能有此证，即俗称霍乱转筋，或吊脚痧者是也。脉经载在霍乱篇末，至为合理。此证属寒霍乱者为多，因吐泻交作，不可遏止。血液枯涸，筋脉挛急，手足拘牵，每每朝发夕死、夕发朝死，用药每感不及。即重用四逆之品，而热剂劫阴，亦终难救。一法，用桂心去皮八钱，母丁香一两二钱，硫黄二钱，生香附一两二钱，当门子四钱，研极细，每用三分，纳脐中，外用膏药封贴，每有愈者，孕妇忌之。惟此药内有麝香，其价太贵，不能普遍施用耳。至西医则称此证曰腓肠筋痉挛（*Wadenkramp*），原因因于霍乱吐泻，血中水分损失所致，外则注射大量之食盐水及葡萄糖，局部贴芥子泥，或涂擦樟脑酒，内服葡萄酒、伯兰地等，以强其心脏，亦间有生者。

鸡屎白散方

鸡屎白。

上一味，为散，取方寸七，以水六合，和温服。

丹波元简曰：案鸡屎白，别录云：治转筋、利小便，故取而用之。素问用鸡屎醴，治鼓胀，通利大小便，验之本草，虽云微寒、无毒，然泻下之力颇峻，用者宜知之。况霍乱转筋，多津液虚燥者，恐非所宜。

狐疝

第二九二条 阴狐疝气者，偏有大小，时时上下，蜘蛛散主之。

尤在泾曰：阴狐疝气者，寒湿袭阴，而睾丸受病，或左或右，大小不同，或上或下，出没无时，故名狐

疝。蜘蛛有毒，服之能令人利，合桂枝辛温，入阴而逐
其寒湿之气也。

周扬俊曰：厥阴之筋病也，狐，阴兽，善变而藏，
睾丸上下，有若狐之出入无时也。足厥阴之筋，上循
阴股，结于阴器，筋结，故有小大，气病，故时时上
下也。

陈无择曰：寒疝之气，注入癫中，名曰狐疝，亦属
癫病。

余无言曰：狐疝之证，经文至简。以偏有大小观
之，则为西医之睾丸炎（*Crohitis*）（图二十二），以时
时上下观之，则为西医之歇儿尼亚（*Hernia*）睾丸炎者，
乃睾丸本体发炎而肿痛，俗称偏坠是也。有因普通寒湿
而起，有因淋病而起。但只偏有大小，不能时时上下
也，歇儿尼亚者，又称脱肠，乃因扛重物，或号叫努力
等，使腹压加重。逼使少腹内小肠，由鼠蹊部内睾丸精
系之孔道脱出于阴囊之中。其轻者，使患者平卧，推揉
之能还于腹中，但劳动时，又能坠下，又非睾丸本体之
偏有大小也。其重者，为嵌顿脱肠，难推揉之不能还纳
于腹内，至为危险，非行外科手术不为功，特补志之，
以备参考。金匮文太简，不可妄断，当详察之。

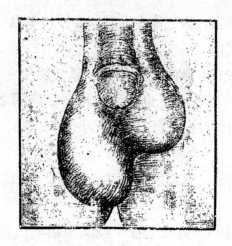

第二十二图　睾九炎

蜘蛛散方

蜘蛛（十四枚熬焦）　桂枝（半两）

上二味，为散，取八分一匕，饮和服，日再服，蜜圆亦可。

程林曰：别录云：蜘蛛治大人小儿㿗。㿗，疝也，其性有毒，服之能使人利，得桂枝引入厥阴肝经，而治狐疝。丹波元简曰：雷敩炮炙论云，蜘蛛凡使勿用五色者，兼大身上有刺毛生者，并薄小者，已上皆不堪用，须用屋西南有网，身小尻大，腹内有苍黄脓者，真也。今之方法，凡用去头足了，研如膏，投药中用之，若仲景炒焦用，全无功矣。

王氏古方选注云：蜘蛛性阴而属，其功在壳，能泄下焦结气，桂枝芳香入肝，专散沉阴结疝。阴狐疝偏有大小，时时上下，如狐之出入无定。四时刺逆从论云：厥阴滑，为狐疝风，推仲景之意，亦谓阴狐疝气，是阴邪挟肝风而上下无时也。治以蜘蛛，如批却导窾，蜘蛛、本草言有毒，人咸畏之。长邑宰林公讳瑛，山海卫人，壮年调理方，用之多年，炙熟其味鲜美，恒得其功。本草言有毒者，南北所产不同耳。

蚘虫

第二九三条　病腹痛有虫，其脉何以别之？曰腹中痛，其脉当沉，若弦，反供，大者，故有蚘虫也。

尤在泾曰：腹痛脉多伏。阳气内闭也，或弦者，邪气入中也。若反洪大，则非正气与外邪为病，乃蚘动而气厥也，然必兼有吐涎心痛等证，如下条所云，乃无疑耳。

第二九四条　蚘虫之为病，令人吐涎、心痛发作，有时毒药不止者，甘草粉蜜汤主之。

程林曰：巢元芳曰：蚘虫长五寸至一尺，发则心腹作痛，口喜吐涎及清水，贯伤心则死。灵枢经曰：虫动则胃缓，胃缓则廉泉开，故涎下，是以令人吐涎也。心痛者，非蚘虫贯心，乃蚘虫上入胃脘即痛，下入胃中即止，是以发作有时也。若毒药不能止，用甘草粉蜜汤，从其性以治之。

尤在泾曰：涎，吐出清水也。心痛，痛如咬啮，时时上下是也。发作有时者，蚘饱而静，则痛立止，蚘饥求食，则痛复发也。毒药，即锡粉、雷丸等杀虫之药。毒药者，折之以其所恶也。甘草粉蜜汤者，诱之以其所喜也。

余无言曰：蚘虫之证，发病于小儿者多，成人则少。因小儿每喜食甘物，其肠中适宜于蛔虫之生长也（图二十三），其证状除本条所述者外，尚有数种见证，可供参考。一、面色萎黄或苍白，而现有类圆形之白色斑点。二、人中青筋，特殊明显。三、鼻内时时奇痒，小儿常以手指自挖其鼻，虽至出血，亦不觉痛。四、肛门内时时发痒，或有刺痛。五、或有异嗜证，常人所不食之物，伊喜食之，例如泥土、剥砖、烟煤、生米等。上列诸证，不必悉具，有一二证，即为蛔虫之徵。西药房中之化塔饼、疳积糖，颇为灵验，盖其中含有山道年（*Santoninum*），为治蛔虫之特效药也。

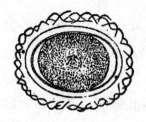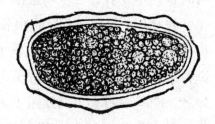

第二十三图　卵虫蛔

甘草粉蜜汤方

甘草（二两）　粉（一两）　蜜（四两）

上三味，以水三升，先煮甘草，取二升。去滓，内粉蜜，搅令，和煎如薄粥，温服一升，差即止。

丹波元简曰：案粉，诸注以为铅粉，尤云。诱使虫食，甘味既尽，毒性旋发，而虫患乃除。此医之变诈也，此解甚巧。然古单办粉者，米粉也。释名云：粉，分也，研米使分散也。说文，粉傅面者也。徐曰：古傅面亦用米粉。伤寒论猪肤汤，所用白粉，亦米粉耳。故万氏保命歌括载本方云：治虫啮心痛，毒药不可止者，粉乃用粳米粉，而千金诸书，借以治药毒，并不用铅粉。盖此方非杀虫之剂，乃不过用甘平安胃之品，而使蛕安，应验之于患者，始知其妙而已。甘味就所喜，东方朔神异经云，南方有甘蔗之林，其高百丈，围三尺八寸，促节多汁，甜如蜜，咋啮其汁，令人润泽，可以节蛕虫。入腹中蛕虫，其状如蚓，此消谷早也，多则伤人，少则不消，是甘蔗能减多益少，凡蔗亦然，此所以得甘味而平也。

第二九五条　蛕厥者，当吐。蛕今病者，静而复时烦，此为脏寒蛕上入膈，故烦。须臾复止，得食而呕又烦者，蛕闻食自出，其人当自吐蛕。

尤在泾曰：蛕厥，蛕动而厥，心痛、吐涎、手足冷也。蛕动而上逆，则当吐蛕。蛕暂安而复动，则病亦静而复时烦也。然蚘之所以时安而时上者，何也？虫性喜温，藏寒则虫不安，而上膈，虫喜得食，藏虚则蚘复上而求食。故以人参姜附之属，益虚温胃为主，而以乌梅椒连之属，苦酸辛之气味，以折其上入之势也。余无言曰：此伤寒论厥阴篇之文，金匮引之，以广其见而穷其变耳，参看拙著伤寒论新义。

第二九六条 蚘厥者。乌梅丸主之。

乌梅丸方

乌梅（三百个） 细辛（六两） 干姜（十两） 黄连（一斤） 当归（四两） 附子（六两炮） 川椒（四两） 桂枝 人参 黄檗（各六两）

上十味，异捣筛，合治之。以苦酒渍乌梅一宿，去核，蒸之，五升米上，饭熟捣成泥，和药令相得，内白中，与蜜杵二千下，丸如梧子大。先食饮服十丸，日三服，稍加至三十丸，禁生冷滑臭等物。

金监曰：李彣曰：乌梅，味酸。黄连、黄檗，味苦。桂枝、蜀椒、干姜、细辛，味辛。以蚘得酸则止，得苦则安，得甘则动于上，得辛则伏于下也。然胃气虚寒，人参附子以温补之，吐亡津液，当归呕辛润之，则蚘厥可愈矣。

丹波元简曰：案此方主胃虚而寒热错杂，呕致蚘厥者，故药亦用寒热错杂之品治之。而有胃虚以偏于寒，而动蚘者，陶华因立安蚘理中汤主之（即理中汤加乌梅花椒出全生集）。而有胃不虚以偏于热，而动蚘者，汪琥因制清中安蚘汤主之（黄连黄柏枳实乌梅川椒出伤寒辨注）。此各取本方之半，而治其所偏也，对证施之，皆有奇效。

转筋狐疝蚘厥病证方治合表　（第四十七表）

转筋	转筋病，其人臂脚直，脉上下行微弦，转筋入腹	鸡屎白散方
狐疝	阴狐疝气，偏有大小，时时上下	蜘蛛散方
蚘病	腹痛有虫，其脉何以别之，腹中痛，其脉当沉，若脉弦而洪大，有蚘虫也	甘草粉蜜汤方
	蚘虫病，令人吐涎，心痛发作有时，毒药不止	
蚘厥	蚘厥者当吐蚘，今病者静而复时烦，此为藏寒，蚘上入膈，故烦须臾复止	乌梅丸方 补安蚘理中汤 补清中安蚘汤
	得食而呕又烦者，蚘闻食臭而其入，当自吐蚘	
	蚘厥者	

第二九七条　妇人得平脉阴脉小弱，其人渴，不能食，无寒热，名妊娠桂枝汤主之。于法六十日，当有此证，设有医治逆者，却一月加吐下者，则绝之。

尤在泾曰：平脉，脉无病也，即内经身有病，而无邪脉之意。阴脉小弱者，初时胎气未盛，而阴方受蚀，故险脉比阳脉小弱。至三四月，经血久蓄，阴脉始强，内经所谓手少阴脉动者，妊子也。千金所谓三月尺脉数，是也。其人渴，妊子者，内多熟也。一作呕，亦通。今妊妇二三月，往往恶阻，不能食，是已。无寒热者，无邪气也，夫脉无故而身有病，而又非寒热邪气，则无可施治。惟宜桂枝汤，调和阴阳而已。徐氏曰：桂枝汤外证得之，为解肌和营卫，内证得之，为化气调阴阳也。六十日当有此证者，谓妊娠两月，正当恶阻之时，设不知而妄治之，则病气反增，正气反损，而呕泻有加矣，绝之，谓禁绝其医药也。楼全善曰：尝治一二妇恶阻病吐，前医愈治愈吐，因思仲景绝之之旨，以炒糯米汤代茶，止药月余渐安。

金监曰：脉平无寒热，用桂枝汤，与妊娠渴不能食者不合，且文义断续不纯，其中必有脱简。

丹波元简曰：案楼氏纲目云：绝之者，谓绝止医治，候其自安也。予常治一二妇恶阻病吐，愈治愈逆，因思仲景绝之之旨，遂停药月余自安，真大哉圣贤之言也。楼所载如此，以炒糯米代茶汤，见于魏注，必有所据，桂枝汤可疑，程注金监似是。

第二九八条 妇人宿有症病，经断未及三月，而得漏下不止，胎动在脐上者，为症痼害也。

余无言曰：诸家于本条及次条，皆谓为宿有之症病，害及未及三月之胎者。尤在泾曰：症，旧血所积，为宿病也。症痼害者，宿病之气，害及胎气也。魏荔彤曰：妇人宿有症病，旧血积聚之邪也，忽而经断，又忽而经至，且得漏下不止之证。胎固在腹中，有欲堕之机矣，是症病累及于胎也。他如赵以德沈明宗，皆如此说，而不知大胶，须知妇人既然受胎，必不再患症病，既有症病，必然不再受胎，天下绝无症病与妊娠并见者。症便是症，胎便是胎。症当以药治，胎不须药治也。细察原文，乃是症与胎之鉴别诊断，其意至显。盖谓妇人宿有症病，因肝病而下焦有蓄血成症者，初病轻微，经尚能通，继则深痼，经又不行，此时是胎是病，甚为难知，嗣腹渐膨大，更疑为胎。未及三月，而忽漏下不止，觉胎动在脐上，究属非耶，则经停近三月矣，似乎可疑，究属是耶。则未及三月，有胎亦不当能动，即动亦不应高至脐上，于是乃断定实非妊娠，而决然曰：此为症痼害也，至动在脐上，乃胚血自下，血动而气亦动，实非胎动也。奈何后人不明此理，而妄加注释乎。

第二九九条 妊娠六月动者，前三月经利时胎也。下血者，后断三月胚也。所以血不止者，其症不去故也，当下其症，桂枝荷花茶丸主之。

余无言曰：此条复申言其鉴别诊断及治法也，言果为妊娠，至六月始动者，胎也。或三月之前，经水来时，毫无阻滞而顺利，且无症病之迹者，亦胎也。即有恶阻等状，亦无须以峻药治之。若如前条宿有症病，渐至经断，将及三月，而忽下血者，此症病之胚血，得间而下也。胚血者，紫黑晦暗之恶瘀血也，与停经而复来，或胎动下血，其色红紫鲜润者，不同。伤寒论曰：血自下，下者愈。如胚血不止，而症瘕依然，是症之根深不去故也，故当以桂枝茯苓丸下之。

中医于妊娠之诊断，远不若西医之翔实。西医谓人当受孕之后，乳晕变黑，乳房渐次增大，三四月后，乳头可以捏出乳清少许，乳内腺扪之作痛，味觉改变，能食向来不食之物，或思食某物，不得不止。每发神经性呕吐，第二三月尤甚，小便频数。腹正中有一黑线，阴唇黏膜呈浅蓝色或紫色。腹部与乳部之皮肤有裂纹，先现淡红色，久之则变白色，虽产后久之不减，可为曾孕之据。约至五月，可以听诊闻得胎儿之心音。初孕之妇，第二十星期乃觉胎动，经产之妇，必至二十一至二十二星期，胎始动焉。于此更足证明未及三月之动，实非胎也。

桂枝茯苓丸方

桂枝　茯苓　牡丹（去心）　桃仁（去皮尖熬）　芍药（各等分）

上五味，末之炼蜜为丸，如兔屎大。每日食前服一丸，不知加至三丸。

程林曰：牡丹桃仁，以攻症瘕，桂枝以和卫，芍药以和荣，茯苓以和中，五物相须，为治症瘕之小剂。

徐杉曰：此方去症之力，不独桃仁。症者，阴气也，遇阳则消，故以桂枝扶阳，而桃仁愈有力矣，其余皆养血之品也。

丹波元简曰：案桂枝取之于通血脉、消瘀血，犹桃核承气中所用。张氏医通改作桂心，非也。又案炮炙论序曰：大豆许，取重十两鲤目之比，如兔屎，十二两鲤目，梧桐子，十四两鲤目，知兔屎小于梧子。

第三○○条 妇人怀孕，六七月，脉弦发热，其胎愈胀，腹痛，恶寒，少腹如扇，所以然者，子藏开故也，当以附子汤温其藏。

尤在泾曰：脉弦发热，有似表邪，而乃身不痛，而腹反痛，背不恶寒，而腹反恶寒，甚至少腹阵阵作冷，若或扇之者然。所以然者，子藏开不能合，而风冷之气乘之，夫藏开风入，其阴内胜，则其脉弦为阴气，而发热且为格阳矣。胎胀者，内热则消，寒则胀也。

徐杉曰：子藏者，子宫也。开者，不敛也。宜以附子汤温其藏，原方失注，想不过伤寒论中附子合参苓术芍之附子汤耳。

丹波元简曰：案金监曰：方缺，文亦不纯，必有残缺，然尤注义通，今从之。张氏医通曰：妊娠脉弦为虚寒，虚阳散外，故发热。阴寒内逆，故胎胀。腹痛恶寒者，其内无阳，子藏不能司闭藏之令，故阴中觉寒气习习如扇也。用附子汤以温其藏，则胎自安，世人皆以附子为随胎百药长，仲景独用以为安胎圣药，非神而明之，莫敢轻试也。

余无言曰：少腹如扇，乃腹部恶寒之形容词耳。尤氏谓子藏开而不合，徐氏谓子宫开而不敛，均有语病。盖子宫口向下，除生产时不能开也，尤徐昧于生理，故反以辞害义矣，惟医通谓其内无阳，故少腹觉寒气习习如扇也，此义最通。

第三〇一条　妇人有漏下者，有半产后，因续下血，都不绝者，有妊娠下血者，假令妊娠腹中痛，是为胞阻胶艾汤主之。

尤在泾曰：妇人经水淋沥，及胎产前后下血不止者，皆冲脉虚而阴气不能守也，是惟胶艾汤为能补而固之。中有芎归，能于血中行气，艾叶利阴气，止痛安胎，故亦治妊娠胞阻。胞阻者，胞脉阻滞，血少而气不行也。

巢源曰：有娠人，经水所以断者，壅之以养胎，而蓄之为乳汁，冲任气虚，则胞内泄漏，不能制其经血，故月水时下，亦名胞阻。漏血尽，则人毙也。

程林曰：漏下者，妊娠经来也。脉经以阳不足，谓之激经也。半产者，以四五月堕胎，堕胎必伤其血海，血因续下不绝也。若妊娠下血，腹中痛，为胞阻，则用胶艾汤以治之。

胶艾汤方（一方加干姜一两）

芎䓖　阿胶　甘草（各二两）　艾叶　当归（各三两）　芍药（四两）　干地黄（案原文缺两数，唯徐沈尤用六两千金，干地黄四两，艾叶三两余，二两外台引集验同）

上七味，以水五升，清酒三升，合煮取三升。去滓，内胶，令消尽，温服一升，日三服，不差更作。

程林曰：胶艾主乎安胎，四物主乎养血，和以甘草，行以酒势，血能循经养胎，则无漏下之患。

魏荔彤曰：用芎䓖行血中之凝，阿胶、甘草、当归、地黄、芍药五味，全补胞血之虚。艾叶温子藏之血，寒证见，加干姜；热证见，干姜烧灰存性，温经散寒，开凝通阻，而血反止矣。干姜之加，乃注中所增，实不易之药。余治妇人经血，屡试屡验者也，故竟借而添入方中，高明鉴焉。

第三〇二条　妇人怀孕腹中疞痛，当归芍药散主之。

尤在泾曰：按说文疞音绞，腹中急也，乃血不足而水反侵之也。血不足而水浸，则胎失其所养，而反得其所害矣，腹中能无疞痛乎。芎归芍药，益血之虚，苓术泽泻，除水之气。赵氏曰：此因脾土为木邪所客，谷气不举，流传于阴血而痛。故用芍药多他药数倍，以泻肝木亦通。

余无言曰：此腹中疞痛，必腹内夹有水气，及小便不利之状，乃可用泽泻等品。尤氏注并引赵氏说，颇为肯。

当归芍药散方

当归（三两） 芍药（一斤） 茯苓（四两） 白术（四两） 泽泻（半斤） 芎䓖（半斤）

上六味，杵为散取方寸七，酒和，日三服。

第三〇三条 妊娠呕吐不止，干姜人参半夏丸主之。

魏荔彤曰：妊娠呕吐不止者，下实，上必虚。上虚，胸胃必痰饮凝滞，而作呕吐。且下实，气必逆而上冲，亦能动痰饮，而为呕吐。方用干姜温益脾胃，半夏开降逆气，人参补中益气，为丸缓以收补益之益，用治虚寒之妊娠家，至善之法也。

干姜人参半夏丸方

干姜 人参（各一两） 半夏（二两）

上三味，未之以生姜汁糊为丸，如梧子大，饮服十丸，日三服。

程林曰：寒在胃脘，则令呕吐不止，故用干姜散寒，半夏生姜止呕，人参和胃，半夏干姜能下胎。楼全善曰：余治妊阻病，累用半夏，未尝动胎，亦有故无殒之义。临病之工，何必拘泥。

尤在泾曰：此益虚温胃之法，为妊娠中虚，而有寒饮者设也。夫阳明之脉，顺而下行者也，有寒则逆，有热亦逆，逆则饮必从之。而妊娠之体，精凝血聚，每多蕴而成热者矣，按外台方青竹茹、橘皮、半夏各五两，生姜、茯苓各四两，麦冬、人参各三两，为治胃热气逆呕吐之法，可补仲景之未备也。

第三〇四条　妊娠小便，难饮食，如故，当归贝母苦参丸主之。

赵以德曰：小便难者，膀胱热郁，气结成燥，病在下焦，不在中焦，所以饮食如故。用当归和血润燥，本草、贝母治热淋，以仲景陷胸汤观之，贝母非治热也，郁解则热散，非淡渗利水也，结通则水行。苦参长于治热，利窍逐水，佐贝母入行膀胱，以除热结也。

尤在泾曰：小便难而饮食如故，则病不由中焦出，而又无腹满身重等证，则更非水气不行，知其血虚热郁，而津液涩少也。本草当归补女子诸不足，苦参入阴利窍、除伏热，贝母能疗郁结，兼清水液之源也。

当归贝母苦参丸方

当归　贝母　苦参（各四两）

上三味，末之，炼蜜丸如小豆大，饮服，三丸加至十丸。

丹波元简曰：按贝母本经甄权并云，治产难，而外台子癉门、小品葛根汤方后云，贝母令人易产，若未临月者，升麻代之。此说虽不可信，然足见其亦有利窍之功。本方所用，盖取之于利窍耳。金鉴曰：方证不合，必有脱简不释，殆不考药性也。

第三〇五条 妊娠有水气，身重，小便不利，洒淅恶寒，起即头眩，葵子茯苓散主之。

尤在泾曰：妊娠小便不利，与上条同。而身重恶寒、头眩，则全是水气为病，视虚热液少者，霄壤悬殊矣。葵子、茯苓滑窍行水，水气既行，不淫肌体，身不重矣。不侵卫阳，不恶寒矣。不犯清道，不头眩矣。

陈无择曰：凡妇人宿有风寒冷湿，妊娠喜脚肿，俗名皱脚。亦有通身肿满，心腹急胀，名曰胎水。

葵子茯苓散方

葵子（一斤） 茯苓（三两）

上二味，杵为散，饮服方寸匕，日三服，小便利则愈。

张氏医通曰：膀胱者，主藏津液，气化出溺，外利经脉，上行至头，为诸阳之表。今膀胱气不化水，溺不得出，外不利经脉，所以身重，洒洒恶寒，起即头眩，但利小便。则水去而经气行，表病自愈。用葵子直入膀胱，以利癃闭，佐茯苓以渗水道也。

余无言曰：茯苓为补气行水之品，葵子甘寒淡滑，利二便，消水肿，通关格，下乳滑胎，合用之于妊娠有水气，小便不利，身重头眩，宜矣。惟洒淅恶寒，总属水邪盛而阳气虚，何不合五苓散而用之耶，余意苟无洒淅恶寒，则以用本方为佳。设有洒淅恶寒，则以合五苓散，变通以用之，为愈也。

第三〇六条 妇人伤寒，腹满不得小便，从腰以下重，如有水状。怀身七月，太阴当养不养，此水气实，当刺写劳功及关元小便，微利则愈。（伤寒之寒字原作胎水气实之水字原作心今改正）

丹波元简曰：按金监云：文义未详，此穴刺之落胎，必是错简，不释。此说固是，然依玉函，伤胎作伤寒，乃义稍通。徐子才逐月养胎方云：妊娠七月，手太阴脉养，不可针灸其经。

余无言曰：妇人伤寒之寒字，原作胎，玉函改为寒字，至当今为改正，此水气实之水字，原作心字，于义亦不可通。但以刺之，使小便微利则愈，观之，则为水气无疑，故予特将心字，改为水字。

第三〇七条 妇人妊娠，当归散主之，即易产无疾苦。（末名据脉经补）

尤在泾曰：妊娠之后，最虑湿热伤动胎气，故于芎归芍药养血之中，用白术除湿，黄芩除热。丹溪称黄芩白术，为安胎之圣药，夫芩术非能安胎者，去其湿热，而胎自安耳。

381

金监曰：妊娠无病，不须服药，若其人瘦而有热，恐耗血伤胎，宜常服此以安之。

当归散方

当归　黄芩　芍药　芎䓖（各一斤）　白术（半斤）

上五味，杵为散，酒饮，服方寸匕，日再服。妊娠常服，即易产胎无苦疾，产后百病悉主之。

方氏丹溪心法附余云：此方养血清热之剂也，瘦人血少有热，胎动不安，素曾半产者，皆宜服之，以清其源而无患也。

王氏明医杂著云：调理妊娠，在于清热养血，条实黄芩，为安胎圣药，清热故也，暑月宜加之。养胎全在脾胃，譬犹悬钟于梁，梁软则钟下坠，折则堕矣，故白术补脾，为安胎君药。

第三〇八条　妊娠养胎，白术散主之。

尤在泾曰：妊娠伤胎，有因湿热者，亦有因湿寒者，随人藏气之阴阳而各异也。当归散，正治湿热之剂。白术散，白术牡蛎湿，川芎温血，蜀椒去寒，则正治湿寒之剂也。仲景并列于此，其所以昭示后人者深矣。

白术散方

白术（四分）　芎䓖（四分）　蜀椒（三分）　牡蛎（二分）

上四味，杵为散，酒服一钱，七日三服，夜一服。但苦痛，加芍药。心中毒痛，倍加芎䓖。心烦吐痛，不能食饮，加细辛一两，半夏大者二十枚，服之后，更以醋浆水服之。若呕以醋浆水服之。复不解者，小麦汁服之。已复，渴者大麦粥服之，病虽愈服之，勿置。

程林曰：白术主安胎为君，大芎䓖主养胎为臣，蜀椒主温胎为佐，牡蛎主固胎为使。按瘦而多火者，宜用当归散。肥而有寒者，宜用白术散，不可混施也。芍药能缓中，故苦痛者加之。芎䓖能温中，故毒痛者倍之。痰饮在心膈，故令心烦吐痛，不能饮食，加细穷破痰下水，半夏消痰去水，更股浆水以调中。若呕者，复用浆水服药以止呕，呕不止，再易小麦汁以和胃。呕止，而胃无津液作渴者，食大麦粥以生津液，病愈服勿置者，以大麦粥能调中补脾，故可常服，非指上药可常服也。

徐杉曰：予治迪可弟妇，未孕即咳嗽见血，既孕而不减，人瘦。予以此方治之，因其腹痛，加芍药，两大剂而痰少嗽止，人爽胎安。

妊娠辨法及病证方治表（第四十八表）

妊娠辨法	妇人平脉阴小弱，渴不能食，无寒热，名妊娠	桂枝汤方
	于法六十日，当有前证，设医治逆却一月加吐下者，则应绝药	
	妇人宿有症病，经断未及三月而得漏下不止，脐上动为症瘤害	
	妊娠六月动者，前三月经利时，胎也	
	下血者后断三月胚也，胚血不止，其症不去，当下其症	桂枝茯苓丸方
妊娠诸证	妇人怀孕六七月，脉弦发热，其胎愈胀，腹痛，恶寒，少腹如扇子藏开	附子汤方
	妇人漏下者，或半产后续下血不绝者，有妊娠下血者，假令腹痛，为胞阻	胶艾汤方
	妇人怀孕腹中疞痛	当归芍药散方
	妊娠呕吐不止	干姜人参半夏丸方
	妊娠小便难，饮食如故	当归贝母苦参丸方
	妊娠有水气，身重，小便不利，洒淅恶寒，起即头眩	葵子茯苓散方
	妇人伤寒，腹满不得小便，从腰以下重如有水，状怀身七月，太阴当养，不养此水气实，当刺写劳功及关元，小更，微利则愈	刺劳功关元法
	妇人妊娠欲易产，无疾苦者	当归散方
	妊娠养胎	白术散方

第三十四篇　妇人产后病篇

第三〇九条　新产妇人，有三病。一者，病痉。二者，病郁冒。三者，大便难。新产血虚，多汗出，喜中风，故令病痉亡血复汗。寒多，故令郁冒。亡津液，胃燥，故大便难。

尤在泾曰：痉，筋病也。血虚汗出，筋脉失养，风入而益其劲也。郁冒，神病也。亡阴血虚，阳气遂厥，而寒复郁之，则头眩而目瞀也。大便难者，液病也。胃藏津液，而渗灌诸阳，亡津液胃燥，则大肠失其润，而便难也。三者不同，其为亡血伤津则一，故皆为产后所有之病。

周扬俊曰：夫血阴也，汗为血液，则亦为阴。假如血去多，则汗亦少矣，乃偏易出者，何哉？血大虚，则卫外之阳，因而不固，必多汗而腠理疏也，疏则邪易入之，血既不足以养脉，乃风入，又足以燥其血液，故令病痉。若汗多者必亡阳，阳亡必畏寒，寒多遂令郁冒。至若阴气既虚，津液必少，胃中燥结，大便转难。容或有之，然三者总因血虚所致，乃若不明其理，而复出汗下，未有不至于危亡者。故圣人先以新产血虚立名，使后世之工，即出于中才以下，亦必从养阴起见也已。

程林曰：产后血晕者，为郁冒，又名血厥。

第三一〇条　产妇郁冒，其脉微弱，呕不能食，大便反坚，但头汗出，所以然者，血虚而厥，厥而必冒，孤阳上出，故头汗出。亡阴血虚，故大便反坚。阳气独盛，故呕不能食也。冒家欲解，必大汗出，产妇喜汗出者，必邪气去阴阳乃复也，小柴胡汤主之。（此条原文错乱难读编者整理）

余无言曰：本条只言郁冒及大便难，而言未及痉，意者产妇之痉，与一般痉病同其治，即有表当表，有里当里耳，宜详参痉病篇全文，以穷其变。或谓本条言血虚而厥，厥而必冒，俗亦谓发痉曰厥，想厥即是痉也，但痉是痉，厥是厥，截然不同，不可牵扯，缺而不论可也。至于第一节，为产妇之主证及合并证。第二节，是自释其病由及病状。第三节，言产后虽亡阴血虚，仍当汗之，邪气乃可解也，然小柴胡汤为和剂，非汗剂尤非大汗剂也。一则曰必大汗出，再则曰产妇喜汗出，而以小柴胡治之，似乎不合，而不知既曰郁冒，呕不能食乃柴胡证也。况伤寒论曰：有柴胡证，但见一证便是，不必悉具，既郁冒而呕不能食矣，而又无恶风、恶寒、头痛、项强之表证，不用小柴胡尚何待乎。所谓必大汗出者，非如用麻桂之大汗出也。大者，普遍之意。对但头汗出而言，即是用小柴胡和解其邪，使之遍身有微汗耳。读古书若以辞害意，真有衣败絮、行荆棘中之苦矣。金监曰：大便坚，呕不能食，用小柴胡汤。必其人舌有苔，身无汗，形气不衰者，始可。故病得解，自能食也。若有汗，当减柴胡。无热，当减黄芩。呕则当倍姜半。虚则当倍人参。又在临证之变通也。丹波元简曰：案巢源曰：运闷之状，心烦气欲绝，是也。亦有去血过多，亦有下血极少，皆令运闷。若去血过多，血虚气极，如此而运闷者，但烦闷而已。若下血过少，而气逆者，则血随气上掩于心，亦令运闷，则烦闷而心满急，二者为异。亦当候其产妇血下多少，则知其产后应运与不运也，然烦闷不止，则毙人。巢氏所论如此，知产后血晕，自有两端。其去血过多而晕者，属气脱。其证眼闭口开，手撒手冷，六脉微细，或浮，是也，下血极少而晕者，属血逆。其证胸腹胀痛，气阻两手握拳，牙关紧闭，是也。此二者，证治霄壤，服药一差，生死立判，宜审辨焉。而本条所论，别是一证，活人书妊娠伤寒门，载此条于三物黄芩汤之后，则知是专治妇人草蓐伤风，呕而不能食者，若以小柴胡汤，为产后郁冒之的方，则误人殆多矣。

小柴胡汤 见二四三条

第三一一条 病解，能食，七八日更发热者，此为胃实，大承气汤主之。

沈明宗曰：此即大便坚，呕不能食，用小柴胡汤。而病解能食也，病解者，谓郁冒已解。能食者，乃余邪隐伏胃中，风热炽盛，而能消谷。但食入于胃，助其余邪复盛，所以七八日，而更发热，故为胃实。是当荡涤胃邪为主，故用大承气。峻攻胃中坚叠，俾无形邪气，相随有形之滞，一扫尽出，则病如失。仲景本意，发明产后气血难虚，然有实证，即当治实，不可顾虑其虚，反致病剧也。

大承气汤方　见第七条

第三一二条　产后七八日，无太阳证，少腹坚痛，此恶露不尽，热在里，结在膀胱也。不大便，烦躁发热，切脉微实，日晡时更倍发热烦躁者，不食，食则谵语，至夜即愈，宜大承气汤主之。

程林曰：太阳伤寒，热结膀胱，则蓄血，小腹坚痛。今产后非太阳证，而小腹亦坚痛者，此恶血未尽，热在里，结在膀胱也，宜下瘀血汤辈。若不大便，烦躁发热，则热不在膀胱，而热在胃，切其脉，亦微实也。日晡时阳明向王时也，当向王时，是以再倍发热，烦躁，则胃中实矣。胃实，则不能食，故实则谵语，转增其实也，宜大承气汤下之。此条前后简错，热在里八字，当在恶露不尽之下，未有大承气汤，而下膀胱血结也。至夜即愈四字，衍文脉经无。

金监曰：李彣曰：此一节，具两证在内。一是太阳蓄血证，一是阳明实证，因古人文法错综故难辨也。无太阳证，谓无表证也，少腹坚痛者，以肝藏血，少腹为肝经部分，故血必结于此，则坚痛亦在此。此恶露不尽，是为热在里，结在膀胱，此太阳畜血证也，宜下去瘀血。若不大便烦躁，脉实谵语者，阳明里实也。日晡再倍发热者，热在里，蒸蒸发于外也，阳明旺于申酉戌，日晡，是阳明向旺时，故烦躁不能食。病在阳而不在阴，故至夜则愈，此阳明府病也，宜大承气汤，以下其胃实。

第三一三条 产后风，续续十数日不解。头微疼，恶寒，时时有热，心下痞闷，干呕汗出虽久，阳旦证续在者，可与阳旦汤。

徐彬曰：此段言产后中风，淹延不愈，而表里杂见者，仍当去其风也，谓中风之轻者，十数日不解，似乎不可责表。然头痛、恶寒、汗出、时有热，皆表证也，心下满、干呕，太阳之邪欲内入，而内不受也。今阳旦证仍在，阳旦汤何不可与，而因循以致误耶。

尤在泾曰：产后中风，至十数日之久，而头疼寒热等证不解，是未可卜度其虚，而不与解之散之也。阳旦汤治伤寒太阳中风挟热者，此风久而热续在者，亦宜以此治之，夫审证用药，不拘日数。表里既分，汗下斯判。上条里热成实，虽产后七八日，与大承气，而不伤于峻，此条表邪不解，虽十数日之久，与阳旦汤，而不虑其散，非通于权变者，未足以语此也。

丹波元简曰：案阳旦汤，徐沈尤金监为桂枝汤加黄芩，而魏则据伤寒论证象阳旦条，为桂枝加附子，并误，唯程依原注为是。

title

张氏医通云：举此与上文承气汤，为表里之例。

阳旦汤方（即桂枝汤原方加黄芩）

余无言曰：本条第二句，原作数十日不解，欠通。盖百日之内，皆可云数十日也，且与病理不合，特改为十数日，以示不可拘于日数，而不敢用解肌药也。尤氏谓审证用药，不拘日数，表里既分，汗下斯判，旨哉斯言。今将余之两治案，列举于后，一以志喜，一以志憾焉。

王姓妇，年二十六岁，住上海南市城内六月间，产后发热，久久不退，诸医罔效。延至二十余日，始延余诊，病者面绯目赤，口唇燥裂脱皮，舌苔蕉腻，而边紫绛，津液干枯，口干欲食冷物，时或谵语昏糊，烦躁不安，脘口拒按作痛，腹部较软，胸部红疹，隐而不透，皮肤干燥不泽，额上或有汗出，热甚耳聋，大便多日不解，小溲短赤，胸内如焚，手足微冷，已见呃逆。余见此状，觉毫无把握，既属产后，且又正衰邪盛，用药诚大难事。遍阅诸方，只桑菊银翘豆豉豆卷而已，然当危急之时，决将产后两字，置之度外，为书一方如下：生石膏三两，肥知母四钱，鲜石斛四钱，鲜生地一两，天花粉六钱，生黄芩三钱，生山栀四钱，大麦冬三钱，锦纹军二钱，元明粉二钱，炒粳米一两，鲜芦根三两，生梨汁一杯冲服，并嘱另以好西瓜汁，与之多饮。此方服后，大便得下二次，腥臭粘腻，莫可名状。然硝黄不敢多用者，以正气虚也。大便既解，呃逆顿除，皮肤有汗，热势渐减，神情亦转安静，且能略进米饮。次日为之略为加减，续服一剂，大便又下二次，并下赤头蛔虫一条，于是神情完全清明。后又续进清理余邪、扶持正气之剂，旬日告痊矣。

顾雨之妻何氏，年三十二岁，亦于六月间生产。第三日，发热恶风，他医治之无效。延至第八日，始延余诊。病者家中，为一老虎灶，煤热之气，熏蒸满室。屋既狭小，病者又卧于一阁楼之上，举头即是屋顶，闷热异常。病者则周身有汗，画甚多而夜较少，盖上为日晒，下为炉蒸也，其一切证状，并不如前者之甚。唯有时昏睡，有时烦躁，热势日晡尤甚，口干作渴，亦欲冷饮。脘口则拒按作痛，舌苔黄腻。问之则产后二三日，曾食劳腻桂圆等品，浊腻滞于中焦故也。乃为之处方如下：粉葛根三钱，生石膏二两，天花粉四钱，石菖蒲三钱，生黄芩三钱，生山栀三钱，连翘三钱，生大黄二钱，块滑石四钱，鲜竹叶一把。并令另以生梨汁或地栗汁少少与之，如服药见效，明日复诊。若或不效，最好送至医院。盖余恐病者住所太热，服药难见功也。次日未见进退，复将前方加减与服，依然如初。余乃决令送入医院，得一空气清凉之地，或可早愈也，不意病家忽略余言，未入医院。又延他医治之，牵延旬日，愈治愈危。复延余诊，此时在产后已二十余日矣，余见其昏糊更甚，顽热不退，自汗不止，眼珠上窜，脉细数之极，决为之注射葡萄糖，以增其液。待针头刺入静脉，观其回血，已如酱油水矣，知毒已入血，乃告以不治，后未三日而亡。

综上两证，观之，得一结论焉。两人之病，前者重而后者轻，然重者生而轻者死者，住所有关系也。前者住于一甚高之空屋内，空气较佳，无溽暑炉灶，以益其邪热，故用药得以应手奏功。后者居于一炉灶之上屋顶之下之阁楼上，上下交蒸，自汗太多，故难用凉药，而不易见效，此其致死之一端。且生产二三日，即进荤腥桂圆等品，病已发见，犹以为体虚而补之，此亦其致死之一端也。

第三一四条 产后中风，发热，面正赤，喘而头痛，竹叶汤主之。

尤在泾曰：此产后表有邪，而里适虚之证。若攻其表，则气浮易脱，若补其里，则表多不服。竹叶汤，用竹叶、葛根、桂枝、防风、桔梗解外之风热，人参、附子固里之脱，甘草姜枣以调阴阳之气，而使其平，乃表里兼剂之法。凡风热外淫而里气不固者，宜于此取则焉。

沈明宗曰：产后风最易变为柔痉，故发热头痛，虽属太阳表证，恐应痉病之机，所以方后云颈项强，加大附子一枚。

竹叶汤方

竹叶（一把） 葛根（三两） 防风（二两） 桔梗 桂枝 人参 甘草（各一两） 附子（一枚炮） 大枣（十五枚） 生姜（五两）

上十味，以水一斗，煮取二升半，分温三服。温覆，使汗出。颈项强，用大附子一枚，破之，如豆大前药扬去沫，加半夏半升洗。

程林曰：产后血虚，多汗出，喜中风，故令病痉。今证中未至背反张，而发热、面赤、头痛，亦风痉之渐，故用竹叶主风痉，防风治内痉，葛根治刚痉，桂枝治柔痉，生姜散风邪，桔梗除风痹，辛以散之之剂也。邪之所凑，其气必虚，佐人参以固卫，附子以温经，甘草以和诸药，大枣以助十二经。同诸风剂，则发中有补，为产后中风之大剂也。颈项强急，痉病也，加附子以散寒。呕者，风拥气逆也，加半夏以散逆。

张氏医通曰：此桂枝汤，去芍药，加竹叶、葛根、桔梗、人参，因方后所加附子，向来混入方内。案医通载本方，去附子，盖本于活人书。

第三一五条 产后腹中疒痛，当归生姜羊肉汤主之，并治腹中寒疝，虚劳不足。

程林曰：产后血虚有寒，则腹中急痛。内经曰：

味厚者为阴，当归、羊肉，味厚者也，用以补产后之阴。佐生姜以散腹中之寒，则疠痛自止。夫辛能散寒，补能去弱，三味辛温补剂也，故并主虚劳寒疝。

尤在泾曰：产后腹中疠痛，与妊娠腹中疠痛不同。彼为血虚，而湿扰于中，此为血虚，而寒动于中也。当归、生姜，温血散寒。孙思邈云：羊肉止痛，利产妇。

当归生姜羊肉汤方（见第二一八条）

第三一六条 产后腹痛，烦满不得卧，枳实芍药散主之。

金鉴曰：产后腹痛，不烦不满，里虚也。今腹痛，烦满不得卧，里实也。气结血凝而痛，故用枳实破气结，芍药调腹痛，枳实炒令黑者，盖因产妇气不实也。并主痈脓，亦因血为气凝，久而腐化者也。佐以麦粥，恐伤产妇之胃也。

尤在泾曰：产后腹痛，而为烦满不得卧，知血郁而成热，且下病而碍上也，与虚寒疠痛不同矣。枳实烧令黑，能入血行滞，同芍药为和血止痛之剂也。

枳实芍药散方

枳实（烧令黑勿太过） 芍药（等分）

上二味，杵为散，服方寸匕，日三服。并主痈脓，以粥汤下之。

丹波元简曰：案朱震亨曰：芍药产后禁用，程氏辨其误，极是。今不繁引，又按此方乃前排脓散中，去桔梗，不用鸡子黄，用麦粥，立方之意稍近，故并治痈肿乎。

第三一七条 产妇腹痛，法当以枳实芍药散。假令不愈者，此为腹中有瘀血，着剂下，宜下瘀血汤主之，亦主经水不利。

金监曰：产妇腹痛，属气结血凝者，枳实芍药散以调之。假令服后不愈，此为热灼血干，著于剂下而痛，非积实芍药之所能治也，宜下瘀血汤主之。下瘀血汤，攻热而下瘀血也，并主经水不通，亦因热灼血干故也。

余无言曰：少腹是否有瘀血，不得以腹痛，用积实芍药散不效，而即断为有瘀血也。必如伤寒论所云，热结膀胱，其人如狂，少腹硬满，小便自利者，乃可认为有瘀血也。又或如热入血室，其血必结，使如疟状，发作有时，或昼日明了，暮则谵语，如见鬼状，方是，总之有瘀血着剂下。诊察其少腹，询问其小便及恶露所下之多少，方能确知，俗医往往凭脉臆断，而疏忽腹诊及问诊，何哉。

下瘀血汤方

大黄（三两）　桃仁（二十枚）　䗪虫（二十枚熬去足）

上三味，末之，炼蜜和为四丸，以酒一升，煎一丸，取八合，顿服之，瘀血下如豚肝。（瘀原作新今改）

程林曰：䗪虫主下血闭，咸能软坚也，大黄主下瘀血，苦能泄滞也，桃仁亦下瘀血，滑以去著也，三味相合，以攻剂下干血。

魏荔彤曰：此类于抵当丸之用，亦主经水不利，无非通幽开积之治也，和酒为丸者，缓从下治也。

丹波元简曰：案徐氏兰台轨范云：新字当作瘀字，此说颇有理。

第三一八条　妇人乳中虚，烦乱呕逆，安中益气，竹皮大丸主之。

尤在泾曰：妇人乳中虚，烦乱呕逆者，乳子之时，气虚火胜，内乱而上逆也。竹茹石膏，甘寒清胃，桂枝甘草，辛甘化气，白薇性寒，入阳明，治狂惑邪气，故曰安中益气。

丹波元简曰：案乳中，盖在草蓐之谓，故脉经作产中。而沈云：乳者，乳子之妇也。魏云：乳，即血也，初产血虚。沈云：乳下当有闭字，谓乳闭而不通也。金监云：此条文义，证药未详。张璐云：乳中虚，言乳哺乳汁去多，并误。

竹皮大丸方

生竹茹（二分）　石膏（二分）　桂枝（一分）　甘草（七分）　白薇（一分）

上五味，末之，枣肉和弹子丸大，呕饮服一丸，日三夜二服。有热者,倍白薇。烦喘者,加柏实一分(活人昼柏实作枳实)。

程林曰:竹茹甘寒,以除呕哕。石膏辛寒,以除烦逆。白薇咸寒,以治惑邪气。夫寒则泥膈,佐桂枝以宣导。寒则伤胃,佐甘草以和中。有热倍白薇,白薇咸寒,能除热也。烦喘加柏实,柏实辛平,能治喘也。用枣肉为丸者,统和诸药,以安中益气也。

武之望曰:中虚不可用石膏,烦乱不可用桂枝。此方以甘草七分,配众药六分,又以枣肉为丸,仍以一丸饮下,可想其立方之微,用药之难,审虚实之不易也,仍饮服者,尤虚虚之祸耳,用是方者,亦当深省。

余无言曰:产后药过寒凉,往往不再生育。本方桂枝之用,所以校白薇石膏之苦寒,非为解肌也,中阳得桂草之护持,冲任之脉,亦得其荫矣。

第三一九条 产后虚极,热利下重,白头翁加甘草阿胶汤主之。

尤在泾曰:伤寒热利下重者,白头翁汤主之。寒以胜热,苦以燥湿也,此亦热利下重。而当产后虚极,则加阿胶救阴,甘草补中生阳,且以缓连柏之苦也。

白头翁加甘草阿胶汤方

白头翁 甘草 阿胶(各二两) 秦皮 黄连(各二两) 柏皮(各三两)

上六味，以水七升，煮取二升半，内胶，令消尽，分温三服。

张氏医通曰：伤寒厥阴证，热利下重者，用白头翁汤。苦寒治热，以坚肠胃，此产后血气两虚，故加阿胶甘草，然下利血滞也。古人云：血行则利自止，此方岂独治产后哉。

附方

黄芩三物汤　千金方，治妇人在草蓐，自发露得风，四肢苦烦热，头痛者，与小柴胡汤。头不痛，但烦者，此汤主之。

黄芩（一两）　苦参（二两）　干地黄（四两）

上三味，以水六升，煮取二升，温服一升，多吐下虫。

余无言曰：徐杉谓湿热结于下，则必生虫。头不痛而但烦，故以黄芩清热为君，苦参去风杀虫为臣，而以地黄补其元阴为佐，夫苦参杀虫，固也。此多吐下之虫，乃肠中素有之蛔虫，非如徐氏所谓湿热新生之虫也，别录谓苦参除伏热，本方所用，不在杀虫，非是，盖末句明有多吐下虫一语，谓苦参非为杀虫而用，可乎。

常归建中汤　千金方，治妇人产后，虚羸不足，腹中刺痛不止，吸吸少气，或苦少腹中急摩，痛引腰背，不能食饮，产后一月，得服四五剂为善，令人强壮。

当归（四两）　桂枝（三两）　芍药（六两）　生姜（三两）　甘草（五两）　大枣（十二枚）

上六味，以水一斗，煮取三升，分温三服，一日令尽，若大虚加饴糖六两，汤成，内之于火上，煖令饴化。若去血过多，崩伤内衄不止，加地黄六两，阿胶二两，合八味，汤成，内阿胶若无当归，以芎䓖代之，若无生姜，则以干姜代之。

沈明宗曰：产后体难无病，血海必虚，若中气充实，气血虽虚，易于恢复。或后天不能生血，充于血海，则见虚羸不足，但血海虚，而经络之虚，是不待言，因气血不利而瘀，则腹中刺痛不止。冲任督带内虚，则少腹中急摩，痛引腰背。脾胃气虚，则吸吸少气，不能食饮，故用桂枝汤调和营卫。加当归，欲补血之功居多。若大虚加胶饴，峻补脾胃，而生血气。若去血过多，崩伤内衄，乃血海真阴大亏，故加地黄阿胶以培之。方后云：无生姜以干姜代之，乃温补之中，兼引血药，入血分生血，其义更妙。

张氏医通曰：按此即黄芪建中之变法，彼用黄芪以助外卫之阳，此用当归以调内营之血，两不移易之定法也。

余无言曰：此方及服法，有大研究者。一、原方并无胶饴，而以建中命名。又曰：若大虚，加饴糖六两。

399

须知胶饴果在加减法中，则只当名曰桂枝加当归汤，而不当名曰当归建中汤。既名曰当归建中汤，则服法中，不应有若大虚加胶饴之文。二、原文作产后一月，日得服四五剂，为善。诸本皆同，此则不能无疑。不论何病，或即产后需补，无日服四五剂之理。如此说来，则产后一月中，须服之一百五十剂，是只有吃药时间，而无吃饭工夫矣。宁非笑话，故余将日字删去，即在一月之内，服四五剂，以建中气，而调营卫，于理始讲得通也。

妇人产后病证方治表 （第四十九表）

产后诸证	妇人新产血虚，多汗出，喜中风，故病痉，亡血复汗寒多，故郁冒，亡津液胃燥，故大便难	
	主妇郁冒，脉微弱，呕不能食，大便坚，但头汗出，冒家欲解，必大汗出，产妇喜汗出者，邪气去，阴阳复也	小柴胡汤方
	病解能食，七八日更发热者，此为胃实	大承气汤方
	产后七八日，无太阳证，少腹坚痛，此恶露不尽，热结膀胱，烦躁发热，日晡更甚，脉微实不食，则谵语，至夜即愈	大承气汤方
	产后风，十数日不解，头微疼，恶寒，时时热，心下痞，干呕，汗出，阳旦证续在者	阳旦汤方
	产后中风，发热，面正赤，喘而头痛	竹叶汤方
	产后，腹中㽲痛	当归生姜羊肉汤方

	产后腹痛，烦满不得卧	枳实芍药散方
产后诸证	产妇腹痛，服前方不愈者，此为腹中有瘀血着脐下	下瘀血汤方
	妇人乳中烦乱，呕逆	竹皮大丸方
	产后虚极，热利下重	白头翁加草胶汤方
附方	妇人在草蓐露风，四肢烦热头痛者，当小柴胡汤，头不痛但烦者	黄芩三物汤方
	妇人产后腹中刺痛，少气，或少腹痛引腰背，不能饮食，服之令人强壮	当归建中汤方

第三十五篇　妇人杂病篇

第三二〇条　妇人中风七八日，续来寒热发作有时，经水适断者，此为热入血室，其血必结，故使如疟状发作，有时小柴胡汤主之。

程林曰：妇人伤寒中风，六经传变，治例与男子同法。唯经水适来适断热入血室，与夫胎前产后，崩漏带下，则治有殊也。妇人行经之际，当血弱气尽之时，邪气因入血室，与正气相搏，则经为之断，血为之结也。血结则邪正分争，往来寒热，休作有时，与小柴胡和解表里，而散血室之邪。

尤在泾曰：仲景单用小柴胡汤，不杂血药一味，意谓热邪解，而乍结之血自行耳。

小柴胡汤方　见第二四三条

第三二一条　妇人伤寒发热，经水适来，昼日明了，暮则谵语，如见鬼状者，此为热入血室，治之无犯胃气及上二焦，必自愈。

程林曰：伤寒发热，又值经水适来之时，则寒邪乘虚而入，搏于血室。夫邪去阳入阴，则昼日明了。阴被其邪，故暮则谵语，如见鬼状也，无者，禁止之辞，犯胃气，以禁下言也，上二焦，以禁汗、吐言也。今邪在血室中，则非汗吐下所宜矣。上章以往来寒热如疟，故用小柴胡以解其邪。下章以胸胁下满，如结胸状，故刺期门，以泻其实。此章则无上下二证，似待其经行血去，邪热得以随血出而解也。

尤在泾曰：热虽入而血不结，其邪必将自解，治之者，但无犯胃气及上二焦阳气而已。仲景盖恐人误以发热为表邪，未解，或以谵语为阳明胃实，而或攻之或汗之也。

余无言曰：程氏谓似待其经行血去，邪热得随血出而解，是疑为不药可愈，不知原文明明曰，治之者无犯胃气及上二焦，是明言须治之。不过不犯胃气及上二焦耳，既不可下，又不可汗吐，则仍当用小柴胡法，明矣，后列许氏本事方所记，可按覆也。

许叔微曰：小柴胡加地黄汤，即于小柴胡加生干地黄，治妇人室女，伤寒发热，或发寒热，经水适来，或适断，昼则明了，夜则谵语，如见鬼状。亦治产后恶露方来，忽而断绝。

辛亥中，寓居昆陵，学官王仲礼，其妹病伤寒，发寒热，遇夜则如有鬼物所凭，六七日，忽昏塞，涎响如引锯，牙关紧急，瞑目不知人，疾势极危，召予视。予曰：得病之初，曾值月经来否。其家云：月经方来，病作而经遂止。得一二日，发寒热，昼难静夜则有鬼祟，从昨日来，涎生不省人事。予曰：此热入血室证也。仲景云：妇人中风，发热恶寒，经水适来，昼则明了，暮则谵语，如见鬼状，发作有时。此名热入血室，医者不晓，以刚剂与之，遂致胸膈不利，涎潮上脘，喘急息高，昏冒不知人。当先化其涎，后除其热，予急以一呷散投之，两时顷，涎下得睡，省人事。次授以小柴胡加地黄汤，三服而除热，不汗而自解矣。

第三二二条　妇人中风，发热，恶寒经水适来得之，七八日，热除脉迟身凉和胸胁满，如结胸状，谵语者，此为热入血室也，当刺期门，随其实而取之。

尤在泾曰：热除、脉迟、身凉、和而谵语者，病去表而之里也。血室者，冲任之脉，肝实主之。肝之脉，布胁肋，上贯膈，其支者，复从肝别上膈，注于肺。血行室空，热邪独胜，则不特入于其宫，而亦得游于其系，是以胸膈满，如结胸状也。

许叔微曰：一妇人患热入血室证，医者不识，用补血调气药，涵养数日，遂成血结胸，或劝用前药。予曰：小柴胡之用已迟，不可行也，无已，则有一焉，刺期门穴斯可矣。予不能针，请善针者治之，如言而愈。或者问曰：热入血室，何为而成结胸也。予曰：邪气传入经络，与正气相搏，上下流行，或遇经水适来适断，邪气乘虚而入血室，血为邪迫，上入肝经。肝受邪，则谵语而见鬼，复入膻中，则血结于胸也。何以言之？妇人平居，血当养于肝也，方未受孕，则下行为月水。既妊娠，则中蓄以养胎。及已产，则上壅之以为乳，皆血也。今邪逐血并归肝经，聚于膻中，结于乳下，故手触之则痛，非汤剂可及，故当刺期门也。活人书海蛤散，治血结胸。（海蛤、滑石、甘草各一两，芒硝半两，石为末，每服二钱，鸡子清调下。）

余无言曰：刺期门是一事，随其实而取之。又是一事，说者每以刺期门，即是取其实，误也。余意此证，即小柴胡汤，力有不逮。而小柴胡加地黄汤，亦可以治其如结胸矣。先以针刺法，通其经络，再以方剂，泻其实热。亦如伤寒论，先刺风池风府，却与桂枝汤则愈，同其例耳。

然吾不解针灸，对于刺期门法，颇资疑窦。问之针灸家，亦嗫嚅而不能道其所以然。尝考期门穴，云在乳旁一寸半，折下又一寸半，为肝之募。若云：乳房之旁，则人有肥瘠，乳有大小，盖肥人乳围大，瘦人乳围小，无标准也。若云：乳头之旁，则人有老少，乳有高低，盖少女多如圆锥，少妇多如悬瓠，老妇则如扁袋。而乳头亦随其紧缓，而分高下，亦无标准也。究不知期门一穴，如何刺法，尚希知者有以教我。

第三二三条 阳明病，下血谵语者，此为热入血室。但头汗出，当刺期门，随其实而泻之，濈然汗出者愈。

尤在泾曰：阳明之热，从气而之血，袭入胞宫，即下血而谵语。盖冲任之脉，并阳明之经，不必乘经水之来，而后热得入之。故彼为血去而热入，此为热入而血下也。但头汗出者，阳通而闭在阴也，此难阳明之热，而传入血室，则仍属肝家，故亦当刺期门以泻其实。刺已，周身濈然汗出，则阴之闭者亦通，故愈。

第三二四条 妇人咽中如有炙脔，半夏厚朴汤主之。

尤在泾曰：此凝痰结气，阻塞咽嗌之间，千金所谓咽中帖帖，如有炙肉，吞不下，吐不出者是。

金监曰：咽中如有炙脔，谓咽中有痰涎，如同炙肉，咯之不出，嚥之不下者，即今之梅核气病也。此病得于七情郁气，凝涎而生，故用半夏、厚朴、生姜，辛以散结，苦以降逆。茯苓佐半夏，以利饮行涎。紫苏芳香，以宣通郁气。俾气舒涎去，病自愈矣。此证男子亦有，不独妇人也。

余无言曰：经文只谓咽中如有炙脔，他证不详。何从认证，后世医家，谓为即是梅核气是也。然究当西医书中之何病，则颇难强合，在慢性咽头加答儿，咽喉壁每见灰白色之小隆起，盖淋巴结肿胀，或黏膜腺肥大者，咽头有干燥、灼热、瘙痒之感觉，朝起咳嗽，有多量黏液性之咯痰。由此观之，曰小隆起，曰淋巴结肿胀，曰黏膜腺肥大，曰有干燥灼热感，则与所谓炙脔云者，殆相似矣。此证原因颇多，或为急性炎之转变，或为传染病之贻后病，或为心肺诸病及一般瘀血证之附发病，或为梅毒证候之一。故其治法，亦极不一致，每用盐酸钾 *Kalium Chloricum*、瘉疮木醇 *Tinctura Guajaci*、科卡因 *Cocainum* 等之合嗽，硝酸银水 *I-5 Aqna Argentum-Nitricum*、碘化钾 *Kalium Jodatum*、昇汞 *Hydrar gyrum Bichlor atum* 之涂布。然证属慢性，其效亦不尽可恃耳。此证不治，延至食道窄狭，则噎膈之证成矣。有与此证相类似者，如慢性喉黏膜炎、慢性声门水肿、喉软骨膜炎、喉腔结核等，亦有肿塞，内如有物之感，但均有声音嘶哑之证，本条并未言及，料为非是。

半夏厚朴汤方

半夏（一升）　厚朴（三两）　茯苓（四两）　生姜（五两）　干苏叶（二两）

上五味，以水七升，煮取四升，分温四服，日三夜一服。

王氏易简方曰：四七汤，治喜怒悲恐惊之气，结成痰涎，状如破絮，或如梅核，在咽喉之间，咯不出，咽不下，此七气之所为也。或中脘痞满，气不舒快。或痰涎壅盛，上气喘急。或痰饮中结，呕吐恶心，并宜服之。

又云：妇人情性热著，不能宽解，多被七气所伤，遂致气填胸臆，或如梅核，上塞咽喉，甚者满闷欲绝，产妇尤多此证。服此剂间以香附子药，久服取效，妇人恶阻，尤宜服之，间以红丸子，尤效。一名厚朴半夏汤，一名大七气汤。

孙氏三吴医案云：张溪亭乃眷，喉中梗梗，有肉如炙脔，吞之不下，吐之不出，鼻塞头晕，耳常啾啾不安，汗出如雨，心惊胆怯，不敢出门。稍见风即遍身疼，小腹时疼，小水淋沥而疼。脉两寸皆短，两关滑大，右关尤搏指，此梅核气证也。以半夏四钱，厚朴一钱，紫苏叶一钱五分，茯苓一钱三分，姜三分，水煎，食后服，每用此汤调理，多效。

第三二五条 妇人藏躁，喜悲伤，欲哭，像如神灵所作，数欠伸，甘麦大枣汤主之。

金监曰：藏，心藏也。心静则神藏，若为七情所伤，则心不得静，而神躁扰不宁也。故喜悲伤欲哭，是神不能主情也。像如神灵所凭，是心不能神明也。即今之失志癫狂病也，数欠伸，喝欠也，喝欠顿闷，肝之病也，母能令子实，故证及也。

尤在泾曰：藏躁，沈氏所谓子宫血虚，受风化热者是也。血虚藏躁，则内火扰而神不宁，悲伤欲哭，有如神灵。而实为虚病，小麦为肝之谷，而善养心气，甘麦、大枣甘润生阴，所呕滋藏气，而止其躁也。

余无言曰：近今多数学者，确认中医书中之脏躁，即为西医书中之歇斯的里（*Hysterin*），泰西古代，以本病兴生殖器有重要关系，故以为专发于妇人，而有歇斯的里之称，盖希腊语*Hysteria*有子宫之义。沈尤两家，谓藏为子宫，信矣。此证多发于十五岁至二十五岁之虚弱妇女，年龄较高及月经已绝者，亦有之。其原因如身体过劳、精神刺激、热性病后、新陈代谢病等。证状则千变万化，忽隐忽现，初若重笃之证，而转瞬即轻快或消失，此为本病之特征。患者喜居暗室■音响，五官感觉，异常锐敏，不论身体内外何部，易发生神经性痛，忽而剧痛，忽而消失。腹内脏器，亦多知觉过敏，或自诉有卵状冷物，在其头内，或自觉有球状物，或虫样物，在其腹内上冲。好闻不快之臭气，能啖难食之物，皮肤有冷热及蚁行感。或欠伸喷嚏，或嗳噫呃逆，或胸内苦闷，心动及呼吸变常，皮肤知觉时或亡失。或则角弓反张（图二十四），或则唇舌劲直，或则失笑啼泣，或则恐怖张惶，或咽下困难，或小溲淋沥，或不能发声，或不能步行，或现精神迟钝，默然无语，或现妄想幻念，夸大狂言。好恶之差殊甚，性欲亦现异常，有时悲观欲■，有时自拟为帝王，总之此症不可以常理测之。一言以蔽之曰：神病是已。本条所述之证，不如西说之详，特志之以备参考焉。

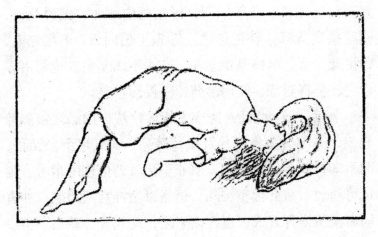

第二十四图　角弓反张

甘麦大枣汤方

甘草（三两）　小麦（一升）　大枣（十枚）

上三味，以水六升，煮取三升，温分三服，亦补脾气。

程林曰：内经曰：悲则心系急，甘草大枣者，甘以缓诸急也，小麦者，谷之苦者也。灵枢经曰：心病者，宜食麦，是谷先人心矣。（按小麦嚼之颇甜此云苦误也）

丹波元简曰：按素问以小麦为心之谷。千金云：小麦养心气，本方所主，正在于此。而金监曰：方义未详，必是讹错，此说大误。验之于病者，始知立方之妙也。

陈氏妇人良方云：乡先生程虎卿内，人妊娠四五个月，遇昼则惨感、悲伤，泪下数欠，如有所凭，医与巫兼治，皆无益。仆年十四，正在斋中习业，见说此证，而程皇皇无计，仆遂告之。管先生伯同云：记忆先人，曾说此一证，名曰藏躁悲伤，非大枣汤不愈，虎卿借方看之，甚喜对证，笑而治药，一投而愈矣。

余无言曰：此证西医亦无特效疗法，内服之镇静神经剂，亦不过臭素阿片及缬草等品，只知麻醉及镇静，而不知补养神经及血液，实非正治。若信催眠术者，则反可获效。盖此为精神病，仍当以精神疗法治之。如有病者素所崇拜之人，温言以慰之，劝其安心就治，再以甘麦大枣汤与之，则更易见功也。

第三二六条　妇人吐涎沫，医反下之，心下即痞。当先治其吐涎沫，小青龙汤主之。涎沫止，乃治痞泻心汤主之。

赵以德曰：伤寒论表不解，心下有水气者，用小青龙汤，解表散水也。又曰表未解，医反下之，阳邪内陷，实则结胸，虚则心下痞。由此观之，吐涎沫者，盖由水气之为病，因反下之为痞，吐涎沫仍在，故先以小青龙汤治涎沫。然后以泻心汤，除心下之热痞也。

魏荔彤曰：泻心汤在伤寒论中，为方不一，亦当合伤寒论中痞证诸条，参观之，而求其治法。

小青龙汤方　见第一七〇条

泻心汤方　见惊悸中　案惊悸所载即三黄泻心汤，此恐不然，据千金当时甘草泻心汤

第三二七条　妇人年五十所，病下利数十日不止，暮即发热，少腹里急，腹满手掌烦热，唇口干燥，此病属带下。曾经半产瘀血在少腹不去，以唇口干燥知之，当以温邪汤主之。（此条编者整理）

金监曰：病下利之利字，当是血字，文义始相属，必是传写之讹。李彣曰：妇人年五十，则已过七七之期任脉虚，太冲脉衰，天癸竭，地道不通时也。所病下利，据本文带下观之，当是崩淋下血之病。盖血属阴。阴虚故发热，暮亦属阴也。任主胞胎，冲为血海，二脉皆起于胞宫，而出于会阴，正当少腹部分，冲脉侠脐上行。故冲任脉虚，则少腹里急，有干血亦令腹满。内经云：任脉为病，女子带下瘕聚，是也。手背为阳，掌心为阴，乃手三阴过脉之处，阴虚故掌中烦热也。阳明脉挟口环唇，与冲脉会于气冲，皆属于带脉。难经云：血主濡之，以冲脉血阻不行，则阳明津液衰少，不能濡润，故唇口干燥。断以病属带下，以曾经半产，少腹瘀血不去，则津液不布，新血不生，此则唇口干燥之所由生也。

傅青主曰：妇人有年五十外，或六七十岁，忽然行经者，或下紫血块，或如红血淋。人或谓老妇行经，是还少之象，谁知是血崩之渐乎。夫妇人至七七之外，天

癸已竭，又不服济阴补阴之药，如何能精满化经，一如少妇。然经不宜行，而行者乃肝不藏脾不统之故也，非精过泄而动命门之火，即气郁甚而发龙雷之火，二火交发，而血乃奔矣。有似行经，而实非经也。此等之证，非大补肝脾之气与血，而血安能聚止，方用安老汤。人参一两，黄芪一两（生用），大熟地一两（九蒸），白术五钱（土炒），当归五钱（酒洗），山萸五钱，蒸阿胶一钱，蛤粉炒黑，芥穗甘草各一钱，香附五分（酒炒），木耳炭一钱，水煎服。一剂减，二剂尤减，四剂全减，十剂愈。此方补益肝脾之气，气足自能生血而摄血，尤妙大补肾，水水足而肝气自舒，肝舒而脾自得养，肝脏之而脾统之，又安有泄漏哉，又何虑其血崩哉。

温经汤方

上十二味，以水三分，三服，主人少腹果久不受胎，兼治崩中去血，或月水来通多及。

温经汤方

吴茱萸（三两） 当归 芎䓖 芍药（各二两）人参 桂枝 阿胶 牡丹皮（去心） 生姜 甘草（各二两） 半夏（半升） 麦门冬（一升去心）

上十二味，以水一斗，煮取三升，分温三服，亦主妇人少腹寒，久不受胎，兼治崩中去血，或月水来过多，及至期不来。

程林曰：妇人有瘀血，当用前证下瘀血汤。今妇人年五十，当天癸竭之时，又非下药所宜，故以温药治之，以得温即行也。经寒者，温以茱萸姜桂。血虚者，益以芍药芎归。气虚者，补以人参甘草。血枯者，润以阿胶麦冬。

半夏用以止带下，牡丹用以逐坚症，十二味为养血温经之剂，则瘀血自行，而新血自生矣，故亦主不孕崩中，而调月水。

和剂局方，温经汤，治冲任虚损，月候不调，或来多不断，或过期不来，或崩中去血过多不止。又治曾经损娠，瘀血停留，少腹急痛，发热下利，手掌烦热，唇干口燥及治少腹有寒，久不受胎。

余无言曰：此方药味太多，而稍杂糅，疑非仲景方。而本条原文为问答体，必系叔和所增，而非仲景之文也。

第三二八条 带下经水不利，少腹满痛，经一月再见者，土瓜根散主之。

尤在泾曰：妇人经脉流畅，应期而至，血满则下，血尽复生，如月盈则亏，月晦复胐也。唯其不利，则畜泄失常，似通非通，欲止不止。经一月而再见矣，少腹满痛，不利之验也。土瓜根，主内痹、瘀血、月闭，䗪虫蠕动逐血，桂枝、芍药行荣气而正经脉也。

土瓜根散方

土瓜根　芍药　桂枝　䗪虫（各三分）

上四味，杵为散，酒服方寸匕，日三服，亦治癥肿。

程林曰：土瓜根破瘀血，而兼治带下，故以为君。䗪虫下血闭为臣，芍药通顺血脉以为佐，桂枝通行瘀血以为使，癥疝亦凝血所成，故此方亦治癥肿。

余无言曰：此条文字，不当注重于一月再见，应注重于经水不利，少腹满痛。盖一月再见，亦不过是经水先期之早而又早者耳。丹皮、地骨、黄檗、芍药等，可以治之。何用䗪虫土瓜根为？但此再见，而所见不多。何以知之耶？由上句经水不利，少腹满痛，知之也。既不利而至满痛，非瘀血而何？法非攻逐不可，此其所以用䗪虫及土瓜根也。䗪虫为逐瘀良品，土瓜根在伤寒论中润导大便，则其有通利之功明矣，桂枝芍药仍为通经络和营卫之用耳。

第三二九条　妇人陷经漏下，黑不解，胶姜汤主之。

金监曰：李彣曰：陷经漏下。谓经脉下陷，而血漏下不止，乃气不摄血也。黑不解者，瘀血不去，则新血不生，荣气腐败也。然气血喜温恶寒，用胶姜汤养气血，则气盛血充，推陈致新，而经自调矣。按此条文义，必有缺误，胶姜汤方亦缺，姑采此注，以见大意。

尤在泾曰：陷经，下而不止之谓，黑则因寒而色瘀也，胶姜汤方未见。然补虚、温里、止漏，阿胶、干姜二物已足。林億云：恐是胶艾汤，案千金胶艾汤，有干姜，似可取用。

余无言曰：注家多以陷经漏下，为经脉下陷、血漏不止作解，果如此，则是一种证状矣。余以为陷经是一病，漏下是一病。陷经即是血崩，否则妇人篇中无血崩，试问仲景之圣，何以缺焉。盖陷、崩两字义近，余故以为是也。漏下，即俗称漏经，日见少许，点滴不多，不似血崩之甚。此两证同属子宫出血证，不过症状一缓一急，下血一少一多耳。少妇崩漏，多鲜红或略带紫。四五十岁间之妇人，多紫而黑暗耳。又瘀血蓄留较久者，亦多属黑色。此等病者，其中阳必虚，故以干姜温固其中阳，脾胃气健，气血始调。与柏叶汤中用干姜，以止吐血，同义。阿胶一品，则补血止血，有独到之功者，故两证可同用之也。血崩证，宜参考后世诸妇科专书。漏下证，则治之每每不易速效，余有治案一则，附列于次。

唐家湾有钱某者，其妻年近四旬，患漏经症已十二年之久，经中西医诊治者，不下数十人，皆无效果。余以地榆苦酒汤告之，使之一试，法用地榆一两，苦酒半斤，置砂锅中，慢火煎，俟耗至一半，分四次服，一日服完。钱乃如法服之，四帖而瘥。此事余曾笔之于拙稿愚会杂记，并附刊于予前编之世界医报中，后将此方推而用之于危险血崩证，亦获大效，且其价极廉，此值得吾人注意者。

胶姜汤方

原注臣億等校，诸本无胶姜汤方，想系妊娠篇中胶艾汤。

楼氏纲目云：即芎归胶艾汤，一云加干姜一两。

第三三〇条 妇人少腹满，如敦状，小便微难，而不渴，生后者，此为水与血俱结在血室也，大黄甘遂汤主之。

尤在泾曰：敦，音对；案，周礼注：盘以盛血，敦以盛食，盖古器也。少腹满如敦状者，言少腹有形高起，如敦之状，与内经胁下大如覆杯之文略同。小便难，病不独在血矣。不渴，知上焦气热不化。生后，即产后。产后得此，乃是水血并结，而病属下焦也，故以大黄下血，甘遂逐水，加阿胶者，所以去瘀浊而兼安养也。

丹波元简曰：案，周礼，天官玉府，若合诸候，则共珠槃玉敦。郑注，敦，槃类，古者以槃盛血，以敦盛食，尤注本于此。又广雅释器，敦，盂也，尔雅释丘。郭注，敦，盂也。知本条如敦状，谓如槃盂之形也，脉经作如敦敦状。而千金曰：阴交石门，主水胀水气，行皮中，小腹皮敦敦然，小便黄，则脉经似是，然如字竟无着落。沈云：能敦而不能起，言其下重之情也。金监云：敦，大也。皆于文义不相叶，今从尤注。

大黄甘遂汤方

大黄（四两）　甘遂（二两）　阿胶（二两）

上三味，以水三升，去一升，顿服之，其血当下。

第三三一条　妇人邪水不利下，抵当汤主之。

尤在泾曰：经水不利下者，经脉闭塞而不下，比前条下而不利者有别矣。故彼兼和利，而此专攻逐也，然必审其脉证并实，而后用之。不然，妇人经闭，多有血枯脉绝者矣，虽养冲任，犹恐不至，而可强责之哉。

金监曰：妇人经水不利下，言经行不得通利畅快而下也，乃妇人恒有之病。不过活瘀导气，调和冲任足以愈之。今曰抵当汤主之，夫抵当重剂，文内无少腹结痛、大便黑、小便利、发狂、善忘、寒热等证，恐药重病轻，必有残缺错简，读者审之。

抵当汤方

水蛭（三十个熬）　虻虫（三十枚熬去翅足）　桃仁（三十个去皮尖）　大黄（三两酒浸）

上四味，为末以水五升，煮取三升，去滓，温服一升。

附方

抵当汤　千金方，治妇人月水不利，腹中满，■自减，并男子膀胱满急方。

本方去䗪虫，加虎杖二两，一云虎掌。

代抵当汤 医宗必读方，行瘀血。

生地黄　当归尾　穿山甲（各三钱）　降香（一钱五分）　肉桂（去皮一钱）　桃仁（去皮尖炒二钱）　大黄（去皮三钱）　芒硝（八分）

水二钟，煎一钟，血在上，食后服。血在下，食前服。

第三三二条　妇人经水闭不利，藏坚癖不止，中有干血，大黄䗪虫丸主之。（七字编者补）若下白物，矾石丸主之。

沈明宗曰：脏，即子宫也。坚癖不止，止，当作散字。坚癖不散，子宫有干血也。白物者，世谓之白带也。

赵以德曰：子宫血积，不与气和，故新血不至，遂成干血坚癖，外连于户，津液不行，化为白物。是用矾石消坚癖、破干血，杏仁利气开闭、润藏燥。蜜以佐之。内子户，药气可直达于子宫矣，设干血在冲任之海者，必服药以下之，内之不能去也。

余无言曰：此条明言经水闭不利，藏坚癖不止，中有干血之证，则大黄䗪虫刃尚矣（参看第七八条）。盖既有干血，非用大黄䗪虫丸不可。矾石丸，不过为收敛润肠之品耳。下白物，即白带下是也，用之当可有效。若用之于有干血者，则不可解矣，赵注及后程注最是，读者审之。

矾石丸方

矾石（三分烧） 杏仁（一分）

上二味，末之炼蜜和丸枣核大，内藏中，剧者再内之。

程林曰：矾石酸涩，烧则质枯，枯涩之品，故神农经以能止白沃，亦涩以固脱之意也。杏仁者，非以止带，以矾石质枯，佐杏仁一分以润之，使其同蜜，易以为丸，滑润易以内阴中也。此方专治下白物而设，未能攻坚癖下干血也。

第三三三条 妇人诸风疾，及腹中血气刺痛，红蓝花酒主之。（句首原作六十二种风，今删）

尤在泾曰：妇人经尽产后，风邪最易袭入腹中，与血气相搏，而作刺痛。刺痛，痛如刺也，六十二种未详。红蓝花苦辛温，活血止痛，得酒尤良，不更用风药者，血去而风自去耳。

赵以德曰：原注疑非仲景方，伤寒论一部，以风寒二邪，必覆言其传变，然后出方。乃云六十二种风，尽以一药治之，宁无寒热虚实，上下表里之异，其非仲景法明矣。虽然原其立方之旨，将谓妇人以血为主，一月一药治之，宁无寒热虚实，上下表里之异，其非仲景法明矣。虽然原其立方之旨，将谓妇人以血为主，一月一泻，然后和平。若风邪与血凝搏，或不输血海，以阻其月事，或不流转经络，以闭其荣卫，或内触藏府，以违其和，因随凝止，遂有不一之病。所以治之，唯有破血通经，用红蓝花酒，则血开气行，而风亦散矣。

红蓝花酒方

红蓝花（一两）

上一味，以酒一大升，煎减半，顿服一半。未止，再服。

附方

红蓝花酒（一）外台及近效方，治血晕不识人，烦闷方。

红蓝花三两，新者佳，以无灰清酒半斤，童子小便半大升，煮取一大盏，去滓，候稍冷，服之。

红蓝花酒（二）妇人良方，疗血晕绝不识人，烦闷言语错乱，恶血不尽，腹中绞痛，胎死腹中。

红监花一两，右为末，分二服，每服酒二盏，童子小便二盏，煮取盏半，候冷，分为二服，留滓再并煎。一方，无童便。

第三三四条　妇人腹中诸疾痛，当归芍药散主之。

徐杉曰：此言妇人之病，大概由于血。故言诸疾痛，皆以术苓泽归芍芎主之。谓即有因寒者，亦不过稍为加减，非真以此方，概腹中诸痛也。

金监曰：诸疾腹痛，谓妇人腹中诸种疾痛也。既曰诸疾痛，则寒热、虚实、气食等邪，皆令腹痛。岂能以此方，概治诸疾痛耶，当归芍药散主之，必是错简。

当归芍药散方　见三〇二条

第三三五条　妇人腹中痛，小建中汤主之。

徐杉曰：此言妇人之痛，既已由血，则虚者多。从何补起，唯有建中之法为妙。谓后天以脾胃为本，胃和而饮食如常，则自能生血而痛止也。小建中，即桂枝汤内加饴糖也，言外可见当扶脾以统血，不当令借四物之类耳。前产后附千金内补当归建中汤，正此意也。

尤在泾曰：荣不足则脉急，卫不足则里寒。虚寒里急，腹中则痛，是必以甘药补中缓急为主，而合辛以生阳，合酸以生阴，阴阳和而荣卫行，何腹痛之有哉。

小建中汤方　见七三条

第三三六条　妇人饮食如故，而反病倚息，烦热不得卧，不得溺，此名转胞以胞系了，戾故致此病肾气丸主之。

尤在泾曰：饮食如故，病不由中焦也。了戾与缭戾同，胞系缭戾而不顺，则胞为之转，胞转则不得溺也。由是下气上逆而倚息，上气不能下通，而烦热不得卧。治以肾气丸者，下焦之气肾主之，肾气得理，庶缭者顺，戾者平，而闭者自通耳。

丹波元简曰：按巢源曰：胞转之病，由胞为热所迫，或忍小便，俱令水气还迫于胞，屈辟不得充张，外水应入不得入，内溲应出不得出，内外壅胀不通，故为转胞。其状小腹急痛，不得小便，甚者致死。张仲景云：妇人本肥盛，且举自满，今羸瘦，且举空减，胞系了戾，亦致转胞。（朱氏格致论，引妇为肥盛云云，而曰其义未详。）案了缭，并音聊，缭缠也，绕也，千金有四肢痿躄、缭戾等文。舒氏女科要诀云：了戾者，绞纽也。

余无言曰：本条所谓转胞，与巢源之所谓胞转，为同一病也。兹欲研究其病理，当先确定其病名，曰：胞，尿胞也，即膀胱也。诸家谓为子宫之胞者，误也。转者，即所谓了戾或缭戾是也。惟徵之解剖学说，膀胱之在少腹，为一囊状肌质物，有少腹内结缔组织以维护其正常位置，根本无扭戾之理，巢源谓为胞系了戾，以一系字测之，必为膀胱两旁之输尿管无疑。夫如是，则西说中游走肾（*Wanderniere Renmobilis*）之嵌顿证，殆为本病，多发于羸瘦苍白之妇人。肾游走之原因：一、为压迫，如腰带之太紧，邻近藏器之压迫及担负重物等。二、为外伤，如打击、足踢及剧烈之咳嗽。三、为羸瘦，如久病、重笃之热性病后，内外脂肪特殊减少，肾荚膜之脂肪尤少，肾脏因之离位，而游走下降。四、为肾脏病，如肾结核或癌肿，亦能因容积及重量增加而致离位。五、为产后，因腹壁弛缓，内压骤减而起。患此病者，其肾脏之移动，上可达于肋骨弓之下部，下可达于小骨盘内，因之输尿管之牵引及弛缓，亦颇甚。嵌顿症之原因，多因身体过劳后或体位忽然转变时，输尿管因弛缓屈曲，而忽致捻转，小便即告不通，此即中医之转胞是也。如经一二日后，或因体位之转变及静养得宜，而自行松懈者，则各复旧位，排出多量之尿，即渐告恢复。否则扭结不解，必需行剖腹法，而行整复之手术矣，若不施术，则必发尿毒症而死。

肾气丸方

干地黄（八两）　薯蓣（四两）　山茱萸（四两）　泽泻（三两）　茯苓（三两）　牡丹皮（三两）　桂枝　附子（炮各一两）

上八味，末之炼蜜，和丸梧子，大酒下十五丸，加至二十五丸，日再服。

金监曰：赵良曰：此方在虚劳中，治腰痛，小便不利、小腹拘急，此亦用之，何也？盖因肾虚用之也，用此补肾则气化，气化则水行而愈矣。然转胞之病，岂尽由下焦肾虚，气不化出所致耶。或中焦脾虚，不能散精，归于胞，及上焦肺虚，不能下输布于胞，或胎重压其胞，或忍溺入房，皆足成此病，必求其所因以治之也。李彣曰：方名肾气丸者。气属阳，补肾中真阳之气也，内具六味丸，壮肾水，以滋小便之源。附桂益命门火，以化膀胱之气，则熏蒸津液，水道以通，而小便自利，此所以不用五苓散，而用肾气丸也。

余无言曰：西医疗法谓当整理便通，用滋养强状之肥胖疗法，令其肾荚膜中，脂肪逐渐丰饶，肾脏即能受荚膜之保持，而不再游走。但此法甚缓，在短期三月五月，安能如吾人之预期，然甚为合理者也。中医用肾气丸，其理至为充分。盖肾气丸，用补下焦之气，确有相当功效。内脏各部结缔组织及荚膜脉络等体力充，则收缩而紧张，固定各脏器之位置，不使下坠。若体力不充，则必松解而弛缓，各脏器每因之屈曲、离位而下坠。男子之有痔疾者，女子之有白带阴挺者，诸药不效，每以服补中益气汤而就治，此补药可以收缩体内各部结缔组织及荚膜、脉络等之明证也。今以肾离位而下降，系弛缓而扭戾，而用肾气丸者，非用以利小便，实用以振奋下焦各脏器及各组织之本然功能耳。中医之理，中药之神，岂西医所能梦见哉。

第三三七条 妇人阴寒，温阴中，坐药，蛇床子散主之。

尤在泾曰：阴寒，阴中寒也，寒则生湿。蛇床子温呕去寒，合白粉燥以除湿也。此病在阴中，而不关藏府，故但内药阴中自愈。

傅青主曰：妇人有下身冰冷非火不煖，交感之际，阴中绝无温热之气，人以为天分之薄也，谁知是胞胎之寒极乎。夫寒冰之地，不生草木，重阴之地，不长鱼龙。今胞胎既寒，何能受孕。难男子鼓勇力战，其精甚热，直射于子宫之内，而寒冰之气相逼，亦不过茹之于暂，而不能不吐之于久也，夫犹是人也。此妇之胞胎，何以寒凉至此？岂非天分之薄乎？非也。盖胞胎居于心肾之间，上系于心，而下系于肾，胞胎之寒凉，乃心肾二火之衰微也。故治胞胎者，必须补心肾二火而后可。方用温胞汤，白术一两（土炒），巴戟一两（盐水浸），人参三钱，杜仲三钱（炒黑），菟丝子三钱（酒浸炒），山药三钱，炒芡实三钱，炒肉桂二钱（去粗皮研），附子三分制，补骨脂二钱（盐水炒），水煎服。一月而胞胎热，此方之妙，补心而即补肾，温肾而即温心，心肾之气旺，则心肾之火自生。心肾之火生，则胞胎之寒自散。其原因胞胎之寒，以至茹而即吐，而今胞胎既热矣，尚有施而不受者乎？若改汤为丸，朝夕吞服，尤能摄精，断不致有伯乃无儿之叹也。

余无言曰：传氏之说，较金匮为详。惟金匮为外治法，传氏有内服方，可补仲景之缺，特引注于此。西医妇科书中，无类此之记载，唯言及生殖器之发育不全及不孕性，有可供参考者。彼谓妇女生殖器发育不全，有种种子宫之机能不全，有卵巢之发育不全，以致卵珠缺乏。其不能生育，与男子之精虫缺乏证同。其人身体必羸瘦，而失其丰腴，性欲亦减弱，故无生育之能力云。此虽未言及阴寒、阴冷字样，以此推之，殆与中医之说相近也。治之以卵巢制剂之女用赐保命，注射为宜。

蛇床子散方

蛇床子

上一味，末之，以白粉少许，和合相得，如枣大，绵里内之，自然温。

第三三八条 少阴脉滑而数者，阴中即生疮，阴中蚀疮烂者，狼牙汤洗之。

尤在泾曰：脉滑者，湿也。脉数者，热也。湿热相合，而系在少阴，故阴中即生疮，甚则蚀烂不已。狼牙味酸苦，除邪热气，疥疮，恶疮，去白虫，故取治是病。

丹波元简曰：案袭氏外科百效云：如因妇人子宫有败精带浊，或月水未尽，与之交合，后又未洗，男子肾虚，邪秽滞气，遂令阴茎连睾丸肿疮，小便如淋，名阴蚀疮。然妇人亦有之。据此，则阴蚀乃徽疮之属已。

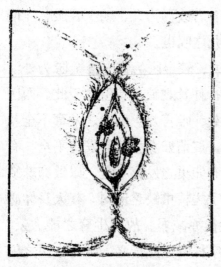

第二十五图 梅毒

余无言曰：此阴中疮，而至蚀烂，实即西医之硬性下疳（*Sklerosis*）及软性下疳（*Ulcus molle*），多为梅毒性（图二十五）。硬性者，每发于大阴唇及后连合等处，始则发为硬结，继则变为溃疡，其周硬边屹立，疮面为鲜红色，无大疼痛，多并发无痛性之横痃。软性者，与前者部位相同，惟创面浅而不深，周围柔软，与前者异。且蒙有豚脂状之渗出物，痛楚颇甚，并发之横痃。多致酿脓。其治疗清洁患部，外敷沃度仿谟（*Jodformiuw*），注射沙尔佛散（*Salvarsan*）可以根治。

狼牙汤方

狼牙（三两）

上一味，以水四升，煮取半升，以绵缠箸如茧，浸汤沥阴中，日四遍。

第三三九条 胃气下泄，阴吹而正喧此谷气之，实也，膏发煎导之。

尤在泾曰：阴吹，阴中出声，如大便失气之状，连续不绝，故曰正喧。谷气实者，大便结而不通，是以阳明下行之气，不得从其故道，而乃别走旁窍也。猪膏发煎，润导大便，便通气自归也。

萧氏女科经论云：按妇人阴吹证，仲景以为谷气实，胃气下泄所致。此之病机，有不可解。程云来注云：胃实肠虚，气走胞门，亦是随仲景之文，而诠之也。夫人胃中谷气，何尝一日不实，而见阴吹之证者，未之尝闻，千百年之书，其阙疑可也。予甲寅岁，游峡石，有友吴禹仲来询云：此镇有一富室女，阴户中时籁簌有声，如后阴之转失气状，遍访医者不晓，此何病也？予曰：阴吹证也，仲景之书有之，禹仲因叹予之读书之博。

心丹波元简曰：案阴吹非罕见之病，坚前年疗一诸侯夫人患此证，寻为瘵，药罔效而没。案金鉴云：膏发煎导之五字，当是衍文。此谷气之实也之下，当有长服诃黎勒丸之六字，后阴下气，谓之气利，用诃黎勒散。前阴下气，谓之阴吹，用诃黎勒丸。文义始属，药病相对。盖诃黎勒丸以诃黎勒固下气之虚，以厚朴、陈皮平谷气之实，亦相允合，方错简在杂疗篇内，此说未知是否，姑附之。

余无言曰：阴吹之证，数见不鲜，先君子常治此证，故耳熟能详。廿八年，夏四月，有李君之夫人，年二十三岁，已有一子，有阴吹之疾，不肯求医。适李君患温病，延余往治，不旬日而安。李君因令其妻亦就余治，余即告以此方，令其如法服之，数服而痊。中医学说，谓为谷气之实，大肠失润，气结不行，逼走前阴，故阴吹而正喧也。此说似难索解，而不知体内之气塞则聚，通则散，塞之极，则能走窜邻近之组织，而求其出路，设无窍可出，则必攻冲作痛矣。如大建中汤证之上冲皮起，出现有头足。桂枝加桂汤证之气由少腹上冲心，名曰奔豚，皆是也。本条谓胃气下泄，谷气之实，究其意，似此下泄之气，由肠胃间，渗泄至子宫或阴道

428

者，然亦难于证明此说之无误。果为胃气下泄耶，抑为子宫阴道内，起特殊之变化，而自生之瓦斯耶。然以膏发煎润肠而即愈，则因谷气之实而发生，又确然有可信之道矣。

膏发煎方 见第二一九条

妇人杂病方治表 （第五十表）

妇人杂病	热入血室	妇人中风七八日，续来寒热发作有时，经水适断者，此为热入血室，其血不结，故使如疟状，发作有时	小柴胡汤方
		妇人伤寒发热，经水适来，昼日明了，暮则谵语，如见鬼状者，此为热入血室，治之无犯胃气及上二焦	自愈
		妇人中风，发热恶寒，经水适来，得之七八日，热除脉迟，身凉和胸胁满如结胸状，谵语者，此为热入血室	刺期门法
		阳明病，下血谵语，但头汗出者，此为热入血室，随其实而泻之，汗出愈	
	咽喉病	妇人咽中如有炙脔	半夏厚朴汤方
	藏躁证	妇人藏躁，喜悲伤欲哭，像如神灵所作，数欠伸	甘麦大枣汤方
	吐涎证	妇人吐涎沫，医反下之，心下即痞，当先治其吐涎沫	小青龙汤方
		前证服小青龙汤后，涎沫止，乃治痞	泻心汤方

妇人杂病	经血病	妇人五十，所病下利数十日不止，暮即发热，少腹里急，腹满，手掌燥热，唇口干燥，病属带下，曾半产，瘀血在少腹，以唇口干燥知之	温经汤方
		带下经水不利，少腹满，痛经一月再见者	土瓜根散方
		妇人陷经漏下，黑不解	胶姜汤方
	经血病	妇人少腹满如敦状，小便微难而不渴，生后者，此为水与血俱结在血室也	大黄甘遂汤方
		妇人经水不利下	抵当汤方
		妇人经水闭不利，藏坚癖不止，中有干血	大黄䗪虫丸方
		妇人经水闭，若下白物	矾石丸方
	腹病证	妇人诸风疾及腹中血气刺痛	红蓝花酒方
		妇人腹中诸疾病	当归芍药散方
		妇人腹中痛	小建中汤方
	转胞证	妇人饮食如故，而反病倚息烦热不得卧，不得溺，此名转胞	肾气丸方
	阴中病	妇人阴寒，温阴中	蛇床子散方
		少阴脉滑而数者，阴中生疮蚀烂	狼牙汤方
		胃气下泄，阴吹而正喧，此谷气之实	膏发煎方

金匮删文备考

第一条 问曰：上工治未病，何也？师曰：夫治未病者，见肝之病，知肝传脾，当先实脾。四季脾王不受邪，即勿补之。中工不晓相传，见肝之病，不解实脾，唯治肝也。夫肝之病，补用酸，助用焦苦，益用甘味之药调之。酸入肝，焦苦入心，甘入脾，脾能伤肾，肾气微弱，则水不行。水不行，则心火气盛，盛则伤肺。肺被伤，则金气不行，金气不行，则肝气盛，则肝自愈，此治肝补脾之要妙也。肝虚则用此法，实则不在用之。经曰：虚虚实实，补不足，损有余，是其义也，余藏准此。

第二条 夫人禀五常，因风气而生长。风气虽能生万物，亦能害万物，如水能浮舟，亦能覆舟。若五藏元真通畅，人即安和，客气邪风，中人多死。千般疢难，不越三条：一者、经络受邪，入脏腑为内所因也；二者、四肢九窍，血脉相传，壅塞不通，为外皮肤所中也；三者、房室金刃虫兽所伤。以此详之，病由都尽。若人能养慎，不令邪风干忤经络，适中经络，未流传腑脏，即医治之。四肢才觉重滞，即导引吐纳，针灸膏摩，勿令九窍闭塞。更能无犯王法，禽兽灾伤，房室勿令竭乏，服食节其冷热苦酸辛甘，不遗形体有衰，病则无由入其腠理。腠理者，是三焦通会元真之处，理者，是皮肤藏府之文理也。

第三条 问曰：有未至而至，有至而不至，有至而不去，有至而太过，何谓也？师曰：冬至之后，甲子夜半少阳起，少阳之时阳始生，天得温和，以未得甲子，天因温和，此为未至而至也。以得甲子，而天未温和，为至而不至也。以得甲子，而天大寒不解，此为至而不去也。以得甲子，而天温如夏盛五六月时，此为至而太过也。

第四条 问曰：阳病十八，何谓也？师曰：头痛，项腰脊臂脚掣痛，阴病十八，何谓也？师曰：咳上气喘，哕咽，肠鸣胀满，心痛拘急，五脏病各有十八，合为九十。病人又有六微，微有十八病，合为一百八病。五劳七伤六极，妇人三十六病，不在其中。清邪居上，浊邪居下，大邪中表，小邪中里。谷饪之邪，从口入者，宿食也。五邪中人，各有法度，风中于前，寒中于后，湿伤于下，雾伤于上。风令脉浮，寒令脉急，雾伤皮腠，湿流关节，食伤脾胃，极寒伤经，极热伤络。

第五条 问曰：病人有气色见于面部，愿闻其说。师曰：鼻头色青，腹中痛，苦冷者死（一云腹中冷苦痛者死）。鼻头色微黑者有水气，色黄者，胸上有寒，色白者，亡血也，设微赤非时者死，其目正圆者痉，不治。又色青为痛色黑为劳，色赤为风，色黄者便难，色鲜明者有留饮。

第六条　师曰：病人语声寂寂然，喜惊呼者，骨节间病，语声暗暗然。不彻者，心膈间病，语声啾啾然，细而长者，头中病（一作痛）。

第七条　师曰：息摇肩者，心中坚，息引胸中上气者咳，息张口短气者，肺痿吐沫。

第八条　师曰：吸而微数，其病在中焦，实也，当下之，则愈，虚者不治。在上焦者，其吸促，在下焦者，其吸远，此皆难治。呼吸动摇振振者，不治。

第九条　师曰：寸口脉动者，因其王时而动。假令肝王，色青，四时各随其色，肝色青，而反色白，非其时色脉，皆当病。

第十条　师曰：病人脉浮者在前，其病在表。浮者在后，其病在里。腰痛背强不能行，必短气而极也。

第十一条　问曰：经云，厥阳独行，何谓也？师曰：此为有阳无阴，故称厥阳。

第十二条　问曰：寸脉沉大而滑，沉则为实，滑则为气，实气相搏，血气入脏即死，入腑即愈，此为卒厥，何谓也？师曰：唇口青，身冷，为入脏，即死。如身和，汗自出，为入腑，即愈。

第十三条　问曰：脉脱入脏即死，入腑即愈，何谓也？师曰：非为一病，百病皆然，譬如浸淫疮，从口起流向四肢者可治，从四肢流来入口者不可治，病在外者可治，入里者即死。

第十四条 问曰：病有急当救里救表者，何谓也？师曰：病医下之，续得下利清谷不止，身体疼痛者，急当救里。后身疼痛，清便自调者，急当救表也。

第十五条 夫病痼疾，加以卒病，当先治其卒病，后乃治其痼疾也。

第十六条 师曰：五脏病，各有所得者愈。五脏病，各有所恶，各随其所不喜者为病。素不应食，而反暴思之，必发热也。

第十七条 夫诸病在藏，欲攻之，当随其所得而攻之。如渴者，与猪苓汤，余皆仿此。（以上见原文脏腑经络先后病脉证第一篇）

第十八条 若发其汗者，寒湿相得，其表益虚，即恶寒甚，发其汗已，其脉如蛇。

第十九条 暴腹胀大者，为欲解，脉如故，反伏弦者痉。（以上见原文痉湿喝病脉证治第二篇）

第二〇条 病疟以月一日发，当十五日愈。设不差，当月尽解，如其不差，当云何？（以上见原文疟疾脉证治第四篇）

第二一条 趺阳脉，浮而滑，滑则谷气实，浮则汗自出。

第二二条 少阴脉，浮而弱，弱则血不足，浮则为风，风血相搏，即疼痛如掣。（以上见原文中风历节病脉并治第五篇）

第二三条 问曰：热在上焦者，因咳为肺痿，肺痿之病，从何得之？

第二四条 问曰：病咳逆，脉之，何以知此为肺痈？当有脓血，吐之则死，其脉何类？（以上见原文肺痿肺痈咳嗽上气病脉证治第七篇）

第二五条 师曰：病有奔豚，有吐脓，有惊怖，有火邪，此四部病，皆从惊发得之。（以上见原文奔豚气病脉证并治第八篇）

第二六条 师曰：夫脉当取太过不及，阳微阴弦，即胸痹而痛。所以然者，责其极虚也。今阳虚，知在上焦，所以胸痹心痛者，以其阴弦故也。（以上见原文胸痹心痛短气病脉证治第九篇）

第二七条 其脉数而紧乃弦，状如弓弦，按之不移。脉数弦者，当下其寒。脉紧大而迟者，必心下坚。脉大而紧者，阳中有阴，可下之。

第二八条 问曰：人病有宿食，何以别之？（以上见原文腹满寒疝宿食病脉证治第十篇）

第二九条 问曰：三焦竭部，上焦竭，善噫，何谓也？师曰：上焦受中焦气，未和，不能消谷，故能噫耳。下焦竭，即遗溺失便，其气不和，自禁止，不须治，久则愈。

第三〇条 师曰：热在上焦者，因咳为肺痿；热在中焦者，则为坚；热在下焦者，则尿血，亦令淋闷不通；大肠有寒者，多鹜溏；有热者，便肠垢；小肠有寒者，其人下重便血；有热者，必痔。

第三一条 问曰：病有积，有聚，有谷气，何谓也？师曰：积者，脏病也，终不移。聚者，府病也，发作有时，辗转痛移，为可治谷气者，胁下痛，按之则愈，复发，为谷气。

第三二条 诸积大法，脉来细而附骨者，乃积也。寸口，积在胸中；微出寸口，积在喉中；关上，积在脐旁；上关上，积在心下；微下关，积在少腹；尺中，积在气冲。脉出左，积在左，脉出右，积在右，脉两出，积在中央，各以其部处之。（以上见原文五脏风寒积聚病脉证并治第十一篇）

第三三条 问曰：夫饮有四，何谓也？师曰：有痰饮，有悬饮，有溢饮，有支饮。

第三四条 膈上病痰，满喘咳唾，发则寒热，背痛腰疼，目泣自出，其人振振身瞤，剧则必有伏饮。

第三五条 肺饮不弦，但苦喘短气，支饮亦喘而不能卧，加短气，其脉平也。

第三六条 病痰饮者，当以温药和之。

第三七条 脉浮而细滑，伤饮，脉弦数，有寒饮，冬夏难治。（以上见原文痰饮咳嗽病脉证治第十二篇）

第三八条 师曰：病有风水，有皮水，有正水，有石水，有黄汗。

第三九条 正水，其脉沉迟，外证自喘。石水，其脉自沉，外证腹满，不喘。

第四〇条 恶风则虚，此为风水。不恶风者，小便通利，上焦有寒，其口多涎，此为黄汗。

第四一条 咳而喘，不渴者，此为肺胀。其状如肿，发汗则愈，然诸病此者，渴而下利，小便数者，皆不可发汗。

第四二条 趺阳脉当伏，今反紧，本自有寒。疝瘕，腹中痛，医反下之，即胸满短气。

第四三条 趺阳脉当伏，今反数，本自有热。消谷，小便数，今反不利，此欲作水。

第四四条 寸口脉浮而迟，浮脉则热，迟脉则潜，热潜相搏，名曰沉。趺阳脉浮而数，脉浮即热，脉数即止，热止相搏，名曰伏。沉伏相搏，名曰水。沉则络脉虚，伏则小便难，虚难相搏，水走皮肤，即为水矣。

第四五条 寸口脉弦而紧，弦则卫气不行，即恶寒，水不沾流，走于肠间。

第四六条 少阴脉紧而沉，紧则为痛，沉则为水，小便即难。

第四七条 师曰：诸有水者，腰以下肿，当利小便，腰以上肿，当发汗，乃愈。

第四八条 师曰：寸口脉沉而迟，沉则为水，迟则为寒，寒水相搏，趺阳脉伏，水谷不化，脾气衰则惊溏，胃气衰则身肿。少阳脉卑，少阴脉细，男子则小便不利，妇人则经水不通，经为血，血不利，则为水，名曰血分。

第四九条 师曰：寸口脉沉而数，数则为出，沉则为入，出则为阳实，入则为阴结。趺阳脉微而弦，微则无胃气，弦则不得息。少阴脉沉而滑，沉则为在里，滑则为实，沉滑相搏，血结胞门，其瘕不泻，经络不通，名曰血分。

第五〇条 问曰：病者苦水，面目四肢身体皆肿，小便不利，脉之，不言水，反言胸中痛，气上冲咽，状如炙肉，当微咳喘，审如师言，其脉何类？师曰：寸口脉沉而紧，沉为水，紧为寒，沉紧相搏，结在关元。始时尚微，年盛不觉，阳衰之后，荣卫相干，阳损阴盛，结寒微动，肾气上冲，咽喉塞噎，胁下急痛。医以为留饮而大下之，气紧不去，其病不除，复重吐之。胃家虚烦，咽燥欲饮水，小便不利，水谷不化，面目手足浮肿，又与葶苈丸下水，当时如小差，食饮过度，肿复如前，胸胁苦痛，象若奔豚，其水扬溢，则咳喘逆，当先攻击冲气令止，乃治咳。咳止其喘自差，先治新病，病当在后。

第五一条 师曰：寸口脉迟而涩，迟则为寒，涩为血不足。趺阳脉微而迟，微则为气，迟则为寒，寒气不足，即手足逆冷。手足逆冷，则荣卫不利，荣冲不利，则腹满肠鸣相逐，气转膀胱，荣卫俱劳。阳气不通，即身冷，阴气不通，即骨疼，阳前通，则恶寒，阴前通，则痹不仁。阴阳相得，其气乃行，大气一转，其气乃散，实则失气，虚则遗溺，名曰气分。（以上见原文水气病脉证并治第十四篇）

第五二条 寸口脉浮而迟，浮即为虚，迟即为劳，虚则卫气不足，劳则荣气竭。

第五三条 趺阳脉数，胃中有热，即消谷引饮，大便必坚，小便则数。

第五四条 淋家不可发汗，发汗则便血。（以上见原文消渴小便不利淋病脉证治第十三篇）

第五五条 寸口脉浮而缓，浮则为风，缓则为痹，痹非中风，四肢苦烦，脾色必黄，瘀热以行。

第五六条 趺阳脉紧而数，数则为热，热则消谷，紧则为虚，食即为满，尺脉浮为伤肾，趺阳脉紧为伤脾。

第五七条 师曰：病黄瘅，发热烦渴，胸满口燥者，以病发时，大劫其汗，两热所得。然黄家所得，从湿得之，一身尽发热而黄，肚热，热在里，当下之。

第五八条 脉沉，渴欲饮水，小便不利者，皆发黄腹满，舌萎黄，躁不得睡，属黄家。

第五九条 黄瘅之病，当以十八日为期，治之十日以上瘥，反剧，为难治。（以上见原文黄瘅病脉证并治

第十五篇）

第六〇条 寸口脉动而弱，动即为惊，弱则为悸。

第六一条 师曰：尺脉浮，目睛晕黄，衄未止，晕黄去，目睛慧了，知衄已止。

第六二条 又曰：从春至夏者，太阳，从秋至冬衄者，阳明。（以上见原文惊悸吐衄下血胸满瘀血第十六篇）

第六三条 问曰：病人脉数，数为热，当消谷引饮，而反吐者，何也？师曰：以发其汗，令阳微，膈气虚，脉乃数，数为客热，不能消谷，胃中虚冷效也。脉弦者，虚也，胃气无余，朝食暮吐，变为胃反，寒在于上，医反下之，令脉反弦，故名曰虚。

第六四条 寸口脉微而数，微则无气，无气则荣虚，荣虚则血不足，血不足则胸中冷。（以上见原文呕吐哕下利病脉证治第十七篇）

第六五条 师曰：病趺蹶，其人但能前，不能却，刺腨入二寸，此太阳经伤也。

第六六条 病人常以手指臂肿动，此人身体瞤瞤者，藜芦甘草汤主之。（以上见原文趺蹶手指臂肿转筋狐疝蛔虫病证并治第十九篇）

第六七条 妇人之病，因虚积冷结气，为诸经水断绝，至有历年，血寒积结胞门，寒伤经络，凝坚在上，呕吐涎唾，久成肺痈。形体损分，在中盘结，绕脐寒疝，或两胁疼痛，与藏相连，或结热中，痛在关元，脉数无疮，肌若鱼鳞。时著男子，非止女身，在下来多，经候不匀，令阴掣痛，少腹恶寒。或引腰脊，下根气冲，气冲急痛，膝胫疼烦，暴忽眩冒，状如厥癫。或有忧惨，悲伤多嗔，此皆带下，非有鬼神。久则羸瘦，脉虚多寒。三十六病，千变万端，审脉阴阳虚实紧弦，行其鍼药，治危得安，其难同病，脉各异源，子当辨记，勿谓不然。

第六八条　寸口脉弦而大，弦则为减，大则为芤，减则为寒，芤则为虚，寒虚相搏，此名为革。妇人则半产漏下，旋覆花汤主之。（以上见原文妇为杂病脉证并治第二十二篇）

金匮注家及引证名家传记

（金匮注家，是直注金匮玉函经，或伤寒杂病论者，金匮名家，是本书援引古今名家、论及金匮方者。）

予等习歧黄家言，知吾国医药之基本学术，端在仲景之伤寒及金匮。纵览前代诸家注释，阐发精微处固多，而随文训释处亦复不少。及读近时新注，亦只数家，其编整工夫，未有如吾无言夫子所编之两新义者，故负笈由远道而至，如李明之之于张元素焉，自亲聆教诲以来，昔日之疑团顿释，观其临证施治，亦觉别具匠心，而吾等则如坐春风中矣。

近年以来，各地读者，对吾夫子颇多联系，有函请补写注家小传者，有函请补写方名索引者，而夫予以诊务会务及编校事烦，恨无余暇以握管，予等不自量力，请于夫子之前，愿代其劳，以成此卷尾。夫子莞尔而笑曰：此大佳事，且有志者，事竟成，欲辟鸿蒙，须行獭祭，其试为之可也。因命庆瑶、锦云、莲荪负编辑之责，碧芸负誊写之任，盖亦视予等力之所能勉耳。

于是指定必要及参考书籍若干卷，罗列座右，任予等翻查参证，然其中有易查者，有难考者，有寥寥数语者，有源源长篇者，取舍之间，删补之处，诚匪易易，此一小事耳，已见其难。而后知夫子大部整理之著作，尤属大不易也，非深入仲景堂奥，博览后贤群书，曷克臻此耶。后得夫子之指点，教以中肯之术，于是再奏牛刀，虽未能骁然，而可以共勉矣，爰志数言于首云。

徐闻曾庆瑶、蒋锦云、吴江吴连荪、兰溪李薯芸同志。

【四划】尤方王丹

尤在泾 名怡，号拙吾，清长洲县人。少极贫，学医于马俶，俶负盛名，从游者甚多。晚乃得怡，喜甚，谓其妻曰：吾今得一人，胜得千万人矣。业医始不著于时，晚乃稍盛，为人治病，多奇中，并工诗词，沈静恬淡，不求闻达，清诗别裁备载其事。著有《金匮心典》《医学读书记》《尤氏医案》《评选静香楼医案》等书，其学说以喻嘉言为宗。徐大椿序其《金匮心典》云：尤君在泾，博雅之士也，自少即喜学此艺，凡有施治，悉本仲景，辄得奇中。居恒叹古学之益衰，知斯理之将坠，因取《金匮要略》发挥正义，朝勤夕思，穷微极本，凡十易寒暑而后成。其间条理通达，指归明显，辞不必烦而意已尽，语不必深而旨已传，虽此书之深奥，不可穷际，而由此以进，虽入仲景之室无难也。

方广 字约之，号古菴，明休宁人，撰《丹溪心法附余》二十四卷。《四库全书》提要曰：是书成于嘉靖丙申，因程用光所订朱震亨丹溪心法，赘列附录，与震亨本法，或相矛盾，乃削其附余，独存一家之言，别以诸家方论，与震亨相发明者，分缀各门之末，然均非震亨之原书矣。

方有执 字中行，明歙县人。著《伤寒论条辨》五卷，大旨以伤寒杂病论初编次于王叔和，已有改移，及成无己作注，又多窜乱，医者或以为不全之书，置而不习，或沿袭二家之误，弥失其真，乃竭二十余年之力，寻求端绪，排比成编，一一推作者之意，为之考订，故名曰条辨。有执既殁，其版散佚，喻昌采掇其说，参以己意，作《伤寒尚论篇》，盛行于世，而有执之书遂微，清康熙甲寅，顺天林起龙得有执原本，恶昌之剽袭旧说，而讳所自来乃重为评点刊版，并以尚论篇附刊于末，以证明其事焉。

王冰 唐时人，宝应中，为太仆令，号启玄子。笃好医方，得先师所藏太素及全元起书，大为编次，注《黄帝素问八十一篇》二十四卷，又著元珠十卷，昭明隐旨三卷。其素问自序谓冰弱龄慕道，夙好养生，幸遇真经，式为龟监，而世本纰缪，篇目重叠，前后不伦，文义悬隔，乃精勤博访，而并有其人，历十二年，方臻理要，谋询得失，深遂夙心。时于先生郭子斋堂，受得先师张公秘本，文字昭晰，义理环周，一以参辨，群疑冰释，恐散于末学，绝彼师资，因而撰注，用传不朽，兼旧藏之卷，合八十一篇，二十四卷，勒成一部，冀乎究尾明首，寻注会经，开发童蒙，宣扬至理而已。

王纶 字汝言，明慈溪人。宏治间，举进士，迁礼部郎中，历广东参政，湖广、广西布政使，正德中，以副都御史，巡抚湖广。尝因父病，遂研精医业，能发丹溪所未发，为人治疾，无不立效，有《明医杂著》、《本草集要》等书。其明医杂著自序曰：予尝欲著随证治例，使穷乡下邑，无名医者，可按方治病，闭户一月，纂成五篇，后觉渐难下手而止。又见诸发热证多端，而世医混治误人，遂欲别诸证，萃为一书，尝著论一篇，以见大意又尝欲续丹溪语录余论等书，著得医论二十条，及补阴、枳术等丸方论，皆未及成书。今方奔走仕途，何暇及焉，俟他日退休林下，庶可续成此书，以行世也。或者曰：此虽未成书，然皆切要之论，宜蚤出示人，遂名曰明医杂著，锓梓以传云。

王硕 宋永嘉人，字德肤。撰有《易简方》一卷，内增损方三十首，哺咀药三十品，市肆常货圆子药十种，以为仓促应用之备，其书盛行于世。刘辰翁须溪记钞济菴记曰：自易简方行，而四大方废，下至三因百一诸藏方废，至局方亦废，亦犹中庸大学显，而诸传义废，至诗书易春秋俱废。故易简方者，近世名医之薮也。四书者，吾儒之易简方也。杨士瀛亦曰：易简方论，前后活人，不知凡几，其书之有裨实用，从可知也。

王焘 唐眉县人，性至孝。因母病遂精医，母病弥年，衣不解带，躬视汤药。初任徐州司马，历给事中，累迁至邺郡太守，著《外台秘要》四十卷。其自序曰：余幼多疾病，长好医术，遭逢有道，遂蹑亨衢，七登南宫，再拜东掖，便繁台阁。二十余载，久知弘文馆图籍方书等，繇是睹奥升堂，皆探其秘要，以婚姻之故，贬守房陵，量移大宁郡，提携江上，冒犯蒸暑，自南徂北，既僻且陋，染瘴婴痾，十有六七，死生契阔，不可问天，赖有经方，仅得存者，神功妙用，固难称述。遂发愤刊削，庶几一隅，凡古方纂得五六十家，新撰者向数千百卷，皆研其总领，覈其指归，上自炎昊，迄于盛唐，括囊遗阙，稽考隐秘，不愧尽心焉。

王子接 字晋三，清长洲县人。著《绛雪园古方选注》三卷，《得宜本草》一卷，《伤寒古方通》二卷。其古方选注自序有曰：余制举之余，从事于医，力学者二十余年，燃松继晷，研寻古训，所撰《脉色本草伤寒杂病》一书，自谓有得。迨年逾五十，始窥古圣贤奥奥，乃知从前急于著书，尚觉鲁莽，深自愧悔，尽付之火，然立志明道之心，至老未能或忘。溯东汉张仲景著书一十六卷，其伤寒论，申明六经，治病采择祖方，化成一百十三方，三百九十七法。处方则一成而不易，用法则万变而不滞。余不敏，窃选古方之合于三方、四制、十剂者，釐为三卷，上卷独明张仲景一百一十三方，三百九十七法。中下二卷，发明内科、女科、疡科、幼科、眼科及各种之方，末附杂方药性，名曰古方选注云云。

王叔和 晋高平人，为太医令。性沉静，通经史，穷研方脉，精意诊切，洞识修养之道。选《脉邪》十卷，《脉诀》四卷，《脉决图要》六卷，《脉赋》一卷。仲景伤寒论错简，迨叔和撰次成序，得成全书。王履曰：叔和采搜仲景旧论之散落者以成书，功莫大矣，但惜其既以自己之说，混于仲景所言之中，又以杂脉杂病，纷纭并载于卷首，故使玉石不分，主客相乱。若先备仲景之言，而次附已说，明书其名，则不致启惑后人，而累仲景矣。昔汉儒收拾残编断简于秦火之余，加以传注，后之议者，谓其功过相等，叔和其亦未免于后人之议欤，按安道（履字）云，仲景书为叔和所乱，信然。

王肯堂 字宇泰，号念西居士，明金坛市人。万历间进士，官至福建参政，颖悟好学，声著馆阁，最善著书。而于岐黄家言，若有夙契，其母尝遘疾，延医治之，议论各殊，心陋之，乃锐志于方药，无何，妹病危，肯堂治之愈。乡党渐知名，延诊求方，户屡常满，其父以为妨废举业，严戒之，乃不复究。登第后，益肆力于医学，乡曲中有抱奇疴者，求治无不立应。年八十，忽患脾泄，诸医辄投滋补药，病益剧，最后延李中梓治之。中梓云：公体肥多痰，愈补则愈滞，当用迅利药盪涤之，能勿疑乎？肯堂曰：当世之医，唯我二人，君定方，我服药，又何疑乎？乃用巴豆霜、下痰涎数升而愈，著《有证治准绳》，共一百二十卷，集明以前医学之大成。

丹波元简 字廉夫，日本东都人。著有《聿修堂医学》丛书，内有《伤寒论辑义》七卷及《金匮玉函要略辑义》六卷。其自序谓，奉家庭之训，读伤寒论，又从一二耆宿，有所承受。二十余年，始录成此书，名曰《伤寒论辑义》，书成时乃亨和纪元春二月望日也，至宽政甲寅春正月，又成《金匮玉函要略辑义》云，在丛书中，允为辑义之品，其他尚有素问识、难经疏证、伤寒论述义、伤寒广要、金匮要略述义、药治通义、脉学辑要、医略钞、救急选方、医剩、经穴纂要等。

【六划】危、朱

危亦林 字达斋，元南丰人。高祖云仙，游学东京，遇董奉二十五世孙京，授以大方脉象，至亦林五叶，而学益备，技益工，所活者甚众。官本州医医学教授，刻苦凡十稔，编成《世医得效方》十有九卷，书中分科完备，采用亦多，计分大方脉科、小方脉科、风科、产科、妇人杂病科、眼科、口齿咽喉科、正骨兼金镞科、疮肿科等，其中多有论及经方者。其自序曰：方书活若沧海，卒有所索，目不能周，乃于天历初元，以十三科名目，依按古方，参之家传，昕夕弗怠，编次成

《世医得效方》，首论脉病证治，次由大方脉杂医科以发端，至疮肿科而终编，分门析类，一开卷间，纲举而目张，由博以见约，固非敢求异于昔人，直不过欲便于观览云耳。

朱肱 自号无求子，宋湖州人。善医，尤邃于伤寒，潜心数十年，穷经义之要，成《南阳活人书》。奏进，徽宗朝，进士登科，授奉议郎，医学博士。南阳太守有疾，时医用小柴胡散，连进三服，胸满甚，延肱诊之。肱曰：用药是也，但宜煎汁，乃能入经络攻病，今为散，滞膈上，宜乎作满，因煮二剂服之，疾顿瘳，其治验类如此。刘完素曰：近世朱奉议，本仲景之论，而兼诸书之说，编集成活人书二十卷，其门多，其方众，其言直，其类辨，使后学者易为寻检施行，故今之用者多矣。

【七划】吴、成、李、汪、沈

吴谦 清大兴区人，乾隆中，以诸生，在太医院肄业，专崇仲景之学，颇受知于高宗。高宗尝谓近臣曰：吴谦品学兼优，非同凡医，尔等皆当亲敬之。嗣拜总修医官之命，纂修医书，据金监卷首，有和砚和亲王弘昼奏言：臣谨查得院使钱斗保等，以古今医书甚繁，难诸大家多所发明，或博而不精，或杂而不一，皆当改正注释，以利天下时用，请将大内医书发出。命下京省，令将新旧医书，并家藏秘书及世传经验良方，集送太医院纂修等情。据吴谦词称，以前之书，有法无方，惟《伤寒论》《金匮要略》《杂病论》等书创立，始有法有方，谦于余暇，已详加删订，书成八九，稍加增减，即可告竣，请将大内所有医书及吴谦删订未成之书，一并发于太医院，选择吉期，即行开馆纂修云云。至乾隆十四年，书成，因名曰医宗金监，是金监之成，以谦稿为蓝本可知，而近人曹炳章，谓全出谦一人手笔，殆未考也。

吴仪洛 字遵程，清海盐人，著《成方切用》《伤寒分经》《本草从新》等书，其伤寒分经，计十卷。凡例有曰：仲景原文，文义深奥，其中自有层次转折，因窃效程子说诗法，为之句栉字比，添细注以连贯而疏明之，务使经义了然，不敢妄为穿凿。晋王叔和编次大纲，混于节目之中，无可寻绎，喻氏则先振举其大纲，次详其节，将三百九十七法，分隶于大纲之下，极得分经之妙，因名之曰分经。

成无己 宋聊摄人，后地入于金，故或题金人。世习儒医，无己尤赅博群书，祖述仲景伤寒辨析表里虚实，极其旨趣。有《伤寒论集注》十卷，及《明理论》三卷，以王叔和定本，而加以注释，在伤寒诸注中为最古，严器之序，称无己注成伤寒卒病论，义皆前人未经道者，指在定体，分形析证，若同而异者明之，似是而非者办之。张孝忠跋亦称无己此二集，自北而南，先以绍兴庚戌，得伤寒论注十卷，于医士王光廷家，后守荆门，又于里阳访得明理论四卷，因为刊版于郴山，则在当时，固已深重其书矣。

李彣　彣之时代及著作无考，惟《金监中金匮要略注》多引之。历考图书集成中，医术名流列传，及曰人丹波元胤之中国医籍考，陈邦贤之中国医学史等，皆无其人，无其书，四库全书医家类，亦未收入彣著，阙疑可也，惟金监既引其注文，又为图书集成中医术名流列传所未收（集成断至明末），可推定其为清代初叶人，毫无疑义，或曰彣即李文渊，或曰即李缵文，恐非尚希知者有以教我。

李梴　明万历时，南丰人。著有《医学入门》七卷，梴以学医者，苦无完全之统系，乃裒集前人之书，分别归类，由浅入深，为习医者之阶梯，故名，其自序谓身病多矣，遍百药而不竟痊，必所尝汤液，而犹未达其所以，倏尔闭户四稷，寓目古今方论，伦其要，括其词，发其隐，而类编之，分注之，令人可读，而悟于心，临证应手，而不苦于折肱云。

汪琥　字苓友，清康熙中，长洲县人。著有《伤寒辨证》《广注张仲景中寒广注》十四卷。曰辨证者，谓就仲景之书，加以考辨，是伤寒者，则集之也。曰广者，谓广其方论，凡古今伤寒之书，皆采附焉。曰注者，谓注其正文，不分仲景后贤，其有方论，皆为之考释也，独到之见亦多。其自序有曰：余独怪世医徒取节菴一编，无他，乐其简耳，然昔人方论，皆有奥义存其间，使不深察其意，当有失之毫芒，而死生顿易者矣，余非不惮其烦也，正恶世之乐于简，而轻视民命者，往往误而杀人也，则是书之补前人所未补，发前人所未发者，曷可少哉。

汪机 字省之，明祁门县人。为县诸生，因母病呕，遂研心学医，凡岐黄仓扁诸书，靡不探讨，异证奇疾，治之无不中，名高难致，病者有聆謦咳，顿喜遂瘳，所全活甚众，有《石山医案》《医学原理》《内经补注》《本草会编》《素问抄》《脉诀勘误》《外科理例》《痘治理辨》《针灸问对》《伤寒选录》《运气易览》等书。其《伤寒选录》自序有曰：余于壮年，尝辑诸说，少加隐括，分条备注，祖仲景者，书之以墨，附诸家者，别之以朱，去取未必正也，较诸他书，颇为详尽，临证一览，而诸说皆在于目矣，稿已粗具，奈何年逾七十，两目昏朦，莫能执笔，幸同邑石墅陈子桷、和溪程子镐，于余最厚，论及伤寒，因检故稿及诸书付之，授受唯谨，夙夜匪懈，逐条补辑，三载始克告成云，视此非出自机一人之手也。

沈明宗 名目南，清檇李人，著有《沈注金匮要略》二十四卷，清康熙三十一年刻成。例言有云，晋王叔和编述伤寒杂病，原是一书，统名金匮玉函经，盖金匮章首，原概伤寒杂病，杂病通部之序列，其第一卷，乃通部察病治法之纲领，目南重编大意，谓从来著书立言，必先纲领，次及条目，而是篇乃以治病问答，冠于篇首，序列大意，反次后章，后人未窥其微，以致分出，编次失序，究非仲景之意，编仲景书者之误也。

沈金鳌 字芊绿，清无锡人，乾隆时举人。弱冠时，好搜阅方书，遂通医，有周文俊者，患肝疾，医者误以湿治，投燥劫药，延二十余日，咽干舌涸，齿腭皆黑，胸膈如焚，手自爬搔，肌肉粉裂，日夜不寐，自分必死，金鳌力排众议，投以平肝清火之剂而愈。文俊病剧时，假寐，若有人连呼张方平救汝，翌日，即遇金鳌，服其药，便得卧，梦中闻呼如故，众乃赠金鳌号曰再平，著有尊生书七种，七十二卷。

【八划】周、林、武

周扬俊 字万载，清吴人。副贡生，屡试不售，年未四十，即弃儒业医，著有《金匮要略补注》、《金匮玉函经》二注、《伤寒论》三注，其伤寒三注序有云，予诵仲景经文，寒暑无间，更反复于喻嘉言之尚论篇，豁然心胸，自信有得，至辛亥岁入都，受业于北海林夫子之门，始受方中行先生条辨，一展卷而知尚论之议，从此脱胎。历年以来，于二先生注外，补其所不及者，又若干条，合为三注焉，其金匮玉函经二注，陈文述序有云，仲景作金匮玉函经。后人注者，以宋赵以德衍义为最精，嗣至清代，周扬俊又为之补注，于是本书有如儒者之经，有高密之训诂，紫阳之集注，其价值可知矣。康熙二十六年，楚抚丁思孔梓于楚南，首有扬俊自序，末有附增补方一卷。

林億　宋人，熙宁间。为光禄卿，直秘阁，同高保衡等校正内经，复先后校正伤寒论、金匮玉函经及金匮要略，于王函、億等疏曰：金匮玉函经与伤寒论，同体而别名，细考前后，乃王叔和撰次之书，缘仲景有金匮录，故以金匮玉函名，取宝而藏之之义也。臣等先校定伤寒论，次校成此经，其文理或有与伤寒论，不同者，然其意义皆通，圣贤之法，不敢臆断，故并两存之。其要略疏曰：今世但传伤寒论，十卷，杂病未见其书，翰林学士王洙在馆阁日，于蠹简中，得仲景金匮玉函要略方三卷，上则辩伤寒，中则辩杂病，下则载其方，并疗妇人，乃录而传之士流，对方对证，其效若神，今校成此书，仍以逐方次于证候之下，使仓促之际，便于检用也。

武之望　字叔卿，清陕西人。著《济阴纲目》十四卷，其中论仲景金匮妇人乳中虚条之竹皮大丸云，中虚不可用石膏，烦乱不可用桂枝，今以甘草配众药，枣肉为丸，可想其立方之妙，其书中于妇人经带胎产、杂病之方治，多有论及金匮方者。

【九划】柯、倪

柯颖伯　单名琴清慈溪市人。闭户读书，不求闻达，研究医术，尤通伤寒金匮之学，痛古今聚讼者多，无所折衷，遂著医书行世，罗东逸辑古今名医方论，采取琴之学说为多，著有《伤寒来苏集》《伤寒论注》《论翼》及《内经合璧》等书。其伤寒论注序曰：丙午秋，校正内经始成，尚未出而问世，以伤寒为世所甚重，故将仲景书校正而注疏之，分篇汇论，挈其大纲，详其细目，证因类聚，方随附之，倒句讹字，悉为改正，异端邪说，一切辨明，岐伯仲景之隐旨，发挥本论各条之下，集成一帙，名论注云。

倪朱谟　字纯宇，明浙江人。治病奇效，病家多奔走延致之，集历代本草书，穷蒐博询，辨疑正误，考订极其详核，名曰《本草汇言》，计二十卷。其凡例有云，李氏本草纲目，赅博倍于前人，第书中兼收并列，已尽辨别之功，后贤证验确论，每多重载，谟更加甄罗补订，删繁去冗，名曰汇言，志核也，志纯也，子洙龙、竭资刻之行世，世谓李时珍之本草纲目得其详，此得其要，信然，洙龙克承父志，又编伤寒汇言，与本草汇言并行于世。

【十划】孙、徐

孙一奎　明休宁人，字文垣，号东宿，又号生生

455

子。精于医，撰《赤水玄珠》三十卷，其辨古今病证名称相混之处，尤为明晰，其《医旨绪余》四卷，议论诸家长短，分别脏腑形质，皆卓然有特识，其《医案》五卷，乃其子泰来朋来所同编，凡《三吴治验》二卷、《新都治验》二卷、《宜兴治验》一卷，不分证而分地，盖以治之先后为次，一奎深研医理，其议论多见于赤水玄珠，及医旨绪余，是编宗旨，二书之中，皆已著录，此特其子专搜医案，别自为帙耳。

孙思邈　隋唐间、华原人。生有异禀，博通群学，治易老之说，明阴阳术数之理，精导引医疗之术，自谓生于开皇辛酉，而言周齐间事，历历如见。著有《千金要方》及《千金翼方》各三十卷、《福禄论》三卷、《摄生真录》及《枕中素书》《会三教论》各一卷，新旧唐书俱有传，周宣帝时，思邈以王室多故，乃隐居太白山，隋文帝辅政，征为国子博士，称疾不起，尝谓所亲曰：过五十年，当有圣人出，吾力助之以济人。及太宗即位，召诣京师，年九十余矣，嗟其容色甚少，谓曰：故知其道者，诚可尊重，羡门广成，岂虚言哉。将授以爵位，固辞不受。显庆四年，高宗召见，拜谏议大夫，又固辞不受。上元元年，辞疾请归，特赐良马，及鄱阳公主邑司以居焉，还山百余年始卒，当时知名之士，宋令文、孟诜、卢照邻等，执师资之礼以事焉。

徐大椿　字灵胎，清吴江市人。生有异禀，长身广颖，聪强过人，于百家、诸子、星经、地志、音律、武技，无不研究，医术尤精，视疾能洞彻病原，故用药有神施鬼设之妙。事亲孝，亲殁后，隐于洄溪，自号洄溪老人。矮屋百椽，得山林泉石之胜，采药攻医，名望益隆，高宗召见，卒于都中，年七十九。著有《道德经注释》《阴符经注释》《乐府传声》《洄溪道情》《神农本草经百种录》《难经经释》《医学源流论》《兰台轨范》《医贯砭》《疾刍言》《洄溪医案》等种，又有批评叶氏医案，及《外科正宗》等书。

【十一划】寇、巢、张、曹、许、郭、陈

寇宗奭 宋政和时人，为医官通直郎。有《本草衍义》三卷，其自序谓、校正素问，重定本草，别为图经，至于张仲景伤寒论、金匮及千金、外台之类，粲然列于书府，然本草二部，其间不能无感，今则并考诸家之说，参之实事，使是非归一，治疗有源，检用之际，晓然无感云，李时珍称其援引辨证，发明良多，信不诬也。

巢元方 隋人，大业中。为太医博士，奉诏撰《诸病源候论》五十卷，《四库全书》提要曰：考隋书经籍志，有诸病源候论五卷，目一卷，吴景贤撰，旧唐书经籍志，有诸病源候论五十卷，吴景撰，皆不言巢氏书。宋史艺文志，有巢元方巢氏诸病源候论五十卷，又无吴

氏书，惟新唐书艺文志，二书并载，书名卷数并同，不应如是之相复。当时本属官书，元方与景，一为监修，一为编撰，故或题景名，或题元方名，实止一书，新唐书偶然重出耳，郎瑛曰：巢氏病源一书，论证论理，可谓意到而辞畅者矣，予尝惜其当时、元方不附方药，使再具之，体用俱全，是书真不可及也。

张杲 字季明，宋新安人。著《医说》十卷。《四库全书》提要曰：其伯祖张扩，尝受业于庞安常，以医名京洛间，扩授其弟子发，子发授其子彦仁，杲即彦仁子也，承其家学，亦喜谈医，尝欲集古来医案，勒为一书，猝不易定，因先采掇诸书，据其见闻所及，而为是编。凡分四十七门，然取材既富，奇疾险证，颇足以资触发，而古之专门禁方，亦往往在焉，明周恭有续医说会编，俞并有续医说，皆步杲之作也。

张志聪 字隐菴，清钱塘县人。与高世拭友善，康熙间同时学医，因不合时宜，遂蔽户著书，作传道计，有《素问集注》《灵枢集注》《伤寒论注》《金匮要略论注》《本草崇原》《侣山堂类辨》等书，均为医界所重，聪家世南阳，其先世值汉室之乱，隐居江右，十世祖，游宦钱塘，自其仲祖至聪四十三叶，其间以医名者，什有二三，聪因髫年失怙，弃儒习医，历三十年，得师张卿子开示，广览前代诸书，摩编几绝，始镌刻而成以上诸著。

张路玉 名璐，号石顽，明清间，吴江市人。学医读书最精博，著有《张氏医通》十六卷、《伤寒缵论》二卷、《伤寒绪论》二卷、《本经逢源》四卷、《诊宗三昧》一卷、《千金万衍义》三十二卷。《四库全书》提要曰：伤寒缵论二卷，绪论二卷，国朝张璐撰，取张机伤寒论重分其例，采喻嘉言尚论篇及各家之注，为之发明，而参以己见，是曰缵论。又以原书残帙既多，证治不备，博搜前人之论以补之，是曰绪论，其医通十六卷内，诸证毕备，不立伤寒一门。自序谓先有此二书别行，故不复衍也，是书初名医归，未及刊行，佚其目科、痘疹二册，晚年命其子以倬重修目科治例，以柔重辑痘疹心传，补成完帙，改题此名云。

张锡驹 字令韶，清康熙中，钱塘人。著有《胃气论》及《伤寒论直解》六卷，其直解凡例曰：伤寒论旧本，以辨脉平脉为首，先脉而后证，宜矣，至以痉湿喝，列于六经之前，似非作论之本意，今先脉后证，列六经于辨脉平脉之后，而霍乱、痉、湿、喝、并汗吐下，又附于六经之后，以见因伤寒而并及之意也，又谓经旨浑融，解虽显著，然辞达即止，不敢于本文之外，别有支离，恐蹈蛇足也，但开卷了然，临证茫然，故于紧要疑似之证，如呃、如狂、如谵语、如舌苔、如颐毒、如瘢疹，皆有寒热虚实之殊，胃气又为人身之本，不可妄伤，但引经证论，略加愚意及身亲试验，确然不易者，附于其后，庶可以见病知源，亦足以为初学之一助云。

曹颖甫 名家达，号拙巢，江阴人。清末举人，入民国不仕，治素灵及仲景经方，精于医理，悬壶沪渎，所治辄效，凡伤寒危证，时医束手者，经先生处以重剂，无不沉疴立起，任上海中医专门学校教授多年，如时贤程门雪、章次公、严苍山、秦伯未、张赞臣等，皆为弟子。廿六年，抗战军兴，避难回江阴原籍，及淞沪沦陷，江阴继之，敌寇迫令出为地方维持会长，拒之再三，始则固辞，敌寇不可，慑之以兵，先生大骂不绝口，为敌枪杀死，其气节有如此者，抗战中，日医家之死国难者，先生为第一人，盖死难其事，而殉非其职，此其尤难也，殉难时年七十余，著有《伤寒发微》《金匮发微》《经方实验录》等书，医林重之，兼工诗古文辞，有气听斋集。（无言稿）

许叔微 字知可，宋真州人（一说武进人）。初业儒，屡试乡闱不售，归舟次平望。夜梦白衣人谓曰：汝无阴德，所以不第。叔微曰：某家贫无资，何以积德。白衣人曰：何不学医，吾当助汝智慧。觉而异之，叔微归践其言，果得卢扁之妙，遇有疾者，无问贫贱，诊候与药，不受其值，全活不可胜纪。嗣于绍兴二年，以第六人登第，著有《伤寒发微论》二卷、《伤寒九十论》一卷、《类证普济本事方》十卷、《伤寒百证歌》二卷、《伤寒治法八十一篇》《仲景脉法三十六图》《翼伤寒论》二卷，辨类五卷。一说，叔微年十一时，连遭家祸，父以时疫，母以气中，百日之间，并失怙恃，痛无良医，束手待尽，及长刻意方书，穷毕生之力，而成以上诸著云。

郭白云　名雍字子和，宋洛阳人。父忠孝，师事程颐，雍传其文学，隐居峡州游浪长杨山谷间，号白云先生。尝于其修已治经之余，取张氏书，精意研覃，补其厥略，名《伤寒补亡论》，朱熹为之序，以表彰之。其十七、十八卷，则叙集金匮中、痉湿暍等九证及似伤寒诸证，其十九二十卷，则叙集妇人、小儿、杂病，是皆郭氏采素难千金外台活人等方论，以补仲景之阙略者。

陈自明　字良甫，宋临川县人。善医，以李师圣、郭稽中所著《产论宝庆诸集》，纲领散漫而无统，节目简略而未备，医者不能深求遍览，乃采摭诸家之书，附以家传验方，编辑成书，凡八门，门数十余证，总三百六十余论，论后列方，是为《妇人大全食方》，又有《外科精要》三卷，其《妇人良方计》二十四卷。自序有云，仆三世学医，家藏医书若干卷，既又遍行东南，所至必尽索方书以观，暇时闭关，净室翻阅，涵泳究极，采摭诸家之善，附以家传经验方，并而成编，纲领节目，灿然可观，庶几病者随索随见，随试随愈，仆于此编，非敢求异昔人也，盖亦补其偏而会其全，聚于散而敛于约，期决无憾云。

陈师文 宋临安府人，精于医，与裴宗元齐名，用方亦相似。纂有《太平惠民和剂局方》十卷，《宋史》作五卷，其和剂局方，师文等上表有曰：主上天纵深仁，考述前列，爰自崇宁增置柒局，揭以和剂惠民之名，俾夫修制给卖，各有攸司，然自创局以来，所有之大，或取于鬻药之家，或得于陈献之士，未经参订，不无舛讹。因条具上达朝廷，继而被命，遴撰通医，俾之刊正，订其讹谬，析其淆乱，未阅岁而书成。谨献于朝，将见合和者，得十全之效云，视此，盖亦当时之官书，师文总其成，与巢氏病源等耳。

陈修园 名念祖，清长乐县人。少孤贫，家徒四壁，笃志力学，尤精于医，后举于乡，服官畿辅，所至以医术利民，著述甚多。其《南雅堂医书》，凡十六种，以《神农本草经读》《灵素集注节要》《伤寒论浅注》《金匮要略浅注》《景岳新方砭》，五种为最要，余则次之，而其文辞典雅，为他书所不及。

陈无择 名言宋，青田县人。敏悟绝人，长于方脉，治病立效，有不可治者，则豫告以期，晷刻无爽。著《三因极一病证方论》十八卷，《产育宝庆集方》二卷。《四库全书》提要曰：《三因极一病证方论》，宋陈言撰，是书分别三因，归于一治，其说出《金匮要略》，三因者，一曰内因，写七情，发自藏府，形于肢体，一曰外因，为六淫，起于经络，舍于藏府，一曰不内外因，为饮食、饥饱、叫呼、伤气，以及虎狼、毒虫、金疮、压溺之类。每类有论有方，文辞典雅，而理致简核，非他家俚鄙冗杂之比，苏轼传圣散子方，叶梦得避暑录话，极论其谬，而不能明其所以然，言亦指其通治伤寒诸证之非，而独谓其方，为寒疫所不废，可谓持平。

陈实功 明崇川人。著有《外科正宗》，清徐大椿评，许梿校刻，外科完善之书颇少，此书细载病名，外附治法，并列方药，大端已具，其误处，徐评已一一指出，许氏校刻时，又间附案语，增采医方，诚外科入门之善本也，《医宗金鉴》亦多采其方论焉。

【十二划】博、喻、程

傅青主 名山一，字公佗，山西阳曲县人。少为明末诸生，博学，尚气节，入清后，即奉母隐居，萧然物外，嗜酒，喜花草，工书画，尤精医学。其治疾时，通以儒义，不拘学派，应手而效，名重一时，著有《性史》，《十三经字区》、周易偶释周礼音义辨条春秋人名韵、地名韵、两汉人名韵，医书有男科、女科、产后编，子眉医术亦良。全祖望阳曲先生事略曰：康熙戊午，有大科之命，给事中李宗孔、刘沛先、以先生荐，固辞，有司不可，先生称疾，有司乃令役夫，舁其床以行，既至京师三十里，以死拒，不入城，于是益都冯公首过之，公卿毕至，先生卧床，不具迎送礼。蔚州魏公乃以其老病上闻，诏免试，许放还山，特加中书舍人以宠之，益都诣先生曰：虽病强入一谢，先生不可，称疾笃，乃使人舁以入，望见午门，泪涔涔下，益都强掖之使谢，则仆于地，蔚州进曰：止止，是即谢矣。次日遂归，大学士以下，皆出城送之，及卒，遗言以朱衣黄冠殓，远近会葬者数千人，著述有霜红龛集十二郑，子眉之诗、亦附焉。（按朱衣明为朱明遗民，黄冠、明为黄帝子孙，盖示至死亦不屈于清朝也）

喻嘉言 名昌，明清间，江西新建县人。博览群书，精力过人，初治举子业，崇祯中，以选贡入都，无所就。未几而遭国变，遂隐于禅学，又由禅而攻医，往来南昌靖安间。后又移寓江苏之常熟，所至皆以善医名，精心妙术，冠绝一时。著有《医门法律》十二卷，《尚论篇》八卷，《寓意草》四卷，为清初三大家之一。《其医门法律自序》有曰：穷源千仞，进求灵素难经甲乙诸书，文义浩渺，难以精研，用是参究仲景金匮之遗，分门析类，定为杂证法律十卷，覃思九载，拟议以适玄奥，俾观者爽然心目，合之伤寒尚论，可为济川之舟楫，烹鱼之釜鬵，少塞吾生一日之责，即使贻讥于识者，所不辞也。

程林 字云来，清休宁县人。博览群书，尤好医学，著有《伤寒论集》《金匮要略直解》《圣济总录纂要》等。其直解凡例曰：一、引证诸书，悉本灵素、本草、脉经、甲、中藏及伤寒论，其六朝唐宋诸名家、有确论者附之，以经证经，要在直截简切，义理详明。二、斯道之妙，非参究之士，语之不知，非达道之人，传之莫习，故读仲景金匮，必融会仲景伤寒，澄心年月，便领悟其旨趣，否则得此失彼，未详窥其要妙也。

程应旄 字郊倩，清新安县人。著有《伤寒论后条辨》《伤寒论赘余》《医径句测》等书，其后条辨自序曰：条辨、非余昉也，有前会者矣，始乎方有执，继以喻嘉言，余之名后条辨者，不仍前为之所仍，余自条余所条，辨余所辨，以仲景尝许我以条其所条，许我以辨其所辨也。仲景固有言曰：若能寻余所集，思过半矣，集之所言，非论中之神明机奥也，神明机奥，自着在一思字上，空空一个六经，而同条共贯，断章处翻有气脉可联，隔部中，无不神理可接，其间回旋映带之奇，宛转相生之妙，俱在所集中，俱在所集外，以此悟仲景之伤寒论，非仲景伤寒论内分出一部拘牵文义之书，要人去寻章摘句，迺仲景杂病论内，合成一部环应无方之书，要人去温故知新也。

【十三划】杨、葛、董

杨士瀛 字登父，号仁斋，宋福州怀安县人。世业医，至士瀛尤精，著有《仁斋直指》《医学真经》及《伤寒活人总括》等书。汪琥曰：此《伤寒活人总括》，大旨与《仲景论》并活人书总括成书，每条以歌诀贯其首，虽于张朱两家之外，间有附益处，要之据证定方耳。《四库全书》提要曰：仁斋直指方，二十六卷，伤寒类书活人总括七卷，宋杨士瀛撰，治末无考，前有自序题景定甲子，为景定五年，次年即度宗咸淳元年，则宋末人矣，前有余锡序，其每条之后，题曰附遗者，明嘉靖中，朱崇正所续加，崇正、字宗儒，号惠斋，徽州人，即刊此本者也。

葛洪　字稚川，晋句容县人。精医学，好神仙导养之术，号抱朴子。尝师事郑隐鲍元，元帝为丞相时，辟为椽，以平贼功，赐爵关内侯，迁散骑常侍。后以年老，欲炼丹以祈遐寿，闻交趾出丹，求为句漏令，乃止罗浮山炼丹，著有《金匮药方》(即玉函方)一百卷，《肘后备急方》四卷，其肘后方自序曰：余既穷紧坟索，以著述余暇，兼综术数。省仲景元化、刘戴秘要、金匮绿秩、黄素方，近将千卷，患其混杂烦重，有求难得，故收拾奇异，选而集之，凡为百卷，名为《玉函方》，然非有力不能尽致，虽有其方，犹不免残害之疾。余今采其要约，以为《肘后救卒》三卷，率多易得之药，其不获已，须买之者，亦皆贱价草石，所在皆有云。

董西园　字魏如，清钱塘县人。著有《医级》十卷，其自序曰：学问之道，进一步有一步之优游，历一级有一级之凭眺，登峰造极之见，不能躐等而几也。张李刘朱，其卓卓表著者也，四贤虽各自成家，亦各由级而诣其极，而始得羽翼轩歧，指南后学。他如越人淳于，及张氏葛氏王氏薛氏辈，奚啻数十家，莫不各有发明，昭兹来学，是亦皆走趋之级也。余因苍萃群书，首集经典明论，以示必需之要，次及伤寒，以明传变之机，再详杂病女科，以备治法，因名《医级》云。

【十四划】赵

赵以德　名良仁，元苏州府人（一作名良，江浦县人）。丹溪弟子有高致，张士诚据吴，召不往，乃洁家隐居华亭乡，以活人为心，著有《医学宗旨》《金匮衍义》《丹溪药要》等书。金匮注者，世推以德衍义为最精，世间鲜有传本。清康熙二十六年，楚抚丁思孔梓于楚南，迄道光十二年，计一百四十余年，传本仍少。吴门李君清俊，名医也，于古人载籍，无所不窥，治症夙有奇效，盖得自此书之精髓，因思有以公诸同好，而将此书重为刊行，惟该书于以德里籍不详，或云明人，清俊谓其文笔醇厚，远非明儒所及，特史乘失载耳，是未考也。按今传赵本，前有至元庚辰、樵川郑珍序，珍字、玉佩，至元则有二，一为元世祖年号，一为元顺帝年号，其为元人无疑矣。据苏州府志，以德为丹溪弟子，张士诚召之不往，而元史方技传，称丹溪于顺帝至正十八年之夏，端坐而逝，是衍义一书，成于后至元，而非前至元也。

【十五划】楼、潘

楼全善 名英明，萧山县人。精于医，治效甚多，居元度岩，著有仙岩文集二卷，气运类注四卷，医学纲目四十卷。其纲目凡门皆分上下，其上皆内经之原法，其下皆后贤之续法，如穴法门之上下是。所载药方，皆先贤名作，其有病在本条，而方见别条者，详载目录，以备检阅，又或有方名而无药名者，另立补遗，以备参考，同病异法，如指诸掌，诸家得失，开卷了然，盖医学类书之有法度者。

潘楫 杭州府志曰：潘楫，字硕甫，号郑林，少以孝悌闻，卖药都市中，人以韩伯休目之，受业者数百辈，观其器宇，即识为潘门弟子，始楫以兄受病，特往师王绍隆，日夕视脉和药，洞极深隐，通于神明，著《医灯续焰》二十卷，大有功于世。其自序曰：庚寅春，因及门之请，乃就南康崔嘉彦之四言脉诀，鼓志为释，不敢旁引外书，唯首遵灵素，次仲景伤寒金匮，下及张朱刘李诸贤之论，有精纯明确者采之，亦不敢以辞害意，并妄入臆说，如意与理征，则设喻形容，翻覆错辨，务令恍然在目，豁然开心，至若文之批，字之俚，在所勿论也，因名《医灯续焰》，或曰：此书为其师绍隆所著，楫为之辑注，未知孰是。

【十六划】萧、钱

萧壎 字赓六，清康熙时，嘉兴县人。著有《女科经纶》八卷，其自序有曰：自寇宗奭，谓宁医十男子，莫医一妇人，以妇人病，四诊有所不能尽，而其所患者，多隐曲不可述也。余纂辑医学经纶，博览群书，兼综条贯，凡杂证得一百六十有三，采摭名贤之论，七千条有奇，而妇人月经诸证不与焉，诚以妇人之病，莫重于月经、胎产、崩淋、带下，是以别立标名，曰《女科经纶》。凡一切内外、虚实、寒热，各有条序按之，略方名，详治论，俾学者知所从事，其于妇人病，庶毋患治疗之倍难于男子也。

钱璜 亦作潢清初人。年届知非，忽犯伤寒，将成不起，续得痛痹，几殒其躯，即得复苏，因念两世食德，九死重生，惟活人乃可云酬，誓必治疗千人，因发箧陈书，奋志苦读，昼夜揣摩，寒暑无间，因注素问二十篇。然后更发仲景书读之，遇隐义未明，必披罗经传，钩玄索隐，直溯源流，深穷根底，推求灵素，援古证今，成《伤寒证治发明溯源集》十卷，并谓张仲景悯宗族之沦亡，伤横夭之莫救，乃勤求古训，博采众方，《成伤寒卒病论》，合十六卷，其书统载于《金匮玉函》

中云。

【十七划】谢

谢士泰 隋人，集《删繁方》十三卷，唐志则作谢士太，所谓《删繁方》者，乃集仲景伤寒金匮，华陀中藏青囊，葛洪肘后玉函陶弘景肘后百一等方，取其要而删其繁，以成书也。按旧唐书有黄素医方，不著撰人名氏，新唐书订录，则作谢泰著，或即士泰也，崇文总目，又有《删繁要略方》一卷，世亦无传本。

谢利恒 名观号澄斋，江苏武进人。清诸生，入民国绝意仕进，以医术市隐，与同乡张伯熙氏均悬壶于沪，活人至众，民初创中医大学，自任校长。未几弦歌中辍，因著书自误，旋任商务印书馆编辑，编有《中国医学大辞典》。凡旧籍所载，莫不条分缕析，博采兼搜，程功至六七年，蒐书至二千种，网罗散佚，远逮三韩日本之书，考释滞疑，博采海内通人之论，举目七万余条，成书三百数十万言，洵巨著也，又有《中国医学源流论》《澄斋医案》《澄斋诗文集》等书（无言稿）。

【十八划】魏

魏荔彤 字念廷，清直隶柏乡县人。康熙中，官观察使，著有《内经注》《伤寒本义》十八卷、《金匮要略本义》三卷、《金匮方略方论本义》二卷。但传本亦颇少，其《伤寒本义》《金匮要略方论本义》称是，而《金匮要略本义》，页面题曰论注，自序则曰释义，名目各异，序后又附林亿等序，及徐镕说一篇，依旧共为三卷，注释虽多阐明，不免文辞庞杂，然《医宗金鉴》多引其说，亦可贵也。

【十九划】庞

庞安常　名安时，宋蕲水县人。幼聪慧，读书过目成诵，家世习医，其父授以《脉决》，安时薄之曰：是不足为也，父强之，乃取黄帝扁鹊诸经治之，未久即能通其说。年弱冠，忽病瞆，乃益读《灵枢》《太素》《甲乙》诸秘书，凡经传百家之涉其道者，靡不通贯，尤服膺于《难经》，谓察脉之法，莫要于人迎寸口，是二脉者，阴阳相应，如持平然，均即两端相等，病则偏有重轻，审而治之，病不得遁矣。治病尤精于《伤寒》，求诊者日满其门，有持金帛来谢者，取之甚廉，故声誉益高，家饶于赀，性复豪侈，每应人延请，必有巨舸数四，相随其后，凡宾客、声伎、厨传、舆人、杂色、工艺之人，无不具备，年五十八卒，著《难经辨》《主对集》《伤寒总病论》《庞氏家传秘宝方》等书。

书名索引　单举书名者，由此索之

金匮要略新义方名索引